Die geplante Alleingeburt

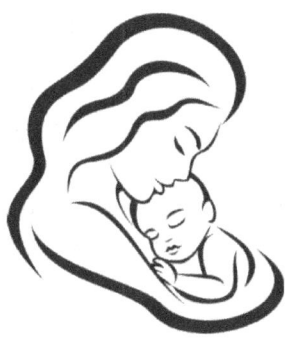

Alles was man über Schwangerschaft und Hausgeburt wissen sollte

2. Auflage, März 2021
Diese Ausgabe basiert lose auf dem Titel „The Unassisted Baby". Die erste Ausgabe dieses Buches erschien im Original am 8. Juni 2014. Die deutsche Fassung erschien erstmalig im Februar 2018.
Urheberrecht Anita Evensen, Copyright © 2014. Alle Rechte vorbehalten.

Kein Teil dieser Veröffentlichung darf ohne die vorherige schriftliche Einverständniserklärung der Autorin vervielfältigt, in einem Abrufsystem gespeichert oder in irgendeiner Form oder auf irgendeine Weise elektronisch oder mechanisch fotokopiert, aufgezeichnet und gescannt werden. Bitte senden Sie Anfragen an die Autorin per E-Mail an email@anitaevensen.com.

Die Informationen in diesem Werk sind nicht als Ersatz für die Beratung und/oder medizinische Betreuung durch einen Arzt oder eine Hebamme gedacht, noch sollen diese Sie davon abhalten, einen Arzt oder eine Hebamme zu konsultieren.
Sollten Sie Fragen bezüglich der in diesem Werk enthaltenen Informationen oder ihrer Anwendung auf Ihre Situation haben, oder liegen ungewöhnliche medizinische oder ernährungsbedingte Bedürfnisse oder Einschränkungen vor, die mit den Ratschlägen in diesem Werk in Konflikt stehen, wenden Sie sich bitte an einen Arzt oder eine Hebamme.

Dieses Buch soll Sie ermutigen, sich selbst zu belesen und gut informierte Entscheidungen für Ihre Schwangerschaft und Geburt zu treffen. Die Autorin ist keine Ärztin und übt auch keinen anderen medizinischen Beruf aus.

Dieses Buch wurde sorgfältig aus dem Amerikanischen übersetzt und an die Situation im deutschsprachigen Raum angepasst. Viele Zitate und Quellen sind im Original auf Englisch verfasst. Die Quellennachweise wurden jeweils in der Originalsprache belassen.

ISBN-13: 978-1-7350935-8-1

Dieses Buch ist meinen Kindern gewidmet:
Ohne euch hätte ich nie über das Thema Geburt geschrieben.

Auch meinem Mann gebührt Dank. Er hat mich immer unterstützt – sowohl bei meinen Geburten als auch beim Schreiben dieses Buches.

Hiermit bedanke ich mich auch bei meinem Papa und Heike.

Zum Schluss auch noch vielen Dank an Sarah, die diesem Buch noch den letzten Schliff gegeben hat.

Inhalt

Vorwort	1
Einleitung	3
Warum habe ich dieses Buch geschrieben?	5
Wie Sie dieses Buch nutzen können	6
Wichtiger Hinweis	7
Zur Verwendung von Referenzen und Quellen	7
Natürliche Geburt	9
Die Geschichte der Geburt	10
Hebammen heute	12
Geburt in verschiedenen Kulturen	13
Warum die Geburt heute medizinisch überwacht wird	14
Die Gefahren medizinischer Eingriffe	17
Die vaginale Untersuchung	*17*
Infusion mit Flexüle	*19*
Der Wehentropf	*20*
CTG/Wehenschreiber	*21*
Die künstliche Eröffnung der Fruchtblase	*23*
Schmerzmittel	*24*
Geburtspositionen	*25*
Dammschnitt	*26*
Zange und Saugglocke	*26*
Kaiserschnitt	*27*
Absaugen des Babys	*29*
Die Plazenta und die Nabelschnur	*30*
Wiegen und Messen	*30*
Augentropfen und Vitamin-K-Prophylaxe	*31*
Der Nutzen medizinischer Eingriffe	32
Ihre Rechte als Patientin	33
Die Vorteile einer Alleingeburt	34
Vorbereitung auf eine Alleingeburt	35
Die Angst vor dem Unbekannten	*36*
Schritt für Schritt die Angst überwinden	*37*
Was ist, wenn etwas schiefgeht?	*39*
Wenn Sie keine Unterstützung bekommen	*41*

Die Rechtslage	*43*
Die Wahl der Hebamme	44
Auszubildende bei der Geburt	*46*
Geburtshaus im Vergleich zur Hausgeburt	47

Ihre Schwangerschaft 53
Gesund bleiben in der Schwangerschaft 53
Schwangerschaftsvorsorge 55
Eigenständige Schwangerschaftsvorsorge 59
Gewichtszunahme in der Schwangerschaft *59*
Blutdruck messen *60*
Urinuntersuchung *62*
Messung der Gebärmutter *63*
Die Herztöne *64*
Blutuntersuchungen und Pränataldiagnostik *66*
Ultraschall *68*
Vaginaler Abstrich *72*
Der Vorsorgeplan *72*
Beschwerden in der Schwangerschaft 75
Anämie (Blutarmut) *76*
Bauchkrämpfe / Gebärmutterkontraktionen *77*
B-Streptokokken *78*
Diabetes *81*
Fehlgeburt *83*
Geschwollene Hände und Füße *85*
Hämorriden *86*
Häufiges Wasserlassen *87*
Hitzewallungen *88*
Hoher Blutdruck *89*
Kopfschmerzen / Erkältung *90*
Kurzatmigkeit *91*
Morgendliche Übelkeit *92*
Müdigkeit *93*
Rhesusfaktor *94*
Rückenschmerzen *97*
Schilddrüsenstörungen *99*
Sodbrennen *99*
Vormilch *101*
Wenn Sie als Risikoschwangere eingestuft werden 101
Eine interventionsfreie Geburt im Krankenhaus – Wie geht das? 103

Geburtsvorbereitung — 113
Bedarfsliste für die Alleingeburt — 113
Bedarfsliste zusammengefasst — *120*
Sind es wirklich Wehen? — 121
Wiederkehrende Rückenschmerzen — *121*
Schleimpfropf/Leichte Blutungen — *122*
Wehen — *122*
Durchfall — *124*
Eröffnung des Muttermundes — *124*
Senkung des Babys — *125*
Nestbautrieb — *126*
Blasensprung — *127*
Mekonium im Fruchtwasser — *129*
Die Geburt einleiten — 131
Einleitungsmethoden — *133*
Wenn Sie überfällig sind — *137*
Terminüberschreitung/Übertragung — 139
Warum eine Übertragung problematisch sein kann — *140*
Was tun bei Terminüberschreitung? — *142*
Worauf Sie achten müssen — *143*
Zusammenfassung der Warnzeichen — *146*

Die Geburt — 149
Sind Wehen und Geburt schmerzhaft? — 149
Mit Geburtsschmerzen umgehen — 151
Wie funktioniert eine Wassergeburt? — 152
Die Phasen der Geburt — 155
Erste Phase: Frühe Eröffnungsphase — *155*
Aufgabenliste für die frühe Eröffnungsphase — *156*
Erste Phase: Späte Eröffnungsphase — *157*
Erste Phase: Übergangsphase — *158*
Zweite Phase: Austreibungsphase — *160*
Warum das Absaugen des Babys unnötig ist — *164*
Untersuchung des Neugeborenen nach der Geburt — *165*
Wenn es ins Krankenhaus gehen muss — *167*
Dritte Phase: Nachgeburtsphase — *168*
Versorgung von Nabelschnur und Bauchnabel — *170*
Intuitives Stillen oder Zur-Brust-Kriechen — *171*
Selbstversorgung nach der Geburt — *172*

Untersuchung des Neugeborenen	173
Messen und Wiegen	*174*
Untersuchung Ihres Babys	*174*
Worauf Sie achten sollten	*179*
Neugeborenen Screening	*179*
Checkliste Geburt	181
Ängste bei der Geburt	182
Wenn das Baby nicht atmet	*182*
Wenn das Baby in Beckenendlage liegt	*184*
Nabelschnurvorfall	*187*
Dammriss	*188*
Postpartale Hämorrhagie	*192*
Vorzeitige Wehen (drohende Frühgeburt)	*195*
Wann Sie medizinische Hilfe brauchen	196

Nach der Geburt — **205**

Wochenbettpflege	205
Blutungen und Nachwehen	*205*
Große Brüste	*207*
Schmerzen im Dammbereich	*208*
Gewicht und neues Körperbild	*208*
Schwitzen	*210*
Haarausfall	*210*
Harninkontinenz und Verstopfung	*210*
Hämorriden	*211*
Stimmungstief/Depression	*211*
Das Leben mit einem Neugeborenen	213
Muttermilch	*214*
Windeln	*217*
Baden	*219*
Nabelpflege	*220*
Wie man eine Geburtsurkunde bekommt	221

Handbuch für Väter — **225**

Checkliste	225
Die Zeichen der Geburt erkennen	227
Geburtsvorbereitung	228
Hilfe bei der Geburt	229
Was passiert als Nächstes?	230
Zusammenfassung	233

Was tun bei Komplikationen	235
Wann medizinische Hilfe nötig ist	*235*
Im Zweifelsfall: Abwarten und nichts tun	*236*
Baby in Beckenendlage	*236*
Wenn die Schultern bei der Geburt steckenbleiben	*236*
Nabelschnur um den Hals des Babys	*237*
Wenn die Hand zuerst kommt	*237*
Wenn die Nabelschnur zuerst kommt	*238*
Wenn das Gesicht zuerst kommt	*238*
Dem Baby beim Atmen helfen	*239*
Das Frühchen	*239*
Zwillinge	*240*
Blutverlust	*240*
Mit Blutverlust umgehen	*241*
Behandlung bei Schock	*241*
Fehlgeburt	*242*
Letzte Worte	**243**
Meine persönlichen Erfahrungen	**247**
Geburt im Krankenhaus mit Arzt	247
Geburtshaus mit Hebamme	249
Fehlgeburt	252
Alleingeburt zu Hause	253
Alleingeburt ohne Schwangerschaftsvorsorge	258
Dritte Alleingeburt	261
Literaturvorschläge	**267**

Vorwort

Ich bin Mutter von fünf wundervollen Kindern. Wie viele andere Frauen habe ich das Mutterwerden ganz „traditionell" angefangen. Mein erstes Kind kam im Krankenhaus unter Aufsicht eines Arztes auf die Welt – mit PDA. Diese Erfahrung habe ich nicht genossen. Ich konnte die Geburt meines Kindes nicht fühlen und nach der Geburt wurde meine Tochter erst einmal gemessen und gewogen, anstatt in meinen Armen zu liegen. Es hat mehrere Wochen gedauert, bis ich eine emotionale Bindung zu ihr aufbauen konnte. Außerdem war ich unheimlich enttäuscht, dass ich nicht interventionsfrei gebären konnte.

Mein zweites Kind kam in einem Geburtshaus in Begleitung einer Hebamme auf die Welt. Die Geburt fand in der Badewanne statt und dieses Ereignis war viel schöner. Mit diesem Baby war es auch wirklich Liebe auf den ersten Blick. Das Allerbeste war, dass ich während der Schwangerschaft und der Geburt alle Entscheidungen selbst treffen konnte.

Mein drittes Kind war unser erster Junge und ich entschied mich, ihn zu Hause ohne medizinische Hilfe zu gebären. Die Idee für dieses Buch entstand während der Planung meiner ersten Alleingeburt. Mit meinem vierten Kind genoss ich sowohl die Schwangerschaft als auch die Geburt ohne fremde Hilfe. Nach fast 44 Schwangerschaftswochen kam mein zweiter Sohn schließlich auf die Welt. Diesmal fand die Geburt auf Händen und Knien statt, (fast) ganz ohne Dammriss. Die Geburt meines fünften Kindes fand auch zu Hause statt, dieses Mal in weniger als zwei Stunden.

Ich wünsche mir für Sie, dass Sie die Geburt erleben, die Sie sich selbst erhoffen. Wenn eine Alleingeburt das Richtige für Sie ist, dann möchte ich Ihnen dabei helfen, diesen Traum zu verwirklichen.

Einleitung

„Dein Körper ist nicht kaputt!"

- Ina May Gaskin

Herzlichen Glückwunsch! Da Sie dieses Buch in der Hand halten, sind Sie entweder schwanger oder Sie planen eine zukünftige Schwangerschaft, oder jemand hat Ihnen dieses Buch empfohlen und Sie sind neugierig geworden.

Es gibt eine ganze Reihe von Büchern zum Thema Geburt. In den meisten Büchern, einschließlich des amerikanischen Bestsellers „Ein Baby kommt" von Heidi Murkoff, stehen die traditionelle Mutterschaftsvorsorge und Geburt aus Sicht der westlichen Welt im Mittelpunkt.

Leider basieren diese Informationen zum Thema Schwangerschaft und Geburt vielfach auf Angst. Heutzutage soll die schwangere Frau fast ständig medizinischen Rat suchen. Außerdem gibt es eine Reihe von Dingen, die in der Schwangerschaft vermieden werden sollen, weil diese gesundheitsschädlich sein könnten. Es wird von Schwangeren erwartet, dass sie sich einen Arzt suchen und diesen in allen Fragen konsultieren. Leider endet die Autonomie mit der Auswahl des Arztes.

Natürlich können Frauen jederzeit einen Geburtsplan erstellen. Jedoch wird ihnen geraten, flexibel zu bleiben, weil ihre Erwartungen wahrscheinlich nicht erfüllt werden können. Nur die wenigsten Frauen nehmen ihre Schwangerschaft und Geburt in die eigenen Hände. Stattdessen unterwerfen sich die meisten freiwillig der Autorität des Arztes. Es ist daher kein Wunder, dass ein Großteil der Bücher zum Thema Schwangerschaft und Geburt lediglich erläutert, was theoretisch passieren könnte, damit schwangere Frauen auf mögliche Komplikationen vorbereitet sind.

Die traditionelle Literatur betont auch nicht die Fähigkeit der Frau, ihr Kind selbst zu gebären. Zum Glück gibt es ein paar Ausnahmen. „Die selbstbestimmte Geburt" von Ina May Gaskin erläutert zum Beispiel, wie Frauen natürlich gebären können, solange niemand in den Geburtsvorgang eingreift.

Mein Buch ist ebenfalls ein bisschen anders als die anderen. Dank meiner persönlichen Erfahrungen mit drei verschiedenen Arten von Geburt (Krankenhaus, Geburtshaus und Alleingeburt) bin ich eine Befürworterin der interventionsfreien Geburt.

Eine natürliche Geburt ist in vielen Kulturen der Welt alltäglich – im Gegensatz zu einer medizinisch überwachten, die in den entwickelten Ländern Standard ist. Für viele Kulturen sind Schwangerschaft und Geburt ganz normale Ereignisse. Weit weg vom medizinischen Einfluss der westlichen Welt hinterfragt auch niemand die Fähigkeit der Frau, ihr Baby sicher im Leib heranwachsen zu lassen und zur Welt zu bringen, wenn es so weit ist.

Die moderne Medizin teilt den Glauben in den menschlichen Körper nicht. Obwohl Menschen sehr weit entwickelt sind, sind sie anscheinend die einzige Gattung, die nicht ohne professionelle Hilfe gebären kann. Viele von uns vertrauen nicht darauf, dass unser eigener Körper das tun kann, wofür er erschaffen wurde. Aber falls Sie jemals beobachtet haben, wie eines Ihrer Haustiere Junge bekommt, dann haben Sie gesehen, wie die werdende Mutter sich zurückzieht und ihren Nachwuchs auf die Welt bringt – und das alles ohne die Familie, die Medien oder den Arzt zu benachrichtigen. Im Gegensatz dazu gebären Frauen entweder im Krankenhaus oder in Begleitung einer Hebamme. Wenn ein Baby dann doch einmal ungeplant ohne medizinische Hilfe auf die Welt kommt, dann löst das oft eine Schlagzeile in der örtlichen Zeitung aus.

Meine eigenen Geburtserfahrungen spiegeln meine persönliche Entwicklung wieder. Ich war eine ungenügend informierte Erstgebärende, die alle „normalen" Dinge getan hat. Die Geburt wurde im Krankenhaus eingeleitet und ich bekam eine PDA gegen die Schmerzen. Im Gegensatz dazu fanden meine dritte, vierte und fünfte Geburt zu Hause ohne medizinische Hilfe statt. Die persönlichen Schilderungen meiner Geburtsreisen finden Sie am Ende dieses Buches. Ich hoffe sie inspirieren Sie und zeigen Ihnen, dass auch Sie zu Hause gebären können, wenn Sie das möchten.

Warum wählen manche Frauen eine Alleingeburt? Obwohl die Anzahl der Alleingeburten weltweit steigt, wissen die meisten Frauen nicht einmal, dass sie diese Möglichkeit haben. Das ist einer der Gründe, warum sich viele Mütter erst mit der zweiten oder einer späteren Schwangerschaft für eine Alleingeburt entscheiden. Und obwohl Ihr Körper dafür erschaffen wurde, ein Kind in aller Ruhe auf die Welt zu bringen, muss man sich bei einer Alleingeburt doch etwas mehr vorbereiten als für eine Geburt im Krankenhaus.

Warum habe ich dieses Buch geschrieben?

Mir ist es wichtig, dass Sie sich genauestens über Ihre Schwangerschaft und bevorstehende Geburt informieren. Schwangerschaft und Geburt sind keine Krankheiten. Wenn Sie normalerweise nicht zum Arzt gehen, wenn Sie gesund sind, warum sollten Sie zum Arzt gehen, nur weil Sie schwanger sind? Schließlich sind Schwangerschaft und Geburt ganz natürliche Vorgänge. Wahrscheinlich sind Sie von Ihrem Partner schwanger geworden, ohne dabei medizinischen Rat einzuholen. Auf ähnliche Weise weiß Ihr Körper auch, wie er das Baby in der Gebärmutter heranwachsen lassen soll. Da spielt es keine Rolle, ob Sie selbst den Prozess bis ins kleinste Detail verstehen oder nicht. Vielleicht wissen Sie auch nicht so genau, wie das Verdauungssystem funktioniert und doch funktioniert es ganz gut, ohne Ihre bewusste Mithilfe.

Ihr Körper weiß nicht nur, wie er ein Baby in der Gebärmutter heranwachsen lassen soll, sondern er weiß auch, wie er das Baby gebären muss. Als Erstgebärende wissen Sie nicht unbedingt, was Sie erwartet und daher ist es verständlich, wenn Sie sich Unterstützung bei der Geburt wünschen. Das Ziel des Arztes oder der Hebamme sollte es sein, Ihnen dabei zu helfen, Ihr Kind selbstständig zu gebären. Im Gegensatz zur weit verbreiteten Annahme **ist es aber nicht zwingend notwendig**, medizinisch geschultes Personal bei der Geburt dabeizuhaben.

Wie Sie dieses Buch nutzen können

In diesem Buch finden Sie Informationen zu folgenden Themen: Schwangerschaftsvorsoge, Schwangerschaftsbeschwerden, Geburtsvorbereitung, Geburtsverlauf, Komplikationen bei der Geburt, Untersuchung des Neugeborenen, die Zeit nach der Geburt und mehr. Ich habe versucht, die Themen in zeitlicher Reihenfolge zu ordnen (zum Beispiel kommt die Schwangerschaft vor der Geburtsvorbereitung und der Geburt). Obwohl das Buch dazu gedacht ist, der Reihe nach gelesen zu werden, können Sie, die für Sie interessanten Kapitel, auch beliebig nachschlagen.

Ich habe versucht, Schwangerschaft und Geburt so gut wie möglich zu beschreiben und häufig auftauchende Fragen zu beantworten. Natürlich kann nicht alles in diesem Buch enthalten sein. Aber egal ob dieses Werk vollständig ist oder nicht: Recherchieren Sie weiter und besprechen Sie sich, wenn nötig, mit medizinisch geschultem Personal. Nicht jeder Arzt wird Ihre Entscheidung, zu Hause zu gebären, unterstützen. Einige Ihrer Familienmitglieder werden Ihnen mit ziemlicher Sicherheit davon abraten. Zum Glück ist es von Natur aus nicht gefährlich, ein Kind zu gebären – auch wenn viele Leute das glauben.

Ich möchte, dass dieses Buch für jeden, auch Ihren Partner, leicht verständlich ist. Deshalb erkläre ich gelegentlich medizinische Begriffe in Bezug auf die Geburt. Wenn Sie diese schon kennen, dann können Sie die Erklärungen einfach überspringen.

Wichtiger Hinweis

Ich habe keinerlei medizinische Ausbildung. Alle Daten und Fakten in diesem Buch wurden so sorgfältig wie möglich recherchiert. Einige der Informationen, die Sie hier finden, beruhen auf meinen persönlichen Erfahrungen und den Erfahrungen anderer.

Ich bin überzeugt, dass die Mehrheit aller gesunden Frauen eine interventionsfreie Geburt erleben kann. Trotzdem gibt es keine Garantie dafür. Obwohl Komplikationen nicht die Norm sind, können sie gelegentlich auftreten. Sie können sich am besten dagegen wappnen, indem Sie sich gründlich darüber informieren, was Ihr Körper leisten kann und indem Sie sich eine positive Einstellung aneignen. Man darf nicht vergessen, dass Komplikationen überall auftreten können, auch bei einer Geburt im Krankenhaus.

Da ich nicht dazu qualifiziert bin, medizinischen Rat zu erteilen, bitte ich Sie, solchen Rat, wenn nötig, einzuholen. Obwohl dieses Buch dazu gedacht ist, Sie durch Ihre natürliche, interventionsfreie Schwangerschaft und Geburt zu führen, ist medizinische Hilfe manchmal notwendig. Bitte zögern Sie nicht, sich in solchen Fällen an eine Hebamme oder einen Arzt zu wenden.

Zur Verwendung von Referenzen und Quellen

Dieses Buch ist nicht als Handbuch für medizinisches Personal gedacht. Wenn im Buch von Fakten die Rede ist, dann habe ich aber versucht, die entsprechende Referenz oder Quelle anzugeben. Diese steht in der Endnote des jeweiligen Kapitels.

Ich bin weder medizinisch geschult noch eine Journalistin. Daher kann es sein, dass einige Leute meine Quellen nicht glaubwürdig finden werden. Das ist aber nicht schlimm. Schließlich können Sie jederzeit eine Studie oder Statistik finden, die eine Theorie unterstützt, egal wie verrückt oder unrealistisch sie sein mag. Mein Ziel war es, Informationen zu finden, die den gesunden Menschenverstand nicht außer Acht lassen.

Zum Beispiel leiten einige Frauen ihre Geburt mit Rizinusöl ein. Es gibt nur wenige Studien, die die Wirkung des Rizinusöls auf Mütter und ihre Babys untersuchen[1]. Daher müssen Sie gelegentlich auf die Erfahrungen anderer hören (und die werden natürlich variieren) und Ihre eigenen Schlüsse daraus ziehen.

Wenn es um Schwangerschaft und Geburt geht, möchte ich Sie darin bestärken, Ihrem Verstand, Ihren Instinkten und Ihrem gesammelten Wissen zu vertrauen. Das heißt natürlich nicht, dass Sie keinen Rat suchen sollen, aber Sie müssen auch Vertrauen in sich selbst haben.

Da Sie sich über die natürliche Geburt informieren, vertraue ich darauf, dass Sie weitere Bücher zum Thema lesen werden. Tatsächlich erwarte ich, dass Sie so viel Literatur lesen, bis Sie sich mit Ihrer Entscheidung – wie Sie gebären möchten – rundum wohl fühlen.

---

[1] U.S. National Library of Medicine "Castor oil for induction of labour: not harmful, not helpful." *Aust N Z J Obstet Gynaecol,* 49(5), 499-503.

Kapitel 1
Natürliche Geburt

„Natürliche Geburt bedeutet, dass dem weiblichen Körper keine Arzneimittel während der Geburt verabreicht werden. Der Vater kann so viele haben wie er will."

- Bill Cosby

In der westlichen Welt haben Frauen bei der Geburt verschiedene Möglichkeiten. In Deutschland werden die meisten Kinder im Krankenhaus unter Aufsicht eines Arztes und einer Hebamme geboren. Freie oder freiberufliche Hebammen betreuen Geburten im Geburtshaus oder auch bei der Mutter zu Hause. Nicht zuletzt können Frauen auch allein ohne medizinische Hilfe gebären. In der Regel finden diese Alleingeburten zu Hause statt. Aber manchmal ist eine Geburt eine ungeplante Alleingeburt, wenn das Kind schneller als erwartet zur Welt kommt. In diesem Fall kann es sein, dass das Kind unterwegs auf der Fahrt ins Geburtshaus oder Krankenhaus geboren wird.

Die folgenden Statistiken entstammen den Zentren für Krankheitskontrolle und Prävention (U.S. Centers for Disease Control and Prevention):

„Im Jahre 2010 fanden in den USA 98,8% aller Entbindungen im Krankenhaus statt. Von den 1,2% der Geburten, die außerhalb des Krankenhauses stattfanden, ereigneten sich 67,0% in freistehenden Geburtshäusern und 28,0% zu Hause. Ärzte betreuten die überwiegende Mehrheit der Geburten im Krankenhaus im Jahr 2010 (86,3%), gefolgt von Krankenschwester-Hebammen (certified nurse midwives oder CNM genannt) (7,6%) und Doktoren der Osteopathischen Medizin[1] (5,7%)."[2]

Die Zahlen für Deutschland sind ähnlich. So wurden zum Beispiel 2015 ungefähr 1,29% aller Kinder außerklinisch geboren[3]. Darunter fallen sowohl geplante als auch ungeplante außerklinische Geburten. Alleingeburten wurden statistisch nicht separat erfasst.

Obwohl ganze Welten zwischen einer Hausgeburt und einer Geburt im Krankenhaus liegen, sollten Frauen, die eine natürliche Geburt wünschen, sich mehr auf die Geburt konzentrieren als auf den Ort der Geburt oder die anwesenden Helfer. Natürlich ist es in Deutschland auch möglich, eine interventionsarme Geburt im Krankenhaus zu haben. Egal wo Sie gebären: Sie müssen sich vorbereiten, wenn Sie eine interventionsarme Geburt erleben möchten. Aus persönlicher Erfahrung kann ich sagen, dass allein der Wunsch nach einer Geburt ohne Schmerzmittel oder andere Eingriffe keine solche Geburt garantiert. Sie können Ihre Chance auf eine medikamentenfreie Geburt erhöhen, indem Sie sich unterstützende Geburtshelfer suchen. Um während der Geburt gute Entscheidungen zu treffen, hilft es außerdem, gut informiert zu sein.

Wenn Sie sich dazu entscheiden, im Geburtshaus oder zu Hause zu gebären, haben Sie nicht die Möglichkeit, Medikamente zur Schmerzlinderung zu bekommen. Ich denke zwar nicht, dass das der einzige Grund ist, warum Frauen unter diesen Umständen interventionsarm gebären, aber diese Tatsache ändert definitiv die Erwartungshaltung an die Geburt. Statt eines Geburtsplans, in dem Sie festlegen, dass Sie auf Medikamente verzichten möchten, haben Sie mit dem Geburtsort schon eine unveränderliche Entscheidung getroffen, lange bevor die ersten Wehen beginnen.

Die Geschichte der Geburt

Der Geburtsvorgang an sich hat sich seit Menschheitsbeginn nicht verändert. Trotzdem gibt es erhebliche Unterschiede in der Art und

Weise, wie Frauen in der Vergangenheit geboren haben und wie sie heute gebären. Zu biblischen Zeiten gab es bereits Hebammen als Geburtshelferinnen. Damals war die Arbeit der Hebamme bereits als seriöser, weiblicher Beruf anerkannt.[4] Allerdings verband man mit der Geburt Schmerzen und sogar Tod. Man sah das Gebären als Strafe für die Sünde von Eva im Paradies an.

In der damaligen sowie in der heutigen Zeit standen Hebammen den Frauen bei der Geburt zur Seite. Damals brachten sie dafür oft einen Gebärstuhl mit, weil sie es hilfreich fanden, wenn die Frau während der Geburt aufrecht saß. Der Gebärstuhl hatte ein Loch in der Mitte, wodurch das Baby in die Hände der Hebamme fallen konnte. Nur wohlhabende Familien konnten sich eine Hebamme leisten. Arme Mütter mussten sich mit weiblichen Verwandten als Geburtshelfer begnügen.

Im Mittelalter mussten Hebammen eine Lizenz beantragen, um ihren Beruf praktizieren zu dürfen. In England war dabei die Kirche involviert und zwang Hebammen dazu, ihren religiösen Ideologien zu folgen. Dies geschah aus Angst vor der Hexerei – eine Furcht, die damals noch weit verbreitet war. Eine Hebamme mit fragwürdigen Methoden (Methoden, die nicht im Einklang mit der Kirchenpolitik standen) hätte damals tatsächlich Angst haben müssen, auf dem Scheiterhaufen verbrannt zu werden.

Im 20. Jahrhundert ersetzten Ärzte zum ersten Mal die Hebammen bei der Geburt. Vorher durften Männer nicht einmal im Zimmer anwesend sein, wenn eine Frau ein Kind gebar. Nach und nach übernahmen die Ärzte die Hauptrolle bei der Geburt. Dadurch wurden die Hebammen eine Minderheit und fast ein Teil der Vergangenheit. In den 40er und 50er Jahren gebaren die meisten Frauen im Krankenhaus, bis auf diejenigen, die zu weit entfernt wohnten. Zusätzlich wurde mit dem neu entdeckten Chloroform als Betäubungsmittel die Entbindung als schmerzfrei für alle angepriesen.[5]

Mit den Geburten, die zunehmend in Krankenhäusern stattfanden, benutzten Ärzte vermehrt Zangen und nahmen Dammschnitte vor, um die Geburtsdauer zu verkürzen. Der natürliche Geburtsvorgang wurde weitgehend ignoriert. Lediglich die Frauen, die in ländlichen Gebieten lebten, gebaren ihre Babys weiterhin zu Hause und genossen daher noch standardgemäß eine interventionsfreie Geburt.

In den letzten Jahrzehnten erlebte die medikamentenfreie Geburt durch die Frauenbewegung ein Comeback. Obwohl Frauen anfangs des 20. Jahrhunderts Schmerzlinderung verlangten, wollten sie jetzt wieder ihre Kinder so bekommen, wie die Natur es vorgesehen hatte. Jetzt machte auch das Stillen ein Comeback, obwohl in den vorangegangenen Jahrzehnten weitgehend durch Säuglingsnahrung ersetzt worden war.[6]

Hebammen heute

Die Hebammenausbildung ist in Deutschland eine eigenständige Berufausbildung. Den internationalen Entwicklungen folgend, soll die Ausbildung in der Zukunft in ein Universitätsstudium umgewandelt werden. Hebammen lernen und arbeiten während ihrer Ausbildung primär in der Klinik. Wenn sie nicht kritisch denken und hinterfragen, übernehmen sie dabei die dort üblichen Praktiken und auch den angst- und komplikationszentrierten Blick auf Schwangerschaft und Geburt.

In Deutschland arbeiten Hebammen als angestellte Hebammen in Krankenhäusern. Als freie Hebammen betreiben sie Geburtshäuser, bieten die Begleitung von Hausgeburten und Geburten im Geburtshaus sowie Vor- und Nachsorge an. Sie können auch als Beleghebammen in der Klinik arbeiten.

Wir können uns wirklich glücklich schätzen, dass wir bei der Geburt aus diesen Möglichkeiten wählen können. Obwohl der natürliche Geburtsablauf in vielen Krankenhäusern gestört wird, sterben in der Regel weder Frauen noch Kinder an diesen Eingriffen, ganz im Gegensatz zu früheren Zeiten. Denn als Krankenhäuser begannen,

Geburten zu betreuen, starben viele Frauen an Infektionen, die im Krankenhaus verbreitet wurden.[7]

Nichtsdestotrotz hätte die Menschheit wohl nicht bis heute überlebt, wenn medizinische Eingriffe bei der Geburt zwingend notwendig wären. Die Mehrheit der Welt muss ohne auskommen und trotzdem gebären Frauen weiterhin Kinder. Es ist fast so, als wären unsere Körper dafür gemacht ...

Geburt in verschiedenen Kulturen

Je nachdem, wo auf der Welt sie stattfindet, kann eine Geburt ganz unterschiedlich aussehen. Es gibt Unterschiede beim Geburtsort, bei den Geburtshelfern, bei der Zahl und Art der geburtshilflichen Eingriffe und sogar bei der Gebärhaltung. Ebenfalls variiert die Behandlung des Neugeborenen und der Mutter nach der Geburt.

Ungefähr im Jahre 1900 fanden die meisten Geburten noch außerhalb der Krankenhäuser statt, in der Regel zu Hause.[8] Aber selbst wenn Frauen heutzutage meist im Krankenhaus gebären, heißt das nicht, dass medizinisch eingegriffen werden muss. In Holland und Schweden zum Beispiel sind Hebammen die bevorzugten Geburtshelfer. In Holland werden heute immer noch 30% der Kinder zu Hause geboren[9], wobei eine Geburt ohne Arzt durchaus normal ist. In Skandinavien, Holland und anderen Ländern, in denen Hebammen die Geburt begleiten, liegt die Kaiserschnittsrate deutlich tiefer. In Skandinavien kommt jedes sechste Kind per Kaiserschnitt auf die Welt, aber in Deutschland und in der Schweiz rund jedes dritte[10]. Ein Wunschkaiserschnitt ist in Skandinavien und Holland verpönt und medizinisch eingegriffen wird viel eher nur im Notfall.

In manchen Ländern wird das Stillen gefördert. Deutschland hinkt auch in diesem Trend hinterher. In vielen Krankenhäusern wurden neuen Müttern sogar kostenlose Proben für Säuglingsnahrung angeboten. Mittlerweile soll der Kodex der Weltgesundheitsorganisation und UNICEF dafür sorgen, dass es weder Werbung noch

Gratisproben für Muttermilchersatzprodukte für neue Mütter gibt[11]. Auf der anderen Seite gibt es auch in Deutschland einige Krankenhäuser und medizinisches Personal, die das Stillen aktiv unterstützen. Jedoch bieten nur wenige Krankenhäuser Laktationsberater für die Mütter an, die etwas mehr Hilfe benötigen.

In Deutschland gebären Frauen hauptsächlich auf dem Rücken liegend oder in einer halbsitzenden Haltung. In traditionellen Kulturen bevorzugt man besser geeignete Positionen. Bei diesen Positionen kann die Schwerkraft mithelfen, wie zum Beispiel in der Hocke, im Knien, im Stehen oder manchmal sogar hängend. Wenn es um die Geburt geht, können wir noch viel von anderen Kulturen dazulernen.

Warum die Geburt heute medizinisch überwacht wird

Leider profitieren Krankenhäuser, Ärzte und die Pharmaindustrie von medizinischen Eingriffen. Es geht einfach schneller, einen Kaiserschnitt zu machen, als für eine natürliche Geburt in voller Länge präsent zu sein. Geplante Kaiserschnitte sind vielleicht auch deshalb so beliebt geworden, weil es Ärzten erlaubt, mehr Patienten in kürzerer Zeit zu „behandeln".

Wenn eine Frau mit Wehen im Krankenhaus eintrifft, dann sieht sie ihren Arzt meistens erst, wenn es Zeit für die Geburt des Kindes ist. In der Zwischenzeit kümmert sich das Personal vom Krankenhaus um sie. Da wundert es mich eigentlich, warum wir so viel Zeit damit verbringen, den richtigen Arzt zu finden. Letztendlich werden Sie mehr Zeit mit den Krankenschwestern und der Hebamme im Krankenhaus verbringen als mit ihrem Arzt, und das sogar, wenn man alle Termine während der Mutterschaftsvorsorge vor der Geburt mit dazu rechnet.

Im Krankenhaus zu gebären kann mitunter sehr teuer werden, vielleicht nicht direkt für die Mutter, aber indirekt, da die Kosten von den Kassen getragen werden müssen. Und obwohl das Geldverdienen nicht der einzige Grund für die medizinische Zuwendung bei der Geburt ist, ist es möglicherweise der Hauptgrund. Die Krankenkasse zahlt zum Beispiel mehr für einen Kaiserschnitt als für eine vaginale Geburt, wobei die vaginale Geburt auch noch viel länger dauern kann. Niedergelassene Ärzte können auch ihre Geräte schneller abbezahlen, wenn sie häufiger untersuchen und diese Untersuchungen bei der Kasse geltend machen. Möglicherweise verdient auch das Krankenhaus mehr, umso mehr Gerätschaften oder ausgebildetes Personal genutzt wird, allerdings konnte ich nicht herausfinden, wie die Abrechnung genau erfolgt. In den USA ist es zumindest so, dass sowohl ein CTG (auch Wehenschreiber genannt) als auch ein Anästhesist, der auf Abruf bereit ist, die Kosten für die Geburt im Krankenhaus steigern und somit natürlich auch den Verdienst für das Krankenhaus und die Kosten für die Krankenkasse.

Einige medizinische Abläufe im Krankenhaus sind dazu gedacht, die Betriebskosten zu senken, entweder indem man die Prozedur billiger für das Krankenhaus macht oder effizienter für das Personal. Der weitverbreitete Gebrauch des CTG ist ein gutes Beispiel. Auf den ersten Blick scheint es effizient zu sein. Eine Hebamme kann ganz leicht mehrere CTGs im Blick haben, ohne mit den schwangeren Frauen im gleichen Zimmer zu sein. Das heißt aber nicht, dass der Wehenschreiber eine gute Erfindung ist (mehr dazu später). Die meisten Hausgeburtshebammen benutzen stattdessen ein Doppler-Gerät, welches eine aktive, personenbezogene Rolle im Geburtsprozess verlangt.

Ein weiterer Grund, warum bei der Entbindung so viele Eingriffe „nötig" sind, ist die ständig wachsende Zahl der Klagen. Wenn sie nicht verklagt werden wollen, müssen Ärzte heute bei jeder kleinsten Komplikation eingreifen. Bedauerlicherweise ist es so, dass die Ärzte verklagt werden, wenn sie nicht genug eingreifen, statt wenn sie zu oft oder zu viel eingreifen. Momentan ist es daher, rein rechtlich gesehen, für praktizierende Ärzte am Sichersten, so oft und so viel wie möglich in den Geburtsprozess einzugreifen. Falls es zu einem Gerichtsprozess kommt, können sie sagen, dass sie alles getan haben, was in ihrer Macht stand. Dass Ärzte sich über etwaige Klagen Gedanken machen müssen, hilft ihnen nicht dabei, gute Entscheidungen zu treffen. Was das Beste für den einzelnen Patienten ist, muss nicht dem entsprechen, was der Arzt im Medizinstudium gelernt hat.

Die Angst vor einer Klage beeinflusst nicht nur, wie Ärzte ihren Beruf ausüben, denn auch die Krankenhäuser müssen teure Haftpflichtversicherungen abschließen. Das führt dazu, dass kleine Geburtshäuser schließen müssen, weil die Geburtshilfe sich nicht rentiert.

Es gibt auch heute noch Ärzte, die glauben, dass fast jede Frau ihr Kind natürlich gebären kann. Wenn Sie so einen Arzt finden, kann dieser Sie bei einer interventionsarmen Geburt unterstützen. Die Mehrheit der Mediziner ist aber für Notfälle ausgebildet und glaubt wirklich, dass die Geburt gefährlich ist, wenn sie nicht medizinisch überwacht wird.

Zur Verteidigung der Mediziner muss gesagt werden, dass fast alle glauben, ihren Patienten wirklich zu helfen. Sie haben sicherlich nicht die Absicht, den Geburtsprozess mit ihren Eingriffen zu sabotieren (obwohl das durchaus der Fall sein kann). Ärzte wollen wirklich helfen. Allerdings bedeuten die besten Absichten noch lange nicht, dass medizinische Eingriffe während der Geburt nützlich sind.

Ich bin für die Existenz der modernen Medizin dankbar. Die moderne Medizin kann Leben retten, besonders im Notfall. Leider ist es im Interesse des medizinischen Systems, wenn wir weiterhin unseren eigenen Körper und dessen Selbstheilungskräfte ignorieren. Wenn wir alle gesund wären, bräuchten wir keine Krankenhäuser, Ärzte und verschreibungspflichtige Medikamente, vor allen Dingen nicht so oft, wie sie jetzt benötigt werden. Schwangerschaft und Geburt sind nur zwei der vielen Gesundheitszustände, von denen Krankenhäuser und Ärzte profitieren können.

Wir sollten alle die Verantwortung für unsere eigene Gesundheit und unser eigenes Wohlbefinden übernehmen. Und eine natürliche Geburt ist ein Akt, zudem fast alle Frauen fähig sind.

Die Gefahren medizinischer Eingriffe

Die Geburt ist ein ganz natürlicher Prozess, genauso wie die Verdauung oder die Atmung. Viele Frauen fürchten, sie könnten bei Geburtsbeginn nicht genau wissen, was zu tun ist. Das trifft besonders auf Erstgebärende zu. In Wirklichkeit muss man keiner werdenden Mutter sagen, wann es Zeit zum Gebären ist, genauso wie man niemandem sagen muss, wann es Zeit für den Stuhlgang ist. Der Körper weiß es einfach. Und selbst wenn Sie nicht aktiv mitwirken, wird Ihr Körper das Baby auf die Welt bringen – ob Sie das wollen oder nicht.

Wenn eine Geburt nach den Regeln der modernen Medizin begleitet wird, kommen viele verschiedene Interventionen zum Einsatz. Die meisten davon finden im Krankenhaus statt. Alle Eingriffe in den Prozess haben Nebenwirkungen – mit Sicherheit sogar mehr, als ich im Anschluss aufführe. Allein deswegen ist es fast immer besser, der Natur freien Lauf zu lassen und sich nicht einzumischen.

Natürlich können Sie zum Teil Fachliteratur finden, die diese Interventionen verteidigt. Genauso können Sie Studien finden, die die gefährlichen Nebenwirkungen der Interventionen betonen. Letztendlich müssen Sie für sich selbst entscheiden, wo Sie die Grenze ziehen wollen. Denken Sie daran, dass es Ihr Körper und Ihr Baby ist.

Die vaginale Untersuchung

Vaginale Untersuchungen finden sowohl während der Schwangerschaft als auch bei der Geburt statt. Sie sind Teil der medizinischen Schwangerschaftsvorsorge sowie der Überwachung des Geburtsfortschrittes. Vaginale Untersuchungen scheinen keine große Sache zu sein, doch sie können durchaus Nachteile haben. So kann eine vaginale Untersuchung das Risiko einer Infektion erhöhen. Das liegt daran, dass Ihre privaten Körperteile eigentlich dazu gedacht sind, in Ruhe gelassen zu werden. Wenn Sie eigenhändig versuchen, Ihren Gebärmutterhals zu untersuchen (schwierig aber durchaus möglich), dann wäre es eher unwahrscheinlich, dabei eine Infektion zu verursachen. Denn mit der Hand können Keime hochgeschoben werden, von denen es im Krankenhaus nur so wimmelt. Die Keime, mit denen Sie zu Hause in Berührung kommen, sind aber Ihrem Immunsystem eher vertraut.

Für die vaginale Untersuchung verwenden der Arzt oder die Hebamme sterile Handschuhe, um Sie vor einer Infektion zu schützen. Nicht immer gelingt das. Studien zeigen zum Beispiel, dass vaginale Untersuchungen nach Blasensprung das Infektionsrisiko erhöhen. Es ist auch durchaus möglich, dass durch die Untersuchung ein vorzeitiger Blasensprung ausgelöst wird. Nach der vaginalen Untersuchung werden Sie womöglich Blutungen und leichte Wehen haben – meist im Zusammenhang mit (auch ungefragt stattfindenden) Manipulationen am Muttermund und den Eihäuten. Weder ein Arzt noch eine Hebamme kann genau wissen, wie sich eine vaginale Untersuchung für Sie anfühlt. Die Untersuchung tut zwar in der Regel nicht weh, aber sie ist auch nicht unbedingt angenehm.

Am Ende der Schwangerschaft wird häufig vaginal untersucht, um festzustellen, wie weit der Muttermund geöffnet ist und ob der Gebärmutterhals schon weicher und kürzer geworden ist. Allerdings kann weder das eine noch das andere vorhersagen, wann die Geburt beginnt. Ein bereits leicht geöffneter Muttermund kann einer Frau falsche Hoffnungen machen, das Baby würde bald geboren werden. Der Muttermundsbefund kann Ärzte andererseits glauben lassen, dass die Geburt nicht schnell genug foranschreitet. Das liegt daran, dass der Muttermund sich langsam oder schnell öffnen kann. Niemand weiß, wie lange es dauern wird, bis der Muttermund sich von zwei auf zehn Zentimeter öffnet. Das kann in einer Stunde passieren oder auch im Laufe von mehreren Wochen.

Der professionelle Verband der Hebammen in Neuseeland (New Zealand College of Midwives) rät, die vaginale Untersuchung möglichst sparsam einzusetzen: „[Die vaginale Untersuchung] kann eine unnötige Intervention sein, wenn sie routinemäßig und als Teil der standardisierten Fürsorge bei der Geburt angewendet wird. Die vaginale Untersuchung sollte angewandt werden, wenn mehr Informationen benötigt werden, als aus der Beobachtung der verschiedenen äußerlichen Aspekte der Geburt entnommen werden können."[12]

Falls Sie sich für eine Hausgeburt oder Geburt im Geburtshaus entscheiden oder eine Beleghebamme Sie in die Klinik begleitet, kann es durchaus sein, dass Ihre betreuende Hebamme diese Meinung teilt. Schwangere, die primär von Hebammen betreut werden, müssen sich während der Schwangerschaft und der Geburt generell weniger Untersuchungen unterziehen. Das liegt daran, dass Hebammen oft erkennen, dass es am besten ist, so wenig wie möglich einzugreifen, um eine sichere, natürliche Geburt zu gewährleisten.

Infusionen über die Flexüle

Die meisten Krankenhäuser legen, als erste gute Tat, einen venösen Zugang mit einer Flexüle. Darüber können der Gebärenden unter der Geburt Flüssigkeit und Medikamente verabreicht werden. Flüssigkeit klingt ja erst einmal ganz gut. Schließlich braucht die werdende Mutter bei dieser schweren Geburtsarbeit reichlich Flüssigkeit. Die Frage ist: Brauchen Sie wirklich Flüssigkeit über eine Flexüle? Die Flüssigkeit wird vielleicht Ihren Flüssigkeitshaushalt ausgeglichen halten, aber Sie können trotzdem hungrig oder durstig sein.

In den USA dürfen Sie in den meisten Krankenhäusern weder essen noch trinken. Glücklicherweise ist das in Deutschland in der Regel nicht der Fall, es sei denn, man erwartet einen Kaiserschnitt. Aber genau dann macht es überhaupt keinen Sinn. Denn wenn man dem Körper keine Nährstoffe zuführt, dann hat die Schwangere bald keine Energie mehr, um ihr Kind zu gebären. Genau das führt oft zu weiteren Interventionen.[13]

Intravenös zugeführte Flüssigkeit kann in Ihrem Körper Chaos anrichten. Darüber hinaus können Sie nicht hin- und herlaufen, wenn

Sie an eine Infusion angeschlossen sind. Letztlich besteht immer ein Risiko für eine Infektion an der Stelle, an der die Flexüle gesetzt wurde, in der Regel auf dem Handrücken oder in der Armbeuge.

Laut Amy Romano, Krankenschwester-Hebamme, gibt es einige Studien, die zeigen, dass Infusionen Schaden anrichten können. Zum Beispiel können sie zur Anämie in der Muter oder sogar einem Lungenödem in Mutter oder Baby führen. Dazu gibt es keine Beweise, dass ihre Routine-Nutzung überhaupt von Vorteil ist.[14] Infusionen routinemäßig zu nutzen ist keine gute Idee, aber es ist weiterhin in Krankenhäusern so üblich.

Der Wehentropf

Ärzte nutzen regelmäßig künstliches Oxytocin, um die Wehen einzuleiten. Meistens wird die Geburt in der 41. oder spätestens 42. Schwangerschaftswoche eingeleitet. Manchmal leiten Ärzte die Geburt sogar vor dem errechneten Geburtstermin ein, wenn eine Fortsetzung der Schwangerschaft als zu riskant angesehen wird. Allerdings ist eine Geburtseinleitung immer mit Risiken verbunden. Wenn die Wehen nicht von allein beginnen, dann bedeutet das schließlich, dass das Baby noch nicht bereit ist, auf die Welt zu kommen.

Oft wird die Geburt eingeleitet, weil das Baby in der Ultraschallmessung als zu groß eingeschätzt wird und man fürchtet, es könnte nicht mehr durch den Geburtskanal passen, wenn man noch länger wartet. Die Wahrscheinlichkeit, dass dem so ist, ist praktisch fast Null. Ich konnte selbst keine Statistik finden, aus der hervorgeht, wie viele Frauen ein zu kleines Becken haben, um ihr Kind natürlich zu gebären. Ich befürchte, dass viele Frauen belogen werden, wenn ihnen genau das als Grund für einen Kaiserschnitt dargelegt wird.

Außerdem wird bei der Ultraschalluntersuchung die Größe des Kinders oft über- oder unterschätzt. Viele Mediziner denken auch nicht daran, wie viel Platz der Körper der Frau für ein Baby schaffen kann. Zum Beispiel erweitert sich das Becken der Frau ganz erheblich, wenn sie ihre Position wechselt (vom Liegen in die Hocke), wodurch auch ein großes Baby ganz natürlich auf die Welt kommen kann.

Künstliches Oxytocin wird auch dazu benutzt, um den Geburtsprozess zu beschleunigen, falls es, nach Meinung der Ärzte, gar nicht oder nicht schnell genug vorangeht. Man sollte nicht vergessen, dass alles, was dem Körper verabreicht wird, Auswirkungen auf das Kind haben kann – auch wenn der Arzt die Medikamente als mehr oder weniger harmlos einstuft. Ihr Baby wird einen Teil davon abbekommen, entweder über die Plazenta vor der Geburt oder später über die Muttermilch.

Lamaze International empfiehlt, dass „der Körper der Frau den Geburtsvorgang selbst beginnen soll. Die Wehen sollten nur dann eingeleitet werden, wenn es einen echten medizinischen Grund dafür gibt. Wenn die Wehen von allein beginnen dürfen, sind Komplikationen seltener – weniger Geburten per Saugglocke oder Zange sind nötig, es kommt seltener zu auffälligen Herztönen, es werden weniger Babys mit niedrigem Geburtsgewicht oder Gelbsucht geboren und es werden weniger Kaiserschnitte gemacht. Untersuchungen haben wiederholt gezeigt, dass die Einleitung der Geburt das Risiko der Frau verdoppelt, einen Kaiserschnitt zu haben."[15] Die Risiken der Geburtseinleitung überwiegen in den meisten Fällen, obwohl es unter Umständen auch Vorteile gibt. Nur weil eine Frau ihren Geburtstermin überschritten hat oder weil die letzten Schwangerschaftswochen anstrengend sind, sollte man die Geburt nicht einleiten. Eine Einleitung kann dann sinnvoll sein, wenn Mutter und/oder Baby aufgrund ernsthafter Erkrankungen gefährdet sind.

CTG / Wehenschreiber

Eines der größten Probleme ist, dass das CTG (Kardiotokograph oder auch Herztonwehenschreiber genannt) standardgemäß im Krankenhaus benutzt wird. Wenn künstliches Oxytocin oder ein anderes Medikament zur Weheneinleitung genutzt wird, muss die Frau ohne Unterbrechung am CTG angeschlossen sein. Das CTG überwacht den Herzschlag des Babys und die Wehen der Mutter. Wenn das Baby ungünstig auf die Wehen reagiert, dann wird dies als Zeichen gedeutet, dass das Baby in Gefahr schwebt. Ist das der Fall, werden weitere Maßnahmen ergriffen, es sei denn, die Geburt steht kurz bevor.

Hier lohnt es sich, das Problem von einer anderen Seite zu betrachten. Wenn die Wehen nicht eingeleitet worden wären, dann hätte das Baby gar nicht mit beeinträchtigten Herztönen auf die künstlich erzeugten Wehen reagiert. Zusätzlich werden Dank des Wehenschreibers regelmäßig falsche Diagnosen über den Zustand des Babys gefällt. Die Folge ist, dass viele Kaiserschnitte unnötigerweise erfolgen.

Die Herztöne des ungeborenen Kindes lassen sich durch zwei verschiedene Methoden messen, entweder von außen oder von innen. Bei der externen Überwachung wird der schwangeren Frau ein Gurt um den Bauch gebunden, womit sowohl die Wehen als auch der Herzschlag des Kindes durch die Bauchdecke erfasst werden. Die interne Methode kann man erst anwenden, nachdem die Fruchtblase geplatzt ist. In diesem Fall bringt der Arzt vorher die Fruchtblase zum Platzen (mehr dazu gleich). Dann wird eine Elektrode in die Kopfhaut des Babys geschraubt, um seinen Herzschlag abzuleiten.

Natural Motherhood sagt über die Überwachung des ungeborenen Kindes folgendes: „Die folgenschwere Botschaft hinter der externen und internen Überwachung ist, dass Ihr Körper so defekt ist und so durch potenzielle Fehlfunktion gefährdet, dass es notwendig ist, das Baby mit einer speziellen Maschine zu überwachen. So soll es vor potentiellem Schaden geschützt werden, der durch Sie verursacht wurde. Und das rechtfertigt sogar eine Elektrode in seinen Kopf zu schrauben, ohne dem Baby dabei Schmerzmittel zu verabreichen!"[16]

Während einer medikamentenfreien Geburt werden die Wehen Ihrem Baby nicht schaden. Daher ist es nicht nötig, Ihr Baby auf diese Weise zu überwachen. Allerdings sind die Wehen nicht mehr natürlich, wenn die Geburt eingeleitet wurde. Das ist ein weiterer Grund, warum Sie eine Einleitung vermeiden sollten.

Die künstliche Eröffnung der Fruchtblase

Im Krankenhaus wird das Personal gewisse Erwartungen an den Verlauf Ihrer Geburt haben, die Sie eventuell nicht erfüllen können. Nachdem eine Frau im Krankenhaus eintrifft, wird oft erwartet, dass die Geburt innerhalb von 12 bis 24 Stunden stattfindet. Falls der Geburtsprozess nicht schnell genug voranschreitet (nicht schnell genug nach Krankenhausprotokoll), kann der Arzt oder die Hebamme beschließen, die Fruchtblase zu eröffnen. Die künstliche Fruchtblasensprengung nennt man auch Amniotomie. Um eine Amniotomie durchzuführen, muss der Arzt oder die Hebamme seinen/ihren Finger in den geöffneten Muttermund einführen und mit einem kleinen Haken den Fruchtwassersack punktieren.

Eine Amniotomie soll den Geburtsprozess beschleunigen, aber verschiedene Untersuchungen haben gezeigt, dass das nicht wirklich der Fall ist. Eine Überprüfung der verschiedenen Studien durch Cochrane[17] kam zu folgendem Ergebnis: „Die Studienlage unterstützt nicht die routinemäßige Amniotomie für Frauen, bei denen der Geburtsprozess normal fortschreitet oder bei denen der Geburtsprozess länger dauert. [...] Eine routinemäßige Amniotomie als Teil der Geburtshilfe ist nicht empfehlenswert."[18] Die Wehen können stark zunehmen, nachdem die Fruchtblase gewaltsam eröffnet wird. Dadurch kann die Geburt schmerzvoller sein. Das erhöht wiederum die Chance, dass (weitere) Schmerzmittel verabreicht werden müssen.

Unter bestimmten Umständen kann das künstliche Eröffnen der Fruchtblase sogar zum Nabelschnurvorfall führen. Bei zwei kontrollierten Studien in der Türkei wurde festgestellt, dass von 300 Amniotomien eine zu einem Nabelschnurvorfall führt (0,3% der Fälle).[19] Bei einem Nabelschnurvorfall fällt die Nabelschnur unter den Kopf des Babys in den Geburtskanal. Das bedeutet, dass bei jeder Wehe und beim Pressen die Blutversorgung des Babys abgeschnitten wird, da Druck auf die Nabelschnur ausgeübt wird. Das kann zu Gehirnschäden oder sogar zum Tod des Babys führen. Das Einzige, was in diesem Fall das Kind retten kann, ist ein sofortiger

Kaiserschnitt. Dazu sagt Henci Goer, in der Geburtsaufklärung tätig: „Ein Nabelschnurvorfall ist am Wahrscheinlichsten, wenn die Fruchtblase früh platzt und der Kopf [des Babys] noch relativ weit oben ist, wie es bei einer Einleitung [der Geburt] öfter der Fall ist."[20]

Schmerzmittel

Wenn Ihnen Schmerzmittel für die Geburt gegeben werden, dann beeinflusst das auch Ihre Emotionen. Nach neun Monaten Schwangerschaft und vielen Stunden Wehen erwarten und verdienen Sie den Höhepunkt der Geburt. Wenn Ihnen dieser Höhepunkt verweigert wird, kann es länger dauern, bis Sie eine Bindung zu Ihrem Baby aufbauen und Sie können traurig sein und das Gefühl haben, dass etwas fehlt, ohne zu wissen, was dieses Etwas ist.[21]

Eigentlich will jeder Mensch Schmerzen lieber vermeiden, aber die Schmerzen der Geburt sind anders. Während des Geburtsprozesses werden sie zusammen mit den Wehen immer intensiver. Und wenn Sie glauben, dass Sie es nicht mehr aushalten können, ist das Baby schon fast da. Sobald Ihr Kind geboren ist, sind alle Schmerzen plötzlich verschwunden. Stattdessen überwältigt Sie ein unbeschreibliches Glücksgefühl. Es ist ein wunderbares Gefühl, ein Kind zu gebären und ein Neugeborenes in den Armen zu halten. Ich war persönlich innerhalb weniger Sekunden nach jeder natürlichen Geburt emotional dazu bereit, ein weiteres Kind zu bekommen, obwohl ich kurz zuvor große Schmerzen empfunden hatte.

Man könnte die Geburt selbst mit einer Achterbahnfahrt vergleichen. Wenn man bei der Achterbahnfahrt oder bei der Geburt unter Medikamenteneinfluss steht, merkt man nicht, wann die Fahrt zu Ende ist. Als Konsequenz haben Körper und Geist Schwierigkeiten, sich den neuen Umständen anzupassen. Die PDA (Periduralanästhesie) beseitigt aber nicht nur die Empfindungen während der Geburt, sondern sie kann auch unerwünschte und unangenehme Folgen haben. Schließlich wird bei der PDA eine Nadel in den Wirbelkanal gestochen.

Logischerweise sind dabei Risiken vorhanden und die darf man nicht auf die leichte Schulter nehmen.

Wenn Schmerzmittel verabreicht werden, verliert die werdende Mutter, bis zu einem gewissen Maß, die Kontrolle. Für eine Erstgebärende kann das schlimmer sein, denn sie weiß nicht einmal, was sie erwartet. Manchmal funktioniert die PDA überhaupt nicht oder nur einseitig. Manche Frauen werden so stark betäubt, dass sie von der Hüfte abwärts gar nichts mehr fühlen. Im letzteren Fall müssten Sie von dem Arzt oder der Hebamme zum Pressen animiert werden. Aber wie kann das Personal so genau wissen, *was* Ihr Körper *wann* tun muss?

Geburtspositionen

Die Körperhaltung während der Wehen und der Geburt wird Ihnen im Krankenhaus oft vorgeschrieben. Während der Geburt auf dem Rücken zu liegen ist die schlechteste Position, in der man ein Baby gebären kann. Trotzdem ist es heutzutage der Standard. Es gibt eine ganze Reihe von Experten, die schon längst verstanden haben, dass es ungünstig ist, auf dem Rücken liegend zu gebären, denn Sie müssen das Baby regelrecht entgegen der Schwerkraft auf die Welt bringen. In dieser Position ist das Becken auch nicht so beweglich wie in anderen Stellungen. Im Becken kann allein durch die Einnahme bestimmter Positionen einiges an Platz geschaffen werden. Diese Möglichkeit ist in der Rückenlage nicht gegeben.

Eine Geburt in Rückenlage kann verschiedene Folgen haben, häufig sind Dammriss und Geburtsstillstand. Die Rückenlage ist am Praktischsten für die Geburtshelfer, denn hier können sie jederzeit sehen, was passiert. Sie können das Köpfchen des Babys sehen, wenn es durchtritt und Ihr Kind „auffangen". Ich finde es lächerlich, dass Ärzte einer Frau davon abraten, während der Schwangerschaft auf dem Rücken zu liegen und dann aber erwarten, dass in genau dieser Stellung die Geburt stattfinden soll.

Die gute Nachricht ist, dass sich die Dinge so langsam ändern. Selbst die Weltgesundheitsorganisation äußert sich ausschließlich positiv zur aufrechten Gebärhaltung: „Ein Kind aufrecht zu gebären, scheint mit mehreren Vorteilen verbunden zu sein, einschließlich der Verkürzung des zweiten Stadiums der Geburt [der Pressphase]."[22]

Dammschnitt

Wenn das Baby während der Pressphase immer wieder zurückrutscht und den Geburtshelfern nicht schnell genug geboren wird, können die Hebamme oder der Arzt einen Dammschnitt (eine Episiotomie) vornehmen, um die Geburt zu beschleunigen. Ein Dammschnitt kann in der Regel vermieden werden, wenn eine günstigere Geburtsposition gewählt wird. Obwohl viele Studien ergeben haben, dass ein Dammschnitt zu einer größeren Dammverletzung führt, als wenn man nicht eingreift, gibt es noch viele Ärzte, die routinemäßig einen Dammschnitt vornehmen. Wenn ein Dammschnitt gemacht wurde, muss hinterher genäht werden, denn Haut und Gewebe sind absichtlich beschädigt worden. Leider glauben viele Mediziner noch heute, dass man mit einem Dammschnitt einem Dammriss vorbeugen kann, obwohl das ganz offensichtlich nicht der Fall ist.[23]

Zange und Saugglocke

Der Geburtshelfer kann einen Dammschnitt machen, wenn das Baby schnell geboren werden muss, wenn das Baby sehr groß ist oder um die Zange oder Saugglocke einzusetzen. Die Zange besteht aus zwei Löffeln und wird dafür benutzt, um das Baby herauszuziehen, während die Frau bei einer Wehe presst. Im Gegensatz dazu funktioniert die Saugglocke wie ein Saugnapf, der mit Unterdruck am Kopf des Babys angelegt wird. Daran wird das Baby dann durch den Geburtskanal herausgezogen.

Um die Zange zu benutzen, wird ein Dammschnitt gemacht, um Platz für die Instrumente zu schaffen. Für die Saugglocke ist das nicht immer notwendig. Natürlich sind beide Eingriffe mit Risiken verbunden. Das größte Risiko sind Blutungen im Schädelinneren des Säuglings. Eine

Studie in Quebec von 305.391 vaginalen Geburten, wobei 10,16% der Babys mit Saugglocke und 6,13% mithilfe der Zange auf die Welt kamen, ergab Folgendes: „Blutungen im Schädelinneren kamen häufiger bei Neugeborenen vor, die mit Saugglocke, Zange oder Kaiserschnitt (nach dem Beginn der Wehen) auf die Welt gebracht wurden, als bei Babys, die ohne Instrumente vaginal geboren wurden."[24] Zusätzlich wird die Geburt für die Mutter durch diese Eingriffe unangenehm und sicherlich auch schmerzhafter.

Zum Glück kann man den Einsatz der Zange oder Saugglocke oft gänzlich vermeiden, indem man der werdenden Mutter in eine andere Stellung hilft. Der Wechsel in eine andere Geburtsposition, wie zum Beispiel Hocken oder Stehen, unterstützt das Baby auf seinem Weg durch das Becken. Würde man eine Frau bei der Geburt alleinlassen, ist es recht unwahrscheinlich, dass sie sich für die Wehen auf den Rücken legt. Stattdessen wird sie sich instinktiv bewegen und ihre Position verändern. Im Krankenhaus können Eingriffe, wie ein Tropf, der Wehenschreiber und eine PDA, die Bewegungsmöglichkeiten der Frau stark einschränken oder ganz unmöglich machen, wodurch sich die Wahrscheinlichkeit weiterer Interventionen erhöht.

Kaiserschnitt

Die Intervention, die Sie wahrscheinlich unbedingt vermeiden wollen, ist der Kaiserschnitt. Kaiserschnitte werden oft auch dann durchgeführt, wenn sie medizinisch völlig unnötig sind. Wenn kein echter Grund vorhanden ist, begründen Ärzte den Kaiserschnitt mit Stressanzeichen des Babys oder sogar damit, dass das Baby zu groß war. Es ist wirklich selten, dass der menschliche Körper dazu in der Lage ist, ein Baby in der Gebärmutter heranwachsen zu lassen, um es dann aber nicht gebären zu können, weil es nicht in den Geburtskanal passt. Ein verengtes Becken war früher eher ein Problem, als Frauen noch Stützkorsette trugen. Es gibt natürlich auch heute Variationen in der Größe und Form des Beckens, aber normalerweise hat das Baby die passende Größe, um geboren zu werden. Gelegentlich kann ein

Becken wirklich verengt sein, entweder durch genetisch vererbte Bedingungen, Krankheit oder Verletzung.[25]

Interessanterweise fand eine Studie, dass die Diagnose eines verengten Beckens nicht immer akkurat ist. Von 1,511 Frauen, die eine vaginale Geburt nach Kaiserschnitt anstrebten, waren 61,1% erfolgreich – obwohl der Kaiserschnitt durchgeführt wurde, weil das Becken angeblich zu klein war, um das Baby natürlich zu gebären.[26] Dazu muss man sagen, dass viele andere Faktoren mit beeinflussen, ob eine vaginale Geburt nach Kaiserschnitt Erfolg hat, wie zum Beispiel das medizinische Personal, die Einstellung der Frau und ob und wie in den Geburtsprozess eingegriffen wird. Selbst bei den 38,9% der Frauen, die einen zweiten Kaiserschnitt hatten, ist es daher möglich, dass deren Becken auch nicht zu klein war, sondern der Kaiserschnitt aus einem anderen Grund gemacht wurde.

Die Zahl der Kaiserschnitte ist leider weiterhin sehr hoch. Es gibt sogar Frauen, die sich einen geplanten Kaiserschnitt wünschen. In einigen Ländern, wie z.B. Brasilien und Taiwan, gilt der Kaiserschnitt als die modernste Art ein Baby zu bekommen, weil die Frau dadurch angeblich eine unbeschädigte Vagina behält.[27] Aber ein Kaiserschnitt ist ein großer chirurgischer Eingriff und gleichzeitig riskant. Die Gefahr liegt nicht nur bei der Anästhesie, sondern auch in der Prozedur selbst. Auch für das Baby ist es nicht ungefährlich. In einem Interview für National Healthy Mothers, Healthy Babies Coaliation erklärte Dr. Sakala folgendes: „Ein Kaiserschnitt kann sich in einigen Fällen negativ auf die Gesundheit von Neugeborenen auswirken. Die von uns geprüften Studien zeigen, dass ein Baby, welches durch Kaiserschnitt geboren wurde, seltener gestillt wird [...]. Das liegt höchstwahrscheinlich daran, dass die operative Geburt eine Herausforderung für die erfolgreiche Einleitung des Stillens darstellt. [...] Ein Kaiserschnitt kann auch weitere Folgen für das Baby haben, welches während der Operation versehentlich geschnitten werden kann (meistens sind das geringfügige Verletzungen). Babys, die durch Kaiserschnitt zur Welt kommen, haben unmittelbar nach der Geburt mit größerer Wahrscheinlichkeit Atemprobleme und leiden während der Kindheit und im Erwachsenenalter häufiger unter Asthma."[28]

Leider sind Kaiserschnitte viel zu alltäglich, wie man der folgenden Statistik für Deutschland entnehmen kann. „Der Anteil der Frauen, die per Kaiserschnitt entbunden haben, sank nach Mitteilung des Statistischen Bundesamtes (Destatis) gegenüber 2014 geringfügig um 0,7 Prozentpunkte auf 31,1 %."[29] Vielen Leuten – mir ebenso – fällt es schwer, zu glauben, dass fast ein Drittel aller Geburten wirklich einen Kaiserschnitt erfordern. Offensichtlich stimmt etwas nicht mit unserem medizinischen System.

Ein weiteres Problem, das der Kaiserschnitt mit sich bringt, sind die psychischen Folgen, die solch eine Geburt für die Mutter haben kann. Wenn Sie jemals mit einer Mutter gesprochen haben, die einen Kaiserschnitt erlebt hat, dann wissen Sie, dass diese Frau sich wahrscheinlich nicht gern an ihre Geburt erinnert. Vermutlich zweifelt sie auch an ihrer Fähigkeit, jemals ein Kind auf natürlichem Wege auf die Welt bringen zu können.

Absaugen des Babys

Die Interventionen nehmen auch dann kein Ende, wenn das Baby geboren ist. Nach der Geburt konzentrieren sich die medizinischen Eingriffe auf das Kind, anstatt auf die Mutter. Und da moderne Mediziner nicht glauben, dass die Geburt ganz natürlich ohne Eingriffe ablaufen kann, so glauben sie auch nicht, dass das Baby nach der Geburt ohne besondere Behandlung auskommen kann.

Daher wird, sobald das Baby geboren ist, sein Mund und seine Nase abgesaugt. Zusätzlich rubbelt man ihm kräftig den Rücken, um sicherzustellen, dass es mit der selbstständigen Atmung beginnt. Obwohl gesunde Baby normalerweise ganz allein zu atmen anfangen, sobald sie dem Sauerstoff der Luft ausgesetzt sind, findet das Absaugen des Babys bei vielen Ärzten und Hebammen routinemäßig statt. Obwohl sich das nicht schädlich für Ihr Baby anhört, kann es das sehr wohl sein (mehr dazu später). Ihr Baby sollte nach der Geburt in Ihren Armen sein (oder in den Armen Ihres Partners) und nicht solch rauer Behandlung unterzogen werden.

Die Plazenta und die Nabelschnur

Nach der Geburt sorgen sich Ärzte und Hebammen um die Geburt der Plazenta (oder Nachgeburt). Das kann auch mal eine Weile dauern. Im Krankenhaus erwartet das medizinische Personal die Nachgeburt innerhalb von Minuten, nachdem das Baby zur Welt gekommen ist. Wenn das nicht der Fall ist, wird an der Nabelschnur gezogen und/oder es werden Medikamente (wie z.B. künstliches Oxytocin) verabreicht, um weitere Wehen anzuregen. Wenn Ärzte es nicht so eilig hätten, würde die Nachgeburt ohne viel Drama geboren werden. Denn während Sie Ihr Baby stillen, wird der Gebärmutter Oxytocin zugeführt und die Geburt der Plazenta beschleunigt.

Das Krankenhauspersonal ist ähnlich ungeduldig, wenn es darum geht, die Nabelschnur durchzuschneiden. Das Durchtrennen der Nabelschnur, wenn sie noch pulsiert, raubt dem Baby Blut, welches es gut gebrauchen kann. Denn das Blut aus der Plazenta enthält wertvolle Nährstoffe und dazu noch Sauerstoff. Auch beim Einlagern von Nabelschnurblut für die zukünftige Verwendung nimmt man dem Baby Blut weg, welches es eigentlich jetzt braucht.

Wiegen und Messen

Während das medizinische Personal sich auf die Geburt der Plazenta konzentriert, wird das Baby oft aus Ihrem Blickfeld entfernt. Nach der aufregenden Geburt (auch aus Sicht des Babys) darf Ihr Baby in diesem Fall nicht einmal in Ihren Armen ruhen, wo Sie es trösten können. Bei einem gesunden Baby und einer gesunden Mutter gibt es keinen medizinischen Grund, die beiden nach der Geburt zu trennen. Das Messen und Wiegen des Kindes kann und sollte warten.

Ärzte und im Krankenhaus angestellte Hebammen müssen nach den Regeln des Krankenhauses arbeiten. Hingegen können Hebammen bei einer Hausgeburt viel mehr Verständnis dafür aufbringen, dass Mutter und Baby kuscheln und sich kennenlernen müssen. Hausgeburtshebammen werden den Herzschlag des Babys abhören, während Sie Ihr Baby im Arm halten und sie warten oft mit dem Wiegen und Messen. Im Krankenhaus ist das Kind bereits angezogen und in Decken eingewickelt, wenn es dann endlich wieder zur Mutter darf. Das ermöglicht aber keinen Hautkontakt, welcher sowohl für das Neugeborene als auch für die Mutter so wichtig wäre.

Augentropfen und Vitamin-K-Prophylaxe

Nachdem das Krankenhauspersonal das Kind untersucht hat, werden Augentropfen und Vitamin K verabreicht. Jedes Baby wird im Hinblick auf Infektionen behandelt, die es nicht hat. Das betrifft auch die Kinder, die vollkommen gesund auf die Welt gekommen sind. Die Augentropfen sollen die Augen des Babys vor sexuell übertragbaren Krankheiten schützen, die die Mutter haben könnte. Diese Tropfen werden routinemäßig verabreicht, obwohl werdende Mütter während der Schwangerschaft routinemäßig auf sexuell übertragbare Krankheiten getestet werden. Selbst wenn Ihre Testresultate negativ sind, werden Ihrem Baby trotzdem die Augentropfen verabreicht. In Deutschland, aber nicht unbedingt in anderen Ländern, ist hierfür aber Ihr Einverständnis erforderlich, ohne das die Maßnahme nicht durchgeführt werden darf.

Meistens erhält das Neugeborene Vitamin K in oraler Form als Tropfen, in drei verschiedenen Dosen bei den ersten drei Vorsorgeuntersuchungen (U1 bis U3). Frühgeborene erhalten oft stattdessen eine einmalige Injektion mit Vitamin K. Die Verabreichung von Vitamin K kann allerdings zu Komplikationen führen[30], da die Dosis, die verabreicht wird, ein Vielfaches der Menge ist, die ein Säugling benötigt. Zusätzlich wird das Vitamin K mit einer ganzen Reihe von unaussprechlichen Inhaltsstoffen verabreicht oder injiziert. Das Interessante dabei ist: Babys werden alle mehr oder weniger mit niedrigen Vitamin-K-Werten geboren. Sollte das dann wirklich als

Mangelzustand betrachtet werden? Vielleicht gibt es tatsächlich einen Grund dafür, den wir nur noch nicht kennen.

Zusätzlich zu den potentiellen körperlichen Nebenwirkungen können sowohl die Augentropfen als auch die Vitamin-K-Prophylaxe bei der Mutter-Kind-Bindung stören. Die Augentropfen führen dazu, dass Ihr Baby alles verschwommen sieht und sich dadurch nicht visuell auf Sie konzentrieren kann. Die Vitamin-K-Prophylaxe, zusammen mit allen anderen Prozeduren, ermüdet Ihr Baby. Möglicherweise hat es nicht einmal genug Energie, um ordentlich zu saugen, wodurch das Stillen keinen guten Start hat.

Obwohl Babys nicht sprechen können, sind sie sich ihrer Umgebung durchaus bewusst. Deshalb möchten wir unseren Babys zeigen, dass wir sie vom ersten Moment an lieb haben, indem wir sie vor schädlichen Eingriffen schützen und sie einfach im Arm halten.

Ich habe einen großen Teil dieses Kapitels den Interventionen und ihren Folgen gewidmet. Es gibt natürlich noch viel mehr dazu zu sagen. Wer sich ausführlicher dazu informieren möchte, kann das gern tun. Am Ende des Buches findet sich eine Liste mit weiterführender Literatur.

Der Nutzen medizinischer Eingriffe

Medizinische Eingriffe haben ihren Platz, bringen allerdings Nebenwirkungen mit sich. Falls etwas nicht so läuft, wie es soll, kann die moderne Medizin viel Gutes tun. Schließlich gibt es Frauen und Babys auf der Welt, die nur dank eines Kaiserschnitts heute noch am Leben sind. Ebenso gibt es Frauen, bei denen mittels Ultraschall eine extrauterine Schwangerschaft (eine Schwangerschaft außerhalb der Gebärmutter) diagnostiziert wurde.

Das Problem mit medizinischen Eingriffen ist, dass sie nicht unbedingt vernünftig benutzt werden. Braucht wirklich jede schwangere Frau eine Ultraschalluntersuchung? Braucht jede Frau während der Geburt häufige vaginale Untersuchungen, einen Herztonwehenschreiber oder einen venösen Zugang? Der gesunde Menschenverstand und alle Studien sind sich einig, dass die meisten Frauen ohne Probleme gesunde Kinder gebären können.

Davon abgesehen kann es gute Gründe geben, medizinische Hilfe zu suchen. Falls Sie jemals Zweifel haben, zögern Sie bitte nicht, medizinische Unterstützung in Anspruch zu nehmen. Denken Sie an Ihre Gesundheit und an die Gesundheit Ihres Babys. Manchmal bedeutet das, dass es anders abläuft als man denkt.

Natürlich geht es im Leben nie ohne Risiken. Medizinische Eingriffe sind riskant, aber auch ohne sie kann es schiefgehen. Es liegt an Ihnen, zu entscheiden, welche Ihrer Optionen das geringere Risiko darstellt. So oder so kann niemand ein perfektes Ergebnis garantieren.

Die Chancen stehen gut, dass bei Ihnen und Ihrem Kind alles in Ordnung ist. Wenn Sie sich ausreichend informiert haben und Ihre Entscheidungen für Ihre Geburt und Schwangerschaft getroffen haben, können Sie sich ganz entspannt zurücklehnen und den Prozess voller Vertrauen genießen.

Ihre Rechte als Patientin

Manche Interventionen sind nervig, andere sind richtig beängstigend. Daher ist es gut zu wissen, dass Sie das Recht haben, jegliche oder alle Prozeduren, die der Arzt verordnet, zu verweigern. Eigentlich kann man niemanden dazu zwingen, sich im Krankenhaus behandeln zu lassen. Aber wenn Sie in Lebensgefahr schweben und nicht sprechen können, dann würden die Ärzte alles in ihrer Macht Stehende tun, um Sie zu retten.

Wenn es um die Eingriffe bei der Geburt geht, werden Sie nicht immer vom Krankenhauspersonal nach Ihrer Einwilligung gefragt. Zum Beispiel werden Sie kaum die Möglichkeit haben, einen venösen Zugang oder den Herztonwehenschreiber zu verweigern. Selbst wenn Sie sich gegen bestimmte Maßnahmen entscheiden, kann es durchaus sein, dass Sie schikaniert, genötigt oder anderweitig gezwungen werden, die Anweisungen dennoch zu befolgen. In Extremfällen haben Ärzte sogar Gerichtsbefehle besorgt oder das Jugendamt involviert. Das Ganze ist schon so weit gekommen, dass es sogar neue Begriffe gibt, um diese Situationen zu beschreiben: Misshandlung im Kreißsaal oder Gewalt in der Geburtshilfe.

So beängstigend sich das alles anhören mag: Es ist wichtig zu wissen, dass Sie das Recht haben, manche oder auch alle Eingriffe zu verweigern, auch wenn Sie zur Geburt ins Krankenhaus gehen. Es lohnt sich, zu kämpfen, damit Sie die Behandlung bekommen, die Sie sich wünschen. Aber einer der vielen Gründe, warum Frauen eine Alleingeburt planen ist, dass sie eben nicht darauf vertrauen, dass ihre Wünsche im Krankenhaus berücksichtigt werden.

Das Entscheidende ist: Es ist Ihr Körper. Sie haben das Recht, sich zu schützen. Und sobald Ihr Baby geboren ist, ist es Ihre Aufgabe, auch Ihr Kind zu beschützen.

Die Vorteile einer Alleingeburt

Ein schönes Geburtserlebnis ist ein wichtiger Start für Ihre Reise als Mutter. Natürlich können und werden Sie auch eine Bindung zu Ihrem Kind aufbauen, wenn Sie einen Kaiserschnitt hatten und nicht in der Lage sind, Ihr Kind zu stillen. Jedoch kann es in diesem Fall deutlich länger dauern, bis Sie sich in Ihr Kind verlieben. Wenn Sie natürlich gebären, ist es leichter, diese Bindung nach der Geburt aufzubauen, da Sie „bei klarem Verstand" sind.

Manchmal nehmen die Dinge einen anderen Lauf als man geplant hat, vor allem dann, wenn man nicht selbst Herr der Lage war. Wenn die Geburt nicht so läuft wie geplant, fühlen Sie sich vielleicht unzufrieden und unglücklich. Es kann Wochen, Monate oder sogar Jahre dauern, bis Sie mit sich selbst im Reinen sind.

Mütter, bei denen die Geburt nicht so abgelaufen ist, wie sie sich das vorgestellt haben, leiden außerdem eher an postpartalen Depressionen. Eine Studie der Abteilung Psychologie von der Missouri Western State

University in den USA stellt fest: „... dass die Häufigkeit und Schwere der postpartalen Depression mit dem Ort und der Art der Geburt, dem empfundenen Grad der Kontrolle über den Geburtsverlauf und dem Maß an Zufriedenheit mit der Geburt zusammenhängt. Die Hausgeburtsgruppe hatte die niedrigste Anzahl von Depressionen, hatte am meisten das Gefühl, die Kontrolle über den Geburtsverlauf zu haben und war am zufriedensten."[31]

Auch nach Ansicht der Ärztin Christiane Northrup „ist der Zusammenhang zwischen dem übermäßigen Gebrauch von medizinischen Eingriffen und der postpartalen Depression beträchtlich. Wenn Frauen die Ekstase der Geburt erleben würden, könnten sie diese nutzen, um durch die hormonbedingten Veränderungen der nächsten Woche[n] zu kommen."[32]

Es gibt viele Gründe warum Frauen sich dazu entscheiden, zu Hause zu gebären. Dazu gehört:

- die Kontrolle bei der Geburt zu behalten
- medizinische Interventionen zu beschränken oder unmöglich zu machen
- eine ungestörte Bindung zum Baby aufzubauen
- ein ungestörtes erstes Kennenlernen mit anderen Familienmitgliedern zu gewährleisten
- eine stressfreie Geburt zu haben
- einen optimalen Stillstart zu gewährleisten
- den sanften (sanftesten) Weg der Geburt zu wählen

Vorbereitung auf eine Alleingeburt

Ist die Entscheidung für die Geburt zu Hause getroffen, geht es an die Vorbereitungen. Bevor ich Ihnen mehr Informationen zur selbstbestimmten Schwangerschaft und Geburt gebe, möchte ich mögliche Unsicherheiten und Ängste betrachten, die häufig im Zusammenhang mit einer Alleingeburt auftauchen.

Jeder weiß, wie sich Angst anfühlt. Die Angst ist eine ganz natürliche Reaktion, wenn echte Gefahr droht. Gelegentlich kann es ganz nützlich sein, Angst zu haben. Falls Sie noch nie ein Kind bekommen haben, dann haben Sie möglicherweise Angst vor der Geburt, weil Sie nicht wissen, was Sie erwartet. Frauen, die bereits eine natürliche Geburt als Zuschauerin miterlebt haben, teilen diese Befürchtungen generell nicht. Es kann auch sein, dass Sie Angst haben, weil Ihre erste Geburt nicht schön war. Und obwohl Sie nicht unbedingt die Möglichkeit haben, einer interventionsfreien Geburt beizuwohnen, können Sie sich jederzeit Geburtsvideos im Internet anschauen.

Angst vor der Geburt zu haben ist nichts Ungewöhnliches. Ein Film im Fernsehen oder ein beängstigender Geburtsbericht können schnell Ängste wachrufen. Aber egal, ob Sie Angst vor der Geburt haben, weil es etwas Unbekanntes ist oder weil Sie ganz bestimmte Ängste verinnerlicht haben – Sie werden lernen müssen, mit Ihren Ängsten umzugehen, damit Sie diese überwinden können.

Die Angst vor dem Unbekannten

Ich bin keine Psychologin, aber auch ohne Ausbildung auf dem Gebiet weiß wohl jeder, dass Angst einen schnell davon abhalten kann, etwas zu tun, was man eigentlich tun möchte. Die Angst vor der Veränderung und die Angst vor dem Unbekannten machen einem einen Strich durch die Rechnung. Zum Beispiel würden viele Menschen ihren Job auch dann nicht kündigen, wenn sie ihre Arbeit hassen – einfach weil sie Angst vor den Veränderungen haben, die diese Entscheidung mit sich bringen würde.

Wenn Ihnen der Gedanke, zu Hause zu gebären, Unbehagen bereitet, forschen Sie einfach mal ein bisschen weiter. Um Ihre Ängste zu überwinden, müssen Sie diese erst einmal ans Tageslicht bringen. Meine große Tochter ist dafür ein gutes Beispiel. Sie hat sehr viel Fantasie und vor vielen verschiedenen Dingen Angst. Eines Tages, als sie sieben Jahre alt war, fing sie an zu weinen, weil sie Angst hatte, dass in ihrem Zimmer ein Feuer ausbrechen könnte. Sie hat selbst noch keinen Brand erlebt und ihre plötzliche Furcht kam für uns wie aus heiterem Himmel. Mein Mann konnte sie beruhigen, indem er sie fragte, was sie denn tun würde, wenn es in ihrem Zimmer wirklich brennt. Unsere Tochter schlug vor, dass sie aus dem Fenster klettern könnte. Und nachdem sie diese Lösung gefunden hatte, war ihre Angst verschwunden. Sich vorzustellen, wie man in einem bestimmten Fall handelt, ist nur eine von mehreren Möglichkeiten, die eigene Angst zu überwinden.

Es ist schwieriger, mit Ängsten umzugehen, wenn einen nur eine unbestimmte Furcht treibt, etwas könnte schief gehen. Es lohnt sich, zu untersuchen, woher dieses Gefühl eigentlich kommt. Etwas Neues auszuprobieren kann beängstigend sein, aber Sie schaffen das! Das nächste Mal, wenn Sie vor etwas Angst haben, gehen Sie dem Gefühl auf den Grund und stellen Sie sich das Ereignis, vor dem Sie Angst haben, vor.

Besonders in der ersten Schwangerschaft hilft es, sich mit positiven Geburtsberichten und Videos zu beschäftigen. Wenn Sie mit eigenen Augen sehen können, wie eine Frau, ohne irgendwelche Eingriffe, ein Kind zur Welt bringt, wird Ihr Vertrauen wachsen und unbestimmte Ängste müssen echten Informationen weichen. Um sich vorzubereiten, müssen Sie die richtigen Fragen stellen. Zum Beispiel: Was genau passiert während der Geburt und was tut man als Frau dabei?

Sie können natürlich auch Kontakt zu anderen Frauen suchen, die bereits eine Alleingeburt hatten. Selbst wenn Sie niemanden persönlich kennen, gibt es Diskussionsforen im Internet, wo Frauen von ihren Alleingeburten berichten und sich gegenseitig auf dem Weg dahin unterstützen.

Schritt für Schritt die Angst überwinden

Sobald Sie wissen, was Sie bei der Geburt erwartet, tauchen vielleicht neue Ängste auf. Für jede dieser Sorgen können Sie die folgenden Schritte durchgehen:

1. Fragen Sie sich: Was macht mir Angst?
2. Stellen Sie sich das beängstigende Ereignis vor.
3. Was würden Sie tun, falls dieses Ereignis tatsächlich eintreten sollte?
4. Finden Sie heraus, wie wahrscheinlich es ist, dass dieses Ereignis tatsächlich eintritt.
5. Recherchieren Sie nach einer Möglichkeit, diesem Ereignis vorzubeugen, so dass es gar nicht erst dazu kommt.
6. Entscheiden Sie, was Sie gegebenenfalls tun möchten, um sich auf diese Möglichkeit vorzubereiten.

Beispiel: Sie haben Angst, dass Sie nach der Geburt verbluten.

1. Wovor haben Sie Angst?

Sie haben Angst vor schweren Blutungen nach der Geburt. Diese nennt man auch postpartale Hämorrhagie.

2. Stellen Sie sich das beängstigende Ereignis vor

Postpartale Hämorrhagie ist ein großer Blutverlust nach der Geburt (mehr als 500 ml innerhalb von 24 Stunden nach der Geburt). Zusätzlich zum Blutverlust fühlen Sie sich wahrscheinlich schwindelig oder verlieren sogar das Bewusstsein.

3. Was könnten Sie tun, falls dieser Fall eintritt?

Sollten unkontrollierte Blutungen bestehen, dann können Sie das Baby an der Brust stillen oder etwas Kaltes auf Ihren Bauch legen, um Nachwehen auszulösen. Falls das nicht funktioniert, sind Medikamente meist der nächste Schritt, aber auch eine Massage der Gebärmutter kann helfen. Im Krankenhaus wird in diesem Fall eine Spritze mit künstlichem Oxytocin verabreicht. Zu Hause können Sie pflanzliche Mittel wie Arnica (Arnica montana), Gänseblümchen (Bellis perennis)[33] oder Hirtentäschelkraut anwenden. Manche Frauen legen sich beim ersten Anzeichen einer starken Blutung ein Stück von der Plazenta unter die Zunge. Natürlich können Sie jederzeit auch einen Krankenwagen rufen oder ins Krankenhaus fahren.

4. *Wie wahrscheinlich ist eine postpartale Hämorrhagie?*
Bei 95% aller Geburten sind starke Blutungen kein Problem. Eine postpartale Hämorrhagie tritt eher auf, wenn es sich um eine Mehrlingsgeburt handelt, wenn das Baby sehr groß ist, wenn die Geburt mit dem Wehentropf unterstützt wurde, wenn die Geburt sehr lange gedauert hat oder wenn die Mutter bereits mehr als fünf Kinder geboren hat.[34] Das Risiko im letzten Fall hängt möglicherweise damit zusammen, dass Mütter mehrerer Kinder oft dicht aufeinanderfolgende Schwangerschaften haben und daher eher körperlich erschöpft und eisenarm sind.
5. *Wie lassen sich zu starke Blutungen verhindern?*
Es gibt verschiedene Möglichkeiten, zu starke Blutungen zu verhindern. Ziehen Sie niemals mit Gewalt an der Nabelschnur. Auch sollten Sie die Geburt der Plazenta nicht künstlich beschleunigen, sondern ihr die Zeit geben, die sie braucht.[35] Wenn Sie Ihr Baby nach der Geburt stillen, beschleunigt das die Geburt der Plazenta auf natürliche Weise. Entleeren Sie Ihre Blase regelmäßig, damit Ihre Gebärmutter effektiver arbeiten kann.
6. *Was können Sie im Fall einer schweren Blutung tun?*
Für den Fall können Sie spezielle Naturheilmittel bereithalten. Sie können sich gedanklich darauf vorbereiten, notfalls ein Stück Plazenta zu essen. Schließlich können Sie sich über verschiedene Nahrungsergänzungsmittel informieren, die das Risiko von zu starken Blutungen reduzieren.

Bei der Vorbereitung auf eine Alleingeburt ist es wohl das Wichtigste, dass Sie an sich selbst und an Ihren Körper glauben. Sie können zu Hause gebären, so wie viele andere es vor Ihnen getan haben. Wenn Sie etwas nervös sind, ist das ganz natürlich. Dennoch sollten tatsächliche Ängste nicht ignoriert werden.

Was ist, wenn etwas schiefgeht?

Wenn etwas schief geht, ist es leicht, anderen Leuten oder Umständen die Schuld dafür in die Schuhe zu schieben. Der Arzt hat keine

Antibiotika verschrieben, wenn er es hätte tun sollen, oder Sie sind zu dick, weil Ihre Eltern Ihnen als Kind täglich ungesunde Fertigkost serviert haben. Obwohl beides stimmen mag, lässt sich das Problem nur lösen, indem man die Verantwortung für die eigene Gesundheit übernimmt.

Es kann etwas beunruhigend sein, während der Schwangerschaft für sich selbst und sein Kind verantwortlich zu sein. Oft erscheint es weitaus einfacher, wie empfohlen zu den Vorsorgeterminen zu erscheinen und für die Geburt ins Krankenhaus zu gehen. Aber letztendlich, ob es Ihnen bewusst ist oder nicht, sind Sie auch dann für sich selbst und für Ihr Baby verantwortlich.

Obwohl Ihr Arzt gerne für Sie da ist, kann er nicht dafür sorgen, dass Sie gesund sind. Die Vorsorgetermine werden Sie nicht gesund machen. Hingegen können Sie während der Schwangerschaft eine gesunde Lebensweise praktizieren, um sich und Ihr Baby vor Krankheiten zu schützen. Dazu gehören eine gesunde Ernährung, Sport und viel Zeit an der frischen Luft.

Aber zurück zum ursprünglichen Problem: Was ist, wenn etwas schiefgeht? Sie haben sicherlich schon von jemandem gehört, der eine Totgeburt hatte oder eine Frühgeburt, bei der das Baby nicht überlebt hat. Zunächst sollte man sich bewusst machen, dass so etwas immer passieren kann, aber die Wahrscheinlichkeit ist relativ gering.

Eine Totgeburt ist immer ein tragisches Ereignis – egal ob zu Hause oder im Krankenhaus. Manchmal kann ein Krankenhausaufenthalt Leben retten. Manchmal stirbt ein Baby in der Gebärmutter und die Geburt selbst ist gar nicht die Todesursache des Kindes.

Ich wünsche niemandem eine Totgeburt, und ich kann mir nicht vorstellen, wie schwer es wäre, so viel Leid zu ertragen. Im Hinblick auf eine Alleingeburt hat ein solches Szenario vielleicht dennoch keinen großen Einfluss auf Ihre Entscheidung. Obwohl Komplikationen bei einer Alleingeburt auftreten können, sind diese im Krankenhaus viel wahrscheinlicher – allein aufgrund der Art und Weise, wie der natürliche Ablauf der Geburt gestört wird.

Eine Alleingeburt bedeutet nicht, dass Sie Ihr Kind in Gefahr bringen. Allerdings bedeutet die Wahl einer Alleingeburt, dass Sie selbst die Verantwortung übernehmen müssen, wobei Sie sich vermutlich über mögliche Komplikationen informieren werden. Passen Sie dabei auf, dass Sie sich nicht in unnötige Ängste hineinsteigen. Wenn man sich von solchen Ängsten bestimmen ließe, dürfte man nicht Auto fahren (mehr Menschen sterben bei Autounfällen als bei der Geburt) oder Flugzeug fliegen. Konkreten Gefahrensituationen und Risiken kann man mitunter aus dem Weg gehen, aber das allgemeine Lebensrisiko lässt sich nicht vermeiden.

Die Risiken der Geburt werden oft übertrieben dargestellt. Ein Kind zu gebären ist nicht riskant, obwohl die Geburtsmedizin Sie gern vom Gegenteil überzeugen möchten. Schließlich sichert sie sich damit ihre Existenz.

Ich werde in einem späteren Kapitel näher auf konkrete Komplikationen und mögliche Lösungen eingehen. Es kann natürlich immer etwas schiefgehen, sowohl zu Hause als auch im Krankenhaus. Meist kann man etwas dagegen tun und manchmal vielleicht auch nicht. Sie können sich vorbereiten und im Voraus informieren, was Sie wann tun können. Aber wenn Sie sich ständig über ein mögliches Unglück den Kopf zerbrechen, werden Sie während Ihrer Schwangerschaft nicht glücklich sein.

Wenn Sie keine Unterstützung bekommen

Manchmal wollen wir etwas tun, was kein anderer zu verstehen scheint. Es kann ein neues Hobby sein, ein neuer Beruf, ein Umzug in eine fremde Gegend oder eine Alleingeburt. Wenn Sie etwas Neues ausprobieren, gibt es meist andere Leute, die bereits dasselbe unternommen haben. Leider kennen Sie diese Leute nur nicht.

Stattdessen halten Familienmitglieder und Freunde Sie vielleicht für verrückt.

Zum Glück können Sie selbst entscheiden, wie Sie Ihr Kind gebären möchten. Alle Entscheidungen in der Schwangerschaft und für Ihr Kind müssen Sie selbst treffen, denn Sie tragen die Verantwortung. Idealerweise können Sie auf die Unterstützung durch Ihren Partner oder ein Familienmitglied zählen. Aber wenn Ihre gesamte Familie glaubt, dass eine Geburt außerhalb des Krankenhauses verrückt ist, dann wird es etwas komplizierter.

Eine Alleingeburt anzustreben, wenn alle, die Ihnen nahe stehen dagegen sind, ist nicht einfach. Es ist aber definitiv möglich. Viele Frauen, die eine Alleingeburt planen, erzählen den meisten Leuten vorher nichts davon. Oft sind nur die Freunde und Familienmitglieder eingeweiht, denen sie vertrauen.

Es wäre natürlich optimal, wenn Sie Ihre Geburtspläne mit Ihrem Partner rechtzeitig ausdiskutieren. Sie können nicht wissen, wie Ihr Partner zu dem Thema steht, ohne Ihre Pläne mit ihm zu teilen. Es ist gut möglich, dass er darüber noch nicht wirklich nachgedacht hat. Sie kennen ihn am besten und Sie wissen auch, wie Sie das Thema zur Sprache bringen können. Sie könnten ab und zu kurze Hinweise in die Unterhaltung einbringen, oder Sie könnten ihm klipp und klar sagen, dass Sie dieses Baby zu Hause gebären möchten. Sie können die Tatsache betonen, dass Geburten natürlich sind und dass viele Frauen auf der ganzen Welt dies ganz alleine ohne Hilfe meistern.

Auch wenn er anfangs dagegen ist, kann es durchaus sein, dass er seine Meinung ändert. Es könnte eine Weile dauern, also geben Sie nicht auf. Schließlich ist es in seinem Interesse, dass Ihr Baby gesund ist – und dafür gibt es auch im Kreißsaal keine Garantie. Bitte erwarten Sie nicht, dass Ihr Partner sofort Freudensprünge macht, wenn er von Ihren Geburtsplänen erfährt. Er hat sicherlich Angst und möchte einfach nur, dass Sie und das Baby eine sichere Geburt erleben.

Eine Geburt ist ein großes Ereignis im Leben. Obwohl es für Ihren Körper vollkommen natürlich ist, ein Kind zu gebären, ist es doch nichts Alltägliches. Manche Frauen gebären nur einmal in ihrem Leben und manche Frauen haben viele Kinder. Aber egal, wie viele Kinder Sie haben werden, Sie werden sich mit Sicherheit an jede einzelne Geburt erinnern. Deswegen sollte Ihre Geburt so stattfinden, wie Sie es sich wünschen. Sie werden sonst später vielleicht nachtragend sein, wenn Sie zulassen, dass Ihr Partner Ihnen etwas Anderes einredet.

So lange Sie ausreichend vorbereitet sind, können Sie mit den meisten Komplikationen, die entstehen können (aber nicht wahrscheinlich sind) allein umgehen. Wenn Sie weitere Hilfe benötigen, können Sie einen Krankenwagen rufen oder ins Krankenhaus fahren.

Das Allerbeste an der Alleingeburt ist, dass es nicht unbedingt notwendig ist, jemanden bei der Geburt dabeizuhaben. Sie können sich also aussuchen, wer die Geburt miterleben darf. Sie können auch entscheiden, dass jemand im Notfall verfügbar ist, sich aber im Nebenzimmer aufhält, bis er von Ihnen gerufen wird. Tun Sie, was sich richtig anfühlt. Sie dürfen auch jederzeit Ihre Meinung ändern, wenn es soweit ist. Ich sehe es als Privileg an, jemandem zu erlauben, bei der Geburt dabei zu sein. Und Sie müssen definitiv niemandem Zutritt gewähren, nur um der Person einen Gefallen zu tun. Es ist Ihre Geburt, nicht die Geburt von anderen.

Die Rechtslage

Eine Alleingeburt ist generell nicht verboten. In Deutschland gibt es zwar eine Hebammen-Hinzuziehungspflicht, die gilt aber nur für medizinisches Personal. So darf der Arzt nur im Notfall ohne Hebamme bei der Geburt eingreifen. In Österreich ist es etwas anders, weil die Hebammen-Hinzuziehungspflicht sich auch auf die Frau ausweitet. Bisher hat es aber auch in Österreich noch keinen Gerichtsprozess gegeben, trotz einiger Alleingeburten.

Nach dem deutschen Strafgesetzbuch §1 kann eine Tat nur bestraft werden, wenn dabei ein Gesetz gebrochen wurde.[36] Das Gleiche gilt auch in Österreich. Rein rechtlich gesehen kann also für die Alleingeburt keine Strafe verhängt werden, weil diese nicht explizit verboten ist.

Die Wahl der Hebamme

Die meisten Frauen, die zu Hause gebären, tun dies mit Unterstützung einer Hausgeburtshebamme. Eine solche Hebamme kann Ihnen versichern, dass alles in Ordnung ist und das wirkt beruhigend. Damit die Geburt so wird, wie Sie sich das wünschen, ist es wichtig, eine Hebamme zu wählen, die zu Ihnen passt.

Der Beginn der Schwangerschaft bietet eine gute Gelegenheit, um sich mit verschiedenen Hebammen zu treffen und diejenige zu finden, mit der man sich am besten versteht. Es kann durchaus sein, dass Sie nicht allzu viele Möglichkeiten haben, je nachdem wo Sie wohnen. Vielleicht gibt es nur ein oder zwei Hebammen, die tatsächlich auch Hausgeburten anbieten. Vielleicht müssen Sie ziemlich weit fahren, um sich mit Ihrer Wunschhebamme für die verschiedenen Vorsorgetermine zu treffen.

Suchen Sie sich für eine Hausgeburt eine Hebamme, die auch Hausgeburten betreut. Heutzutage gibt es viele Hebammen, die nur im Geburtshaus oder als Beleghebamme im Krankenhaus tätig sind oder solche, die gar keine Geburtsbegleitung anbieten. Diese Hebammen können Ihnen die gleiche Vor- und Nachsorge anbieten, aber sie werden nicht für die Geburt zu Ihnen nach Hause kommen.

Wenn Sie eine Hebamme engagieren, haben Sie eventuell auch die Möglichkeit, im Geburtshaus zu gebären anstatt zu Hause. Es besteht keine Eile, sich zwischen Geburtshaus und Hausgeburt zu entscheiden. Falls Ihre Hebamme beide Möglichkeiten anbietet, dann können Sie Ihre Meinung sicherlich noch bis zum Ende der Schwangerschaft ändern.

Viele freie Hebammen praktizieren zusammen mit anderen Hebammen. In diesem Fall können Sie sich vielleicht nicht aussuchen, welche der Hebammen bei Ihrer Geburt dabei sein wird. Am besten versuchen Sie, jede Hebamme während der Schwangerschaft schon einmal kennenzulernen, damit zur Geburt nachher nicht eine Fremde vor der Tür steht.

Obwohl eine Hebamme, die sich auf Hausgeburten spezialisiert, wahrscheinlich nicht unnötig eingreift, ist es wichtig zu wissen, wie sie zu verschiedenen Themen steht. Am besten bringen Sie das in Erfahrung, bevor Sie die Hebamme engagieren:

- Wann hält sie eine Einleitung der Geburt für notwending?
- Wie viel Zeit darf vergehen, bis die Plazenta geboren sein muss?
- Wie geht sie mit Terminüberschreitung um?
- Unter welchen Umständen überweist sie zum Arzt/ins Krankenhaus?
- Welche Untersuchungen und Tests verlangt sie, um eine Hausgeburt zu betreuen?
- Unter welchen Umständen betreut sie keine Haugeburt bzw. bricht sie diese ab?

Sie müssen diese Fragen nicht alle auf einmal stellen. Aber wenn Sie eine Hebamme suchen, die Ihnen so weit wie möglich die Kontrolle überlässt, müssen Sie herausfinden, ob das mit dieser Hebamme funktionieren kann – am besten bevor Sie sie engagieren.

Sie können eventuell selbst dann eine natürliche Geburt haben, wenn Sie durch unvorhersehbare Umstände ins Krankenhaus verlegt werden müssen. Hebammen haben aber oft keine andere Wahl, Sie als Patientin zu entlassen, wenn es ihnen zu riskant wird. Zum Beispiel wird eine Hebamme keine Hausgeburt betreuen, wenn Schwangerschaftsdiabetes oder zu hoher Blutdruck vorliegen. Es ist wichtig, von Anfang an zu wissen, was man in einem solchen Fall tun würde.

Obwohl Sie immer die Möglichkeit haben, allein zu Hause zu gebären, ist das nicht unbedingt die beste Lösung, wenn bestimmte medizinische Risikofaktoren vorliegen. Natürlich ist es durchaus möglich, dass Ihre Hebamme Sie aus rechtlichen Gründen nicht begleiten kann, obwohl eine Hausgeburt für Sie und Ihr Kind ungefährlich wäre. Das ist zum Beispiel der Fall, wenn Sie einfach nur die 42. oder 43. Schwangerschaftswoche bereits überschritten haben, aber sonst keine gesundheitlichen Bedenken vorliegen.

Auszubildende bei der Geburt

Da niemand als Hebamme geboren wird, sondern man den Beruf in einer Ausbildung erlernen muss, sind gelegentlich Auszubildende bei Geburten dabei. Da Sie die Hauptdarstellerin sind, sollten Sie dabei aber ein Wörtchen mitzureden haben.

Manche Hebammen erwähnen die Möglichkeit nicht, dass Auszubildende bei der Geburt dabei sein könnten und es passiert einfach so. Wenn Sie die Auszubildenden mögen oder Ihnen deren Anwesenheit egal ist, dann ist das in Ordnung. Wenn Sie es bevorzugen, die Auszubildenden nicht dabei zu haben, dann sagen Sie das auf jeden Fall.

Die Hebamme, die ich bei meiner dritten Schwangerschaft engagierte, erklärte mir, dass ich entscheiden durfte, wer bei der Geburt dabei ist. Sollte ich jemanden nicht leiden können (solange es keine der Hebammen war), würde diese Person auch nicht bei der Geburt anwesend sein. Das hat mir gefallen.

Klären Sie also am besten schon zu Beginn, wer bei der Geburt im Raum sein wird. Die Wahrscheinlichkeit, dass Ihre Hebamme nicht allein auftaucht, ist ziemlich hoch. Es kann sein, dass sie eine Assistentin, eine weitere Hebamme oder eine Auszubildende mitbringt.

Geburtshaus im Vergleich zur Hausgeburt

Wenn Sie eine Hebamme engagieren, können Sie oft entweder zu Hause oder in einem Geburtshaus gebären. Sie müssen sich meistens erst endgültig entscheiden, wenn Ihr Termin näher rückt.

Ein Geburtshaus bietet gewisse Vorteile. Zum Beispiel steht Ihnen oft eine große Badewanne zur Verfügung, in der Sie die Wehen verbringen und auch gebären können. Das Geburtshaus ist eventuell auch näher am Krankenhaus als Ihr Zuhause, was im Notfall hilfreich sein kann. Und zu guter Letzt gibt es im Geburtshaus so ziemlich alles, was Sie während der Geburt benötigen.

Der Nachteil des Geburtshauses ist, dass Sie sich mit Wehen ins Auto setzen und dorthin fahren lassen müssen. Und da Sie sicherlich die Fahrzeit einberechnen, werden Sie schon früher als notwendig dort ankommen. Die meisten Geburtshäuser erlauben Ihnen, nach der Geburt ein paar Stunden dort zu bleiben (in manchen Fällen können Sie sogar übernachten), aber danach müssen Sie wieder ins Auto steigen, diesmal mit Ihrem neugeborenen Baby.

Mir hat die Alleingeburt zu Hause besser gefallen als das Geburtshaus, weil ich das Haus nicht verlassen musste. Ich musste mich nicht anziehen und mit Wehen im Auto sitzen. Nach der Geburt konnte ich mich mit meinem Baby erholen und musste mich nicht bemühen vorzeigbar zu sein.

Fall Sie und Ihr Partner ein gutes Gefühl beim Geburtshaus haben, zum Beispiel weil es näher am Krankenhaus ist, dann wird das schon die richtige Entscheidung für Sie sein. Falls Ihr Zuhause nicht besonders gemütlich ist oder Sie Ihre Wohnung mit anderen Leuten teilen, die Sie nicht unbedingt bei der Geburt dabeihaben möchten, dann ist das Geburtshaus ebenfalls eine gute Option. Geburtshäuser sind in der Regel sehr einladend ausgestattet und wie ein Zuhause eingerichtet. Es kann jedenfalls nicht schaden, bei Ihrem

Hebammentermin eine kleine Tour durch das Geburtshaus mitzumachen.

---

[1] Zur Erklärung der Statistik: In den Vereinigten Staaten haben Ärzte, die Medizin ausüben, entweder den Doktor der Medizin (MD) oder den Doktor der Osteopathischen Medizin (DO). Anders als DO Medizinstudenten lernen osteopathische Medizinstudenten manipulative Medizin, die medizinische Ausbildung ist für MOs und DOs nicht unterscheidbar.

[2] Martin JA, Hamilton BE, Ventura SJ, et al. Births: Final data for 2010. National vital statistics reports; vol 61 no 1. Hyattsville, MD: National Center for Health Statistics. 2012.

[3] Gesellschaft für Qualität in der außerklinischen Geburtshilfe e.V. (2017). „Geburtenzahlen in Deutschland". http://www.quag.de/quag/geburtenzahlen.htm

[4] Rebecca Flemming, Medicine and the Making of Roman Women (Oxford: Oxford University Press, 2000).

[5] Thomas, Laura (2011). "Empowered women shape modern maternity care" Retrieved from http://kaiserpermanentehistory.org/tag/prenatal-care/

[6] Rooks, Judith (2006). "The History of Childbearing Choices in the United States" Retrieved from http://www.ourbodiesourselves.org/book/companion.asp?id=21&compID=75

[7] Case, Christine L., Ed. D. (n.d.) "Handwashing" Retrieved from http://www.accessexcellence.org/AE/AEC/CC/hand_background.php

[8] Wertz RW, Wertz DC. Lying-in: A history of childbirth in America. New York: Schocken Books. 1977

[9] Westfälische Wilhelms-Universität (WWU) Münster. (2013) „Schwangerschaft und Geburt in Deutschland und den Niederlanden". http://www.uni-muenster.de/NiederlandeNet/nl-wissen/soziales/vertiefung/geburt/hausgeburt.html

[10] Wir Eltern (2017). „Andere Länder, andere Geburten". https://www.wireltern.ch/artikel/andere-laender-andere-geburten

[11] Zentrum der Gesundheit (2017). „Babynahrung – Die miesen Tricks". https://www.zentrum-der-gesundheit.de/babynahrung.html

[12] New Zealand College of Midwives (2010) "The vaginal examination during labour: is it of benefit or harm?" Retrieved from http://www.thefreelibrary.com/The+vaginal+examination+during+labour%3A+is+it+of+benefit+or+harm%3F-a0251277462

[13] A randomized trial of increased intravenous hydration in labor when oral fluid is unrestricted.
Coco A, Derksen-Schrock A, Coco K, Raff T, Horst M, Hussar E. Fam Med. 2010 Jan; 42(1):52-6.

[14] Romano, A. (2009). "First, Do No Harm: How Routine Interventions, Common Restrictions, and the Organization of Our Health-Care System Affect the Health of Mothers and Newborns". From the journal of perinatal education. Retrieved from http://www.ncbi.nlm.nih.gov/pmc/articles/PMC2730908/

[15] Lamaze International (2008). "Avoiding Induced Labor Is More Beneficial To Moms And Babies." Retrieved from http://www.medicalnewstoday.com/releases/98156.php

[16] Natural Motherhood (2012). "Internal and External Fetal Monitoring Risks." Retrieved from http://www.natural-motherhood.com/external-fetal-monitoring.html

[17] Die Cochrane Collaboration ist ein weltweites Netz von Wissenschaftlern und Ärzten, die durch systematische Übersichtsarbeiten medizinische Therapien bewerten. Deren

Unabhängigkeit ist gewährleistet durch Verzicht auf finanzielle Förderung durch die pharmazeutische oder medizinische Industrie.

[18] Smyth RMD, Markham C, Dowswell T. Amniotomy for shortening spontaneous labour. Cochrane Database of Systematic Reviews 2013, Issue 6. Art. No.: CD006167. DOI: 10.1002/14651858.CD006167.pub4

[19] U.S. National Library of Medicine (2013). "Amniotomy and cord prolapse." Retrieved from https://www.ncbi.nlm.nih.gov/pubmed/24511837.

[20] Henci Goer (2002). "Elective Induction of Labor". Revised and reprinted from Childbirth Instructor Magazine.

[21] Laura Kaplan Shanley: "Unassisted Childbirth"

[22] Lavender T and Mlay R. Position in the second stage of labour for women without epidural anaesthesia: RHL commentary (last revised: 15 December 2006). The WHO Reproductive Health Library; Geneva: World Health Organization.

[23] Henci Goer (1995). Ostetrics Myths Versus Research Realities: A Guide to the Medical Literature.

[24] American Journal of Epidemiology. (2001) 153 (2):103-107.doi: 10.1093/aje/153.2.103

[25] University of the West of England (2017). Pelvic Anatomy – Abnormal Pelvis. Retrieved from http://learntech.uwe.ac.uk/pelvicanatomy/Default.aspx?pageid=2095

[26] U.S. National Library of Medicine (2012). "Vaginal Birth After Cesarean for Cephalophelvic Disproportion: Effect of Birth-Weight Difference on Success". Retrieved from https://www.ncbi.nlm.nih.gov/pmc/articles/PMC3140637/.

[27] Downie, Andrew. (2001) "C-Sections in Vogue in Rio / Brazilian women see cesareans as faster and easier, but government tries to steer hospitals back to normal delivery". Retrieved from http://www.sfgate.com/health/article/C-Sections-in-Vogue-in-Rio-Brazilian-women-see-2956831.php

[28] National Healthy Mothers (2012). "What You Need to Know About Cesarean Section: An Interview with Dr. Carol Sakala of Childbirth Connection." Retrieved from http://www.hmhb.org/virtual-library/interviews-with-experts/cesarean-section-c-section/

[29] Statistisches Bundesamt (2016) „Mehr Krankenhausentbindungen 2015 bei niedrigerer Kaiserschnittrate". Quelle: https://www.destatis.de/DE/PresseService/Presse/Pressemitteilungen/2016/10/PD16_355_231.html;jsessionid=915A4E0C3A5CD47D7A32DC5FE9385A67.cae2..

[30] Kim, Ben, Dr. (n.d.). "Vitamin K at Birth: To Inject or Not" Retrieved from http://drbenkim.com/vitamin-K-shot-baby.html

[31] Bland (2009) Missouri Western State University. "The Effect of Birth Experience on Postpartum Depression". Retrieved from http://www.webclearinghouse.net/volume/1/BLAND-TheEffecto.php

[32] Orgasmic Birth (n.d.). "What is Orgasmic Birth?" Retrieved from http://orgasmicbirth.com/about/what-is-orgasmic-birth/

[33] US National Libary of Medicine (2005) „The effect of the homeopathic remedies Arnica montana and Bellis perennis on mild postpartum bleeding". Retrieved from https://www.ncbi.nlm.nih.gov/pubmed/16036165.

[34] Robin Elisse Weiss, LCCE (2014). "Postpartum Hemorrhage." Retrieved from http://pregnancy.about.com/cs/postpartumrecover/a/pph.htm

[35] Margarett Scott, CPM. "Three Keys to Avoiding Postpartum Hemorrhage". Midwifery Today Issue 48, Winter 1998.

[36] Bundesministerium der Justiz und für Verbraucherschutz. "Strafgesetzbuch (StGB)" https://www.gesetze-im-internet.de/stgb/__1.html.

Kapitel 2

Ihre Schwangerschaft

Gesund bleiben in der Schwangerschaft

Wie bleiben Sie während der Schwangerschaft gesund? Um ein gesundes Baby zu gebären, muss auch die Mutter gesund sein. Natürlich wissen wir alle, dass man nicht rauchen, nicht trinken und keine Drogen nehmen soll. Aber reicht das aus, um Sie und Ihr Baby bei bester Gesundheit zu erhalten? Da es tatsächlich genügend kranke Menschen gibt, die weder rauchen, Alkohol trinken noch Drogen nehmen, lässt sich mit Sicherheit annehmen, dass mehr dazu gehört, um gesund zu sein und zu bleiben.

Die menschliche Gesundheit ist ein beliebtes Thema, über das viel geschrieben wird. Es gibt eher zu viele Informationen als zu wenig. Hier sind die wichtigsten Informationen für eine gesunde Ernährung der Mutter (und des Vaters) zusammengefasst:

- Essen Sie viel rohes Obst und Gemüse und aus Grundzutaten zubereitete Vollwertkost.
- Sie sollten möglichst wenig oder gar keinen Zucker, kein Weißmehl und Koffein konsumieren und sich sowohl von Fertigspeisen als auch Übermengen an Salz fernhalten.

Eine komplette Bearbeitung des Themas Ernährung würde den Rahmen dieses Buches sprengen. Außerdem gibt es vermutlich ungefähr genauso viele Meinungen darüber, was gesund ist, wie es Leute auf der Welt gibt. Einige schwören, dass Tierprodukte uns krankmachen, besonders wenn die Produkte von kranken Tieren stammen. Andere Quellen führen die unzähligen Probleme mit Kohlenhydraten in unserer Ernährung auf. Einige sagen sogar, dass zu viel Obst nicht gesund ist. Trotzdem sind sich die meisten Leute einig, dass unsere Körper eine Reihe von Vitaminen und Mineralien brauchen, um gesund zu bleiben. Am Ende müssen Sie selbst entscheiden, was gut für Sie und Ihr Baby ist.

Um herauszufinden, was gesund ist und was nicht, kann man die Auswirkungen einer bestimmten Ernährungsweise auf eine Bevölkerungsgruppe studieren. Die meisten Leute in der industrialisierten Welt ernähren sich nicht gesund. Daher sind wir als Gesamtbevölkerung weitaus kränker als Menschen anderswo. Die meisten Völker, bei denen die Menschen gesund und widerstandsfähig sind, leben von einer Ernährung ohne Fertigkost. Und wenn sie Fleisch oder Milchprodukte konsumieren, dann essen sie diese in der Regel frisch und sie stammen von gesunden Tieren. Die Ernährung dieser Menschen enthält meist auch reichlich frisches Obst und Gemüse.

Für Ihre Schwangerschaft und darüber hinaus bedeutet das, dass Sie Vollwertkost essen sollten, wenn immer es Ihnen möglich ist. Die beste Nahrung sind Lebensmittel, die ohne eine lange Liste von Zutaten auskommen (so wie frisches Obst und Gemüse), und solche, die im Einklang mit der Natur angebaut und geerntet wurden.

Gesunde Ernährung ist nur ein Teil der Gesundheit, auch wenn es ein sehr wichtiger Bestandteil ist. Zu einer gesunden Lebensweise gehört auch körperliche Betätigung. Falls Sie vorher gar nicht aktiv waren, stürzen Sie sich aber besser nicht Hals über Kopf in den Sport. Sie können sich natürlich regelmäßig dehnen und so oft wie möglich spazieren gehen. Schwimmen ist auch eine gute Möglichkeit, aktiv zu sein. Egal, welche Sportart Sie sich aussuchen, übertreiben Sie es nicht. Wenn Sie sich schwindelig oder außer Atem fühlen, machen Sie eine Pause und ruhen Sie sich aus. Natürlich ist es wichtig, vor, während und nach der körperlichen Betätigung genügend zu trinken.

Zusätzlich zur Ernährung und Bewegung gibt es noch andere wichtige Bereiche, die Ihre Gesundheit und Ihr Wohlbefinden beeinflussen:

- Giftstoffe z.B. im Essen, in Pflegeprodukten und in der Wohnung
- die Zeit, die Sie draußen verbringen (z.B. erhöht Sonnenlicht das Wohlbefinden)
- die Beziehungen, die Sie zu Ihren Freunden und Familienmitgliedern pflegen (Menschen sind in der Regel glücklicher, wenn sie in einer engen Gemeinschaft leben)
- Ihre innere Einstellung zum Leben

Schwangerschaftsvorsorge

Was gehört zur Schwangerschaftsvorsorge? Wenn Sie einen Arzt oder eine Hebamme engagieren, werden Sie diesen oder diese, in den ersten 28 Schwangerschaftswochen, alle vier Wochen besuchen. Zwischen der 28. und 36. Schwangerschaftswoche finden die Vorsorgeuntersuchungen alle zwei Wochen statt. Sobald Sie 36 Wochen erreicht haben, sehen Sie Ihren Arzt oder Ihre Hebamme einmal in der Woche, bis das Baby auf die Welt kommt.

Zur Schwangerenvorsorge gehören eine ganze Reihe von Prozeduren, darunter die Urinuntersuchung, Blutdruckmessen, das Verfolgen der Gewichtszunahme, die Messung des Fundusstandes, Blutuntersuchungen, ein Scheidenabstrich, ein Zuckerbelastungstest, die Dokumentation der kindlichen Herzfrequenz und ein oder mehrere Ultraschalluntersuchungen. Einige Untersuchungen finden bei jedem Termin statt, zum Beispiel das Messen des Blutdrucks. Andere Untersuchungen werden wahrscheinlich nur einmal durchgeführt, zum Beispiel der Scheidenabstrich. Das Ziel der Schwangerschaftsvorsorge ist, sicherzustellen, dass Sie und Ihr Baby gesund bleiben. Die Kontrollen sollen Krankheiten vorbeugen oder diese frühzeitig behandeln helfen.

Möglicherweise haben Sie auch schon Folgendes über die Schwangerschaftsvorsorge gehört: Frauen, die keine Schwangerschaftsvorsorge erhalten, haben ein höheres Risiko für eine Frühgeburt oder ein Baby mit niedrigem Geburtsgewicht als Frauen, die regelmäßig zu den Vorsorgeuntersuchungen erscheinen. In Wirklichkeit hat die Schwangerschaftsvorsorge nichts mit Frühgeburten oder kleinen Babys zu tun. Lassen Sie mich erklären, was ich damit meine. Zusätzlich zur Datenerfassung der Schwangerschaftsvorsorge wurden auch Daten über die Mütter gesammelt. Hier die Ergebnisse der US-amerikanischen Zentren für Krankheitskontrolle und Prävention (U.S. Centers for Disease Control and Prevention):

Der prozentuale Anteil der Frauen, die Schwangerschaftsvorsorge erhielten, war niedriger in Fällen, wo die werdenden Mütter nicht verheiratet waren, wenn die Schwangerschaft nicht geplant war, wenn die werdende Mutter eine Jugendliche war (zwischen 13 und 19 Jahren), wenn die Frauen nicht weiß waren und/oder wenn sie Teil einer einkommensschwachen Gruppe waren. Viele Frauen, die keine Schwangerschaftsvorsorge erhielten, haben auch keine Krankenversicherung. Außerdem nehmen einige dieser Frauen keine Schwangerschaftsvorsorge wahr, weil sie nicht möchten, dass ihr Alkohol- oder Drogenmissbrauch entdeckt wird.[1]

Diese Frauen haben ein höheres Risiko für Komplikationen in der Schwangerschaft **wegen ihrer Lebensumstände**. Jugendliche und Frauen, die von wenig Geld leben müssen, haben ein erhöhtes Risiko, egal ob mit oder ohne Schwangerschaftsvorsorge. Eine Schwangerschaft in der Jugend ist riskanter, weil der Körper eines Mädchens noch nicht voll ausgereift ist. Daher kann er die Schwangerschaft nicht so gut bewältigen. Frauen, die arm sind, können es sich nicht leisten, sich gesund zu ernähren. Es sind die Lebensumstände, die hier Probleme in der Schwangerschaft bereiten und nicht die Tatsache, dass diese Frauen keine Schwangerschaftsvorsorge bekamen. Die gleichen Umstände könnten diese Frauen sogar davon abhalten, zu den Vorsorgeuntersuchungen zu gehen. Zum Beispiel bekommen viele Frauen keine Schwangerschaftsvorsorge in den USA, weil sie aus finanziellen Gründen keine Krankenversicherung haben.

Die gleiche Studie zeigte, dass verheiratete Frauen, die ihre Schwangerschaft geplant hatten, mit größerer Wahrscheinlichkeit zu den Vorsorgeuntersuchungen gingen. Deren Schwangerschaft verlief gesünder, weil sie auf die Schwangerschaft vorbereitet waren und sich sehr wahrscheinlich besser um sich selbst und ihr Baby kümmerten und nicht, weil sie zu den Vorsorgeterminen erschienen.

Die moderne Medizin legt viel Wert darauf, dass Sie zu den Vorsorgeuntersuchungen gehen, aber die Logik dahinter ist nicht ganz schlüssig. Die Schwangerschaftsvorsorge macht Sie nicht gesünder, gibt Ihnen aber vielleicht ein gutes Gefühl, wenn der Arzt bestätigt, dass alles in Ordnung ist. Allerdings kann die Schwangerschaftsvorsorge keinen Komplikationen vorbeugen, genauso wie regelmäßige Zahnarztbesuche keiner Karies vorbeugen können.

Sind alle Untersuchungen und Tests während der Schwangerschaft absolut notwendig? Vermutlich nicht. Falls Sie je bei einem Vorsorgetermin waren, dann wissen Sie, dass es ziemlich langweilig sein kann (es sei denn, ein Ultraschall steht an, wo Sie Ihr Baby zu sehen bekommen). Überlgen Sie sich in Ruhe, ob die regelmäßigen Untersuchungen Ihnen dabei helfen, in der Schwangerschaft gesund zu bleiben.

Da es in der Schwangerschaftsvorsorge hauptsächlich um eine Reihe von Untersuchungen geht, ist es wichtig, zu wissen, welche Konsequenzen die Untersuchungsergebnisse haben. Wenn Sie zum Beispiel hohen Blutdruck haben, dann wird Ihre Hebamme eventuell eine Ernährungsumstellung empfehlen, um Ihren Blutdruck zu senken. Wenn hingegen Ihr Baby nicht wie erwartet wächst und gedeiht, dann gibt es nicht viel, was die Hebamme dagegen tun kann (außer sicherzustellen, dass Sie sich gesund ernähren).

Bei der Entscheidung, ob und welche Art von Schwangerschaftsvorsorge Sie nutzen möchten, lohnt es sich, zu überlegen, welche Untersuchungen Sie warum wahrnehmen wollen. Sie wissen selbst am besten, wie gesund Sie sind, besser als ein Arzt oder eine Hebamme. Zusätzlich wissen Sie hoffentlich auch, was Sie tun müssen, um gesund zu bleiben. Wenn Sie aber nicht dazu bereit sind, eine ungesunde Lebensweise zu ändern, dann werden alle Untersuchungen und Medikamente der Welt auch nicht helfen. Sie können sogar mit dem Gewicht und Blutdruck im Normalbereich liegen, obwohl Sie nicht in bester körperlicher Verfassung sind.

Es gibt natürlich ein paar Dinge, die man gern wissen will. Und es gibt solche, die will man nicht wissen. Wenn Sie die Schwangerschaft unter keinen Umständen vorzeitig beenden lassen würden, müssen Sie Ihr Kind dann auf mögliche Fehlbildungen oder Behinderungen untersuchen lassen? Diese Untersuchungen sind nicht immer korrekt (Sie können ein falsches positives Ergebnis bekommen), bringen aber viel Stress und Sorge mit sich.

Der Arzt John A. Haugen äußert sich dazu folgendermaßen: „Sie müssen keine Vorsorgeuntersuchung oder Pränataldiagnostik durchführen lassen. Zu den Vorteilen der Schwangerschaftsvorsorge gehört, dass die Untersuchungen die Patientin beruhigen, dass sie im Fall eines Problems optimal medizinisch versorgt wird oder sie die Schwangerschaft vorzeitig beenden lassen kann. Zu den Nachteilen gehört die zusätzliche Sorge bei einer abweichenden Diagnose, wenn Sie auf weitere Diagnosetests verzichten. Alternativ besteht das Risiko einer Fehlgeburt [das zum Beispiel mit einer Fruchtwasserpunktion einhergeht]. Keine Pränataldiagnostik durchzuführen hat den Nachteil, dass man über eine eventuell vorliegende Behinderung des Kindes nicht Bescheid weiß, bevor es geboren wird."[2]

Zu guter Letzt: Wenn Sie die Zusicherung und Bestätigung brauchen, dass alles in Ordnung ist, dann können Sie die meisten Vorsorgeuntersuchungen auch selbst zu Hause durchführen. Aber Sie müssen natürlich nicht auf die offizielle Schwangerschaftsvorsorge verzichten, nur weil Sie zu Hause gebären möchten. Wenn Sie eine Hausgeburt mit Hebamme planen, werden die meisten Hebammen sogar darauf bestehen, dass Sie regelmäßig zu den Vorsorgeterminen erscheinen.

Ich finde es wichtig zu wissen, wofür welche Untersuchungen gemacht werden. Wenn Sie einige dieser Untersuchungen selbst zu Hause durchführen möchten, beschreibe ich im Folgenden, wie Sie das tun können.

Eigenständige Schwangerschaftsvorsorge

Am Ende dieses Kapitels habe ich einen Beispiel-Terminkalender für Ihre eigenständige Schwangerschaftsvorsorge eingefügt. Sie können die Wochen ändern, falls Sie sich zum Beispiel erst in der elften Schwangerschaftswoche wiegen. In diesem Fall können Sie entweder mit der 14. Woche weitermachen oder es auf die 15. Woche umändern. Ab der 28. Woche könnten Sie sich alle zwei Wochen auf die Waage stellen und aber der 36. Woche dann einmal die Woche. Sie können sich natürlich auch seltener wiegen. Die Abstände, die ich gewählt habe, stimmen mit der Schwangerschaftsvorsorge bei den meisten Hebammen und Ärzten überein.

Die Tabelle geht bis zur 43. Woche, weil eine Schwangerschaft so lange oder noch länger dauern kann. Mein viertes Kind wurde zum Beispiel erst in der 44. Schwangerschaftswoche (bei SSW 43+6) geboren. Aber rein statistisch werden Sie Ihr Baby höchstwahrscheinlich eher bekommen. In diesem Fall sind Sie dann froh, dass Sie schon „vorher" fertig sind, zumindest nach meiner Tabelle. Ich wollte die Tabelle jedenfalls nicht mit der 40. Woche enden lassen, denn viele Babys werden nicht an dem magischen errechneten Geburtstermin geboren (mehr zum Thema Terminüberschreitung in einem späteren Kapitel).

Gewichtszunahme in der Schwangerschaft

Ihr Gewicht im Auge zu behalten ist eines der einfachsten Dinge, die Sie während der Schwangerschaft tun können. Natürlich werden Sie zunehmen (tut mir leid, dass ich Ihnen das sagen muss). Für ein zuverlässiges Messergebnis sollten Sie beim Wiegen möglichst alle

Variablen konstant halten. Zum Beispiel könnten Sie sich immer morgens vor dem Frühstück wiegen. Sie können Ihr Gewicht sogar wöchentlich notieren, aber nötig ist das nicht, schon gar nicht in den ersten Monaten. Es kann sein, dass Sie in den ersten drei Monaten an Gewicht verlieren, wenn Sie mit Übelkeit und Erbrechen zu tun haben.

Wie viel Gewichtszunahme können Sie erwarten? Das hängt von verschiedenen Faktoren ab. Der „Normalbereich" liegt zwischen 7 bis 11,5 kg. Falls Sie anfangs untergewichtig waren, dann schadet eine höhere Gewichtszunahme nicht. Und Sie werden sicherlich mehr zunehmen, wenn Sie mit Zwillingen schwanger sind. Falls Sie übergewichtig sind, kann die Gewichtszunahme geringer ausfallen. Aber solange Sie langsam und gleichmäßig zunehmen und sich dabei gesund ernähren, liegt alles im Rahmen.[3]

Die Gewichtszunahme auf Papier festzuhalten ist keine schlechte Idee. Das kann dabei helfen, diszipliniert zu bleiben – gerade wenn man am Ende der Schwangerschaft nur auf dem Sofa sitzen und Eis essen möchte. In diesem Fall werden Sie natürlich an Gewicht zunehmen, aber diese Pfunde werden eher an den Hüften bleiben und nicht an Ihrem Baby.

Das Gewicht, das man in der Schwangerschaft zunimmt, verteilt sich zwischen Ihrem Baby, der Plazenta, dem Fruchtwasser, den Brüsten, dem erhöhten Blutvolumen, der vergrößerten Gebärmutter und den Fettreserven für die Geburt und das Stillen.[4] Deshalb kann man das Gewicht, das Sie zunehmen, nicht mit dem Geburtsgewicht des Babys gleichsetzen.

Blutdruck messen

Der Blutdruck sollte logischerweise im Normalbereich liegen, denn sowohl zu niedriger als auch zu hoher Blutdruck kann darauf hindeuten, dass etwas nicht in Ordnung ist. Laut dem US-Amerikanischen Ministerium für Gesundheitspflege und Soziale Dienste (U.S. Department of Health & Human Services) sollte der

Blutdruck um die 120/80 liegen. Ein Blutdruck von 140/90 oder höher gilt als erhöhter Blutdruck.[5] Deutschland wird sich an diese neuen Richtlinien aus den USA wohl anpassen[6], aber auch die Krankenkassenzentrale hält den Idealwert für unter 120/80, wobei 130/84 auch noch im normalen Rahmen liegt.[7]

Im Zusammenhang mit der Blutdruckmessung sollte Ihnen bewusst sein, dass sich der Blutdruck im Laufe des Tages verändert. Er ist am Niedrigsten, wenn Sie ruhen. Daher kann es sein, dass Sie beim Arzt einen höheren Blutdruck haben als zu Hause, denn der Blutdruck erhöht sich, wenn Sie nervös oder beunruhigt sind. Bewegung, rauchen, niedrige Temperaturen, Koffein und manche Medikamente können den Blutdruck ebenfalls – zumindest zeitweise – beeinflussen.

Um festzustellen, ob der Blutdruck im Normalbereich liegt, sollte man in regelmäßigen Abständen messen. Da hoher Blutdruck ein Risikofaktor für Komplikationen ist, lohnt es, den Blutdruck des Öfteren zu kontrollieren. Manchmal ist ein zu hoher Blutdruck das erste Anzeichen, dass etwas nicht stimmt. Es ist allerdings von außen nicht erkennbar, ob jemand einen zu hohen Blutdruck hat.

Sie können eine automatische oder manuelle Blutdruckmanschette benutzen, um den Blutdruck zu Hause zu überprüfen. Bei der manuellen Variante wird ein Stethoskop zusammen mit dem Blutdruckmessgerät verwendet. Bei einem automatischen Gerät wird das Ergebnis digital anzeigt.

Den Blutdruck zu kennen kann eine wertvolle Hilfe sein, vor allem am Ende der Schwangerschaft. Am besten ist es natürlich, einen hohen Blutdruck gar nicht erst entstehen zu lassen. Dieser stammt meistens aus einer Kombination von ungesunder Ernährung, unzureichender Bewegung und/oder zu viel Stress. Daher sollten Sie weder den ganzen Tag auf dem Sofa sitzen und Chips essen noch 60 Stunden oder mehr pro Woche arbeiten.

Um sich ein besseres Bild von Ihrer Gesundheit zu machen, können Sie zusätzlich den Puls messen. Dafür brauchen Sie kein Gerät. Ihr Puls sollte zwischen 60 und 100 Schläge pro Minute haben. Sie können Ihren Puls direkt am inneren Handgelenk messen. Sobald Sie ihn finden, starten Sie die Stoppuhr und fangen an zu zählen. Wenn Sie 30 Sekunden lang gezählt haben, multiplizieren Sie das Ergebnis mit zwei und Sie erhalten Ihren Puls pro Minute. Übrigens, falls Sie sehr sportlich sind, kann es sein, dass Ihr Herz effektiver arbeitet. Dann ist es möglich, dass der Puls sogar unter 60 liegt.[8]

Urinuntersuchung

Als Teil der Schwangerschaftsvorsorge werden die meisten Frauen bei jedem Termin um eine Urinprobe gebeten. Glücklicherweise ist es ziemlich einfach auf Kommando zu urinieren, wenn man schwanger ist. Aber warum wird der Urin so oft untersucht?

Bei der Urinuntersuchung schaut man hauptsächlich, ob Zucker, Eiweiß, Ketone oder Bakterien im Urin vorhanden sind. Größere Mengen davon im Urin deuten darauf hin, dass etwas nicht in Ordnung ist. Zum Beispiel ist Zucker im Urin ein Anzeichen für Schwangerschaftsdiabetes. Ihre Hebamme wird Sie darauf aufmerksam machen, wenn hohe Werte einmalig oder leicht erhöhte Werte bei mehreren Besuchen vorliegen. Erhöhte Eiweißwerte können eine Infektion anzeigen. Wenn die hohen Eiweißwerte mit erhöhtem Blutdruck verbunden sind, kann das auch ein Zeichen für Präeklampsie sein (mehr zu dieser Schwangerschaftserkrankung im nächsten Kapitel). Wenn Ketone im Urin auftauchen, nehmen Sie möglicherweise nicht genug Kohlenhydrate zu sich. Bakterien im Urin können eine Harnwegsinfektion anzeigen.[9]

Sie können Ihren Urin auch zu Hause untersuchen. Es gibt Teststreifen zu kaufen, mit denen man alle wichtigen Parameter im Urin selbst kontrollieren kann. Die Teststreifen können Sie auch im Internet bestellen. Sie werden oft für Diabetiker verkauft.

Natürlich ist es jedem selbst überlassen, den Urin regelmäßig zu überprüfen oder nicht. Möglicherweise finden Sie das unnötig und das ist es vielleicht auch. Eine Harnwegsinfektion macht sich normalerweise bemerkbar. Ihre Chance in der Schwangerschaft Diabetes zu bekommen, ist niedriger, wenn Sie sich um Ihren Körper kümmern und sich gesund ernähren. Positiv betrachtet sind Urinteststreifen nicht teuer und eine Urinprobe ist überhaupt nicht invasiv. Es ist möglich, dass die Urinuntersuchung Ihnen ein bisschen Seelenfrieden verschafft. Daher gibt es keinen Grund, die Urinuntersuchung nicht zu nutzen, wenn Sie das tun möchten.

Messung der Gebärmutter

Während der Schwangerschaft wird Ihre Hebamme bei jedem Termin die Größe der Gebärmutter bestimmen. Auf diese Weise lässt sich zuverlässig verfolgen, wie viel Ihr Baby gewachsen ist – genauer als die zusätzlichen Pfunde auf der Waage zu zählen. Natürlich können Sie Ihren Fundusstand (die Größe Ihrer Gebärmutter) auch selbst bestimmen.

1. Entleeren Sie die Blase.
2. Legen Sie sich auf den Rücken.
3. Finden Sie das Schambein über den Schamhaaren.
4. Fühlen Sie nach Ihrer Gebärmutter (bei 20 Wochen ist diese ungefähr auf der Höhe des Bauchnabels, später wird sie höher liegen).
5. Messen Sie den Abstand zwischen der Oberkante des Schambeins und dem obersten Rand der Gebärmutter in Zentimetern (ein flexibles Maßband, was beim Nähen benutzt wird, eignet sich für diesen Zweck am besten).

In den ersten 20 Wochen der Schwangerschaft ist die Messung des Fundusstandes nicht sehr präzise. In der 20. Schwangerschaftswoche befindet sich die Oberkante der Gebärmutter ungefähr auf der Höhe des Bauchnabels. In späteren Wochen wandert die Gebärmutter weiter nach oben. Der Abstand zwischen der Gebärmutter und dem

Schambein gleicht ungefähr dem Alter Ihres Babys in Wochen. Daher werden Sie ungefähr 26 Zentimeter messen, wenn Sie in der 26. Schwangerschaftswoche sind. Falls Sie noch Schwierigkeiten haben, Ihren eigenen Fundusstand zu messen, dann können Sie diesen Artikel mit Illustrationen zur Hilfe nehmen: http://de.wikihow.com/Die-Grösse-der-Gebärmutter-bei-einer-Schwangerschaft-messen.

Die Messung kann übrigens um ein bis vier Zentimeter abweichen. Falls größere Abweichungen auftreten, kann das verschiedene Ursachen haben: Vielleicht haben Sie den Geburtstermin nicht richtig errechnet oder es handelt sich um eine Schwangerschaft mit mehr als einem Baby. Frauen in der zweiten oder einer weiteren Schwangerschaft haben oft höhere Messwerte. Übergewichtige Frauen neigen ebenfalls dazu, etwas höhere Messwerte zu erreichen.[10]

Mit der Messung des Fundusstands bietet sich eine nicht-invasive Möglichkeit, das Wachstum des Kindes zu verfolgen. Die Fundusstandmessung ist am Nützlichsten, wenn sie über die ganze Schwangerschaft vorgenommen wird. Logischerweise erwartet man hier gleichmäßiges Wachstum. Am Ende der Schwangerschaft nimmt der Fundusstand leicht ab, wenn das Baby sich ins Becken senkt, um für die bevorstehende Geburt in Position zu liegen. Wenn Sie sich wegen Ihrer Messergebnisse Sorgen machen, können Sie jederzeit einen Termin mit einer Hebamme vereinbaren und sie um ihre Meinung bitten.

Die Herztöne

Bei den Vorsorgeterminen wird die Hebamme die Herztöne des Babys abhören. Dies ist eine Möglichkeit, um sicherzustellen, dass es dem Baby gut geht. Sie können das auch allein oder mit Ihrem Partner zu Hause tun, aber das erfordert ein wenig mehr Geschick als die Messung des Fundusstandes.

Stethoskop

Wenn Sie ein Stethoskop benutzen, müssen Sie bis zur 20. Schwangerschaftswoche oder länger warten, um den Herzschlag des Babys zu finden. Legen Sie sich auf den Rücken und tasten Sie mit den Händen nach dem Rücken des Babys. Das Rückgrat Ihres Baby ist ziemlich lang und hart und daher nicht so schwierig zu finden. Als Nächstes platzieren Sie das Stethoskop in dieser Gegend und lauschen. Von da aus müssen Sie ein bisschen experimentieren, um die genaue Stelle zu finden. Wenn Sie am Rücken des Babys entlangwandern, sollten Sie den Herzschlag in der Nähe des Nackens am Besten hören können. Vielleicht ist es für Ihren Partner einfacher, den Herzschlag des Kindes zu finden. Allerdings braucht es Zeit und Übung, selbst für einen erfahrenen Mediziner.

Um die Herzfrequenz (die Herzschläge pro Minute) zu ermitteln, können Sie eine Stoppuhr benutzen und die Herzschläge zählen. Um es einfacher zu machen und damit sie keine ganze Minute durchzählen müssen, können Sie auch nur 30 Sekunden lang zählen und das Resultat mit zwei multiplizieren. Die Herzfrequenz Ihres Babys sollte zwischen 120 und 160 Schlägen pro Minute liegen. Falls Ihr Ergebnis unter 100 Schlägen pro Minute liegt, dann haben Sie höchstwahrscheinlich Ihren eigenen Puls entdeckt. In diesem Fall müssen Sie sich erneut auf die Suche nach dem Herzschlag des Kindes machen.[11]

Ein Stethoskop ist nicht teuer, aber es ist für eine ungeschulte Person auch nicht so leicht zu benutzen. Ein weiterer Nachteil ist, dass ein Stethoskop erst dann nützlich ist, wenn Sie bereits Kindbewegungen im Bauch spüren. Dadurch wissen Sie ja schon, dass sein Herz schlägt. Daher entscheiden Sie sich vielleicht dagegen, die Herztöne Ihres Kindes zu überwachen. Letztendlich bleibt es Ihnen überlassen.

Sich den Herzschlag des Kindes anzuhören kann ein schönes Erlebnis sein, vor allen Dingen für den Vater, da der das Baby nicht so fühlen kann wie die Mutter. Es ist aber nicht zwingend notwendig, die

Herztöne während der Schwangerschaft zu überwachen. Selbst wenn Sie regelmäßige Vorsorgetermine einhalten, werden die Herztöne, wenn überhaupt, nur alle vier Wochen überprüft.

Fetaldoppler/Dopton

Wenn Sie einen Fetaldoppler oder Dopton verwenden, können Sie den Herzschlag des Kindes schon etwas eher hören, denn der Doppler arbeitet mit Ultraschall. Um den Doppler zu benutzen, verteilen Sie Gel über Ihren Bauch. Dann setzen Sie den Dopplerschallkopf ungefähr 7,5 Zentimeter unter dem Bauchnabel auf und drehen damit kleine Kreise, bis Sie den Herzschlag finden. Das Gerät wird Ihnen den Herzschlag pro Minute auf dem Display anzeigen.[12] Da der Doppler mit Ultraschall arbeitet, sollte er aber besser nur selten, oder am besten gar nicht, zum Einsatz kommen (mehr zum Ultraschall später).

Blutuntersuchungen und Pränataldiagnostik

Mit einer Blutuntersuchung in der Schwangerschaft lassen sich verschiedene Hormone und Eiweißstoffe im Blut der Mutter messen. Dabei wird meist Folgendes untersucht:

- Blutgruppe, Rhesusfaktor und Antikörpersuchtest
- komplettes Blutbild
- Eisenwerte
- Immunität gegen Röteln
- Hepatitis B
- Syphilistest
- HIV-Test

Bei Risikoschwangerschaften oder Auffälligkeiten im Ultraschall kommen weitere Bluttests zum Einsatz. Damit will man Anzeichen für Chromosomenanomalien beim Kind ausfindig machen. Wenn die Tests positiv ausfallen, dann werden in der Regel weitere Tests empfohlen, um den Verdacht zu erhärten, zum Beispiel eine Amniozentese oder Chorionzottenbiopsie. Diese beiden Tests sind deutlich invasiver. Dabei wird eine Probe Fruchtwasser oder Plazentagewebe entnommen.[13]

Wenn der erste Bluttest negativ ausfällt, hat das Baby wahrscheinlich weder ein Down-Syndrom noch einen Neuralrohrdefekt. Allerdings ist ein positives oder negatives Ergebnis nur ein Hinweis. Selbst Amniozentese und Chorionzottenbiopsie können keine Diagnose mit hundertprozentiger Sicherheit bieten. Beide Eingriffe haben allerdings Nebenwirkungen und können sogar zu einer Fehlgeburt führen.

Einer Studie der Weltgesundheitsorganisation zufolge „erhöhte eine Amniozentese im zweiten Trimester deutlich das Risiko einer spontanen Fehlgeburt, im Vergleich zu den Frauen, die diesen Eingriff nicht durchführen ließen". An der Studie nahmen 4.606 dänische Frauen mit niedrigem Risiko für eine Fehlgeburt teil.[14]

Bei der Suche nach Fehlbildungen gibt es im Fall, dass Auffälligkeiten gefunden werden, eigentlich nur zwei Möglichkeiten für die Schwangere: Entweder sie setzt die Schwangerschaft fort oder sie bricht sie ab. Wenn die Testergebnisse Ihre Entscheidung für oder gegen das Kind nicht beeinflussen würden, dann brauchen Sie diese Tests eigentlich nicht.

Es kann natürlich auch Vorteile haben, mittels invasiver Methoden herauszufinden, welches Problem genau vorliegt: Wenn eine Frau sich zum Beispiel dafür entscheidet, die Schwangerschaft fortzusetzen, obwohl ihr Baby höchstwahrscheinlich Down-Syndrom oder eine andere angeborene Krankheit hat, kann sie in einem Krankenhaus gebären, welches es eine Neugeborenen-Intensivstation hat. Zusätzlich hat sie dann Zeit, sich emotional darauf einzustellen.

Allerdings sollte Ihnen klar sein, worauf Sie sich einlassen, bevor Sie sich mit diversen Tests einverstanden erklären. Die invasiven Tests bringen eine ganze Reihe von Risiken mit sich. Meistens ist es leider auch nicht möglich, das Baby vor der Geburt zu behandeln, selbst wenn die richtige Diagnose noch während der Schwangerschaft gestellt wird.

Ultraschall

> *„Die routinemäßige Verwendung des Ultraschalls in der Schwangerschaft ist das größte unkontrollierte Experiment in der Geschichte."*
>
> -Beverly Beech[15]

Ultraschalluntersuchungen sind Ihnen sicherlich schon begegnet. Wenn Sie schon einmal schwanger waren, wurden vermutlich mehrere Ultraschalluntersuchungen durchgeführt.

Ärzte benutzen meist ein vaginales Ultraschallgerät, um, während des ersten Vorsorgetermins, die Schwangerschaft zu bestätigen. Dabei wird überprüft, ob der Embryo in der Gebärmutter liegt. Der nächste Ultraschalltermin findet meistens um die 20. Schwangerschaftswoche herum statt. Dieses Mal wird der Ultraschall benutzt, um das Alter des Fötus zu bestimmen und sein Wachstum zu messen. Viele Eltern nutzen diesen Termin, um das Geschlecht ihres Kindes zu erfahren. Eine weitere Ultraschalluntersuchung wird im letzten Drittel der Schwangerschaft durchgeführt und dann noch einmal, wenn die schwangere Frau ihren Geburtstermin überschreitet. Zu dem Zeitpunkt wird die Fruchtblasenflüssigkeit begutachtet. Schließlich können zusätzliche Ultraschalluntersuchungen während der Schwangerschaft dazukommen, wenn es irgendwelche Auffälligkeiten oder Schwangerschaftskomplikationen gibt.

Es wird Sie überraschen, dass routinemäßige Ultraschalluntersuchungen von keiner großen Organisation empfohlen werden.[16] Stattdessen ist die Untersuchung mit Ultraschall deutlich profitgesteuert. Leider haben viele Ärzte dank der weitverbreiteten Nutzung von Ultraschallgeräten die Fähigkeiten verloren, die Hausgeburtshebammen meist noch im Schlaf beherrschen. Zum Beispiel verlassen sich Ärzte fast ausschließlich auf den Ultraschall, wenn es darum geht, das Wachstum oder die Lage des Fötus zu beurteilen.

Viele Hebammen, die die natürliche Geburt unterstützen, benutzen einfachere Methoden mit derselben Genauigkeit. Eine Hebamme misst den Fundusstand, um das Wachstum des Kindes zu überprüfen (das können Sie ja jetzt auch schon alleine). Eine erfahrene Hebamme kann außerdem Ihr Kind von außen fühlen und Ihnen sagen, wo der Kopf des Kindes liegt, ohne Ultraschall zu benutzen.

Die meisten Studien zeigen, dass die Ultraschalluntersuchung die Anomalien, die sie aufspüren soll, nicht konsequent findet. Falsche Diagnosen sind keine Seltenheit. Und selbst wenn eine Diagnose während der Schwangerschaft richtig gestellt wird (wobei man aber nie hundertprozentig sicher sein kann), kann man generell nichts tun, außer die Schwangerschaft abzubrechen.

Eine weitere beunruhigende Tatsache ist, dass „es landesweit [in den USA] keine Leistungsstandards für diagnostischen Ultraschall gibt".[17] Es gibt auch keine Regulierungen für die Ultraschallgeräte oder deren Anwender. Jedes Gerät verwendet eine andere Schallintensität.

Die Behörde für Nahrungsmittel und Arzneimittel (Food and Drug Administration, kurz FDA) schreibt über die Risiken des Ultraschalls Folgendes: „Obwohl keine Risiken für das Ultraschallverfahren bekannt sind, kann es Auswirkungen auf den Körper haben. Wenn Ultraschallwellen in den Körper eindringen, dann wird das Gewebe leicht erwärmt. In einigen Fällen können hierbei kleine Taschen von Gas in den Körperflüssigkeiten oder -geweben entstehen (Kavitation). Die Langzeitwirkungen von Gewebeerwärmung und Kavitation sind nicht bekannt."[18]

Heutzutage sind die Ultraschallgeräte deutlich leistungsfähiger als die erste Geräte-Generation. Allerdings ist unbekannt, was wir unseren ungeborenen Kindern mit der unkontrollierten Nutzung von Ultraschall antun. Der vaginale Ultraschall am Anfang der

Schwangerschaft ist noch beunruhigender, denn der Schallkopf kommt viel näher an das Baby heran, als wenn der Ultraschall durch die Bauchdecke vorgenommen wird. Das Ganze passiert dazu in einem anfälligen Stadium, in dem die Organentwicklung noch nicht abgeschlossen ist.

Viele Leute glauben, dass die Nutzung des Ultraschalls gerechtfertigt ist, weil man damit Probleme frühzeitig erkennen kann. Oft wird Ultraschall benutzt, um Wachstumsverzögerungen im Mutterleib (intrauterine Wachstumsretardierung) zu erkennen. Der Arzt Marsden Wagner, Spezialist für Perinatale Epidemiologie, war 15 Jahre für die Weltgesundheitsorganisation tätig und schrieb Folgendes: „Wenn Ärzte weiterhin versuchen, die intrauterine Wachstumsretardierung mittels Ultraschall zu entdecken, hat das eine hohe Anzahl von falsch positiven Ergebnissen zur Folge. Untersuchungen haben gezeigt, dass es selbst unter perfekten Bedingungen (die in den meisten Situationen nicht existieren) wahrscheinlich ist, dass mehr als die Hälfte aller positiven Ergebnisse falsch sind und die Schwangerschaft tatsächlich normal abläuft. Die Folge sind größere Ängste der Frau und eine höhere Wahrscheinlichkeit für weitere, unnötige Interventionen."[19]

Auch wenn die Diagnose für intrauterine Wachstumsretardierung heute präziser ist als 1999: Die Untersuchung hilft trotzdem nicht. Ist das Wachstum im Mutterleib verzögert, kann das normalerweise nicht verändert oder aufgehalten werden. Die einzige Ausnahme wäre eine schwangere Frau, die unterernährt ist oder Drogen konsumiert.

Ultraschall bietet keine wirklichen Vorteile, weil die Untersuchung Schäden ziemlich oft übersieht oder Probleme diagnostiziert, die gar nicht existieren. Es ist viel einfacher, Babys nach der Geburt zu untersuchen. Und da die Mehrheit der Babys gesund auf die Welt kommt, macht es keinen Sinn, dass jede Mutter ohne guten Grund routinemäßige Ultraschalluntersuchungen über sich ergehen lassen muss.

Wenn das größte Problem mit dem Ultraschall darin läge, dass es keinerlei Vorteile hat, dann würden Sie es vermutlich trotzdem nutzen. Schließlich herrscht die allgemeine Annahme, dass Ultraschall keinen Schaden anrichtet. Allerdings „beeinflusst das Ultraschallverfahren die körperlichen Gewebe auf drei grundlegende Arten: Wärme, Kavitation und akustische Strömung".[20]

Da die Verwendung von Ultraschall weit verbreitet ist, ist es schwierig herauszufinden, welchen Schaden es anrichtet – teilweise auch, weil es große Unterschiede zwischen den Ultraschallgeräten und ihrer Anwendung gibt. Aber warum sollten wir Ultraschall benutzen, wenn es nicht sein muss? Es kann sein, dass es sich mit dem Ultraschallverfahren wie mit dem Röntgen verhält. Letzteres wurde anfangs auch für harmlos erklärt, als man es zu Beginn an schwangeren Frauen benutzte.

Wenn man ganz ehrlich ist, dann ist doch der einzige Grund warum schwangere Frauen gern zum Ultraschalltermin gehen, dass sie ihr Baby sehen und herausfinden können, ob es ein Junge oder ein Mädchen ist. Aber das Wachstum des Kindes kann man genauso sorgfältig überprüfen, indem man den Fundusstand und das Gewicht der Frau regelmäßig misst. Und das geht ganz ohne etwaige Risiken für das Baby. Daher lade ich Sie dazu ein, das Geheimnisvolle Ihrer Schwangerschaft zu genießen und erst bei der Geburt herauszufinden, welches Geschlecht Ihr Kind hat.

Bevor ich dieses Kapitel schrieb, hatte ich mich noch nie eingehender mit dem Ultraschallverfahren beschäftigt. Bis dahin hatte ich noch keine Schwangerschaft ohne Ultraschalluntersuchung erlebt, weil die Verwendung von Ultraschall so weit verbreitet ist, dass auch Hebammen davon Gebrauch machen. Mit meinem dritten Kind hatte ich „nur" einen Ultraschall in der 20. Schwangerschaftswoche. Ich entschloss mich nach meinen Recherchen, beim vierten Kind Ultraschall gänzlich zu vermeiden. Meine Entscheidung basierte auf den Erkenntnissen, die ich soeben mit Ihnen geteilt habe.

Vaginaler Abstrich

Vaginale Abstriche werden routinemäßig einmal im Jahr vom Gynäkologen durchgeführt. Bei einem Abstrich nimmt der Arzt eine Probe von Zellen aus dem Gebärmutterhals oder der Scheide. Der Grund für einen Abstrich ist die frühzeitige Krebserkennung. Wenn das Ergebnis des Abstrichs nicht der Norm entspricht, dann wird die Prozedur wiederholt. Der nächste Schritt wäre dann eine Biopsie.

Der Abstrich wird auch verwendet, um Infektionen oder sexuell übertragbare Krankheiten zu erkennen. Er ist aber kein zuverlässiger Indikator für sexuell übertragbare Krankheiten. Weitere Tests sind notwendig, um einen klaren Befund zu erhalten. Aber wenn Sie in der Vergangenheit bereits auf sexuell übertragbare Krankheiten getestet worden sind und Sie seitdem keine neuen Geschlechtspartner hatten, dann gibt es eigentlich keinen Grund, diesen Test zu wiederholen, nur weil Sie jetzt schwanger sind.

Der Vorsorgeplan

Man fragt sich vielleicht, warum Ärzte darauf bestehen, dass Frauen zu den Vorsorgeterminen erscheinen. Zum Einen verliert der Arzt viel Einkommen, wenn sie das nicht tun. Zum Anderen kann es sein, dass sie dadurch erkennen, wie unnötig diese Termine sind. Und dann dauert es sicherlich auch nicht lange, bis man feststellt, dass die Anwesenheit des Arztes bei der Geburt auch nicht notwendig ist.

Zu Hause zu gebären heißt nicht, dass Sie Ihre eigene Schwangerschaftsvorsorge durchführen müssen. Sie haben mehrere Möglichkeiten: Zum Beispiel können Sie einen Arzt oder eine Hebamme für die Vorsorgetermine aufsuchen. Es ist vielleicht nicht so leicht, einen Arzt zu finden, der Sie bei einer Hausgeburt unterstützt, aber bei einer freien Hebamme werden Sie wahrscheinlich fündig. Wenn Sie eine Hebamme für Ihre Geburt engagieren, dann können Sie mit regelmäßigen Vorsorgeterminen rechnen. Eine weitere Möglichkeit ist, zu einer Hebamme zu gehen, ohne sie wissen zu lassen, dass Sie eine Alleingeburt planen. Der Vorteil dabei ist, dass Sie dann jemanden haben, der sie während der Schwangerschaft begleitet und den Sie eventuell auch während der Geburt anrufen können, wenn Fragen auftauchen. Der Nachteil ist, dass Sie dann für Leistungen zahlen, die Sie nicht in Anspruch nehmen. Sie können zur Vorsorge auch zu einem Arzt gehen, ohne ihm etwas von Ihren Geburtsplänen zu erzählen. Das Wichtigste bei der Arztwahl ist wohl, dass Sie sich mit ihm oder ihr wohlfühlen. Wenn Sie sich unter Druck gesetzt fühlen, bestimmte Untersuchungen oder Interventionen durchführen zu lassen, dann zögern Sie nicht, sich jemand anderen zu suchen.

Sie können Ihre Schwangerschaft auch genießen, ohne irgendetwas zu überprüfen und zu kontrollieren. Es bedarf nicht viel Geschick, ein Baby in der Gebärmutter heranwachsen zu lassen. Das passiert nämlich von ganz alleine. Sie werden bestimmt aus Neugierde auf die Waage schauen und Sie werden im Laufe der Schwangerschaft die Bewegungen Ihres Kindes im Bauch spüren.

Wenn Sie sich entscheiden, Ihre Schwangerschaftsvorsorge selbst in die Hand zu nehmen, haben Sie jetzt schon mal eine gute Wissensbasis dafür. Mit der folgenden Tabelle können Sie sehen, welche Untersuchungen wann stattfinden. Diese können Sie auch von meiner Webseite www.diegeplanteAlleingeburt.com herunterladen und ausdrucken. Sie können sich auch Ihre eigene Tabelle erstellen oder die entsprechenden Seiten aus dem Mutterpass als Vorlage kopieren. Zur Selbstdokumentation können Sie sich auch das Büchlein „Mein privater Mutterpass" von Doris Moser und Sarah Schmid besorgen.

Kapitel 2

SSW	Datum	Gewicht	Blutdruck	Fundusstand	Urinuntersuchung	Babys Herzschlag	Zusätzliche Kontrollen
10				entfällt			
14				entfällt			
18				entfällt			
22							Ultraschall
26							
30							
32							
34							
36							B-Strept.
38							
39							
40							
41							
42							
43							

Beschwerden in der Schwangerschaft

Wenn Sie schwanger sind, werden Sie sicherlich von diversen Beschwerden und Krankheiten hören, die mitunter in der Schwangerschaft auftreten. Sie können natürlich an den angebotenen Untersuchungen zur Früherkennung teilnehmen. Ein Großteil dieser Krankheiten lässt sich aber vermeiden, indem Sie, in körperlicher und seelischer Hinsicht, gut auf sich selbst achtgeben. Es ist Ihre Entscheidung, welche Tests Sie wann durchführen lassen. Manche Frauen wählen ganz bestimmte Untersuchungen für sich aus. Andere vertrauen dem natürlichen Prozess und lassen sich nicht untersuchen oder untersuchen sich selbst.

In diesem Kapitel werde ich auf die häufigsten Schwangerschaftsbeschwerden eingehen. Ich bin bestimmt nicht die Erste, die Ihnen sagt, dass während der Schwangerschaft Beschwerden auftreten können, die man vorher noch nie hatte. Selbst wenn Sie gesund sind und alles richtig machen, wird die Schwangerschaft so einige Veränderungen mit sich bringen. Nur wenige Frauen schaffen es durch ihre gesamte Schwangerschaft ohne irgendwelche Beschwerden. Aber wir haben auch ab und zu das Recht darauf, uns zu beschweren. Schließlich ist es harte Arbeit, einen Menschen zu erschaffen.

Da viele dieser Veränderungen zu unterschiedlichen Zeiten in der Schwangerschaft auftreten können, habe ich dieses Kapitel in alphabetischer Reihenfolge angeordnet. Hier eine Liste der Themen, die ich besprechen werde:

- Anämie (Blutarmut)
- Bauchkrämpfe/Gebärmutterkontraktionen
- B-Streptokokken
- Diabetes
- Fehlgeburt
- Geschwollene Hände und Füße
- Hämorriden

- häufiges Wasserlassen
- Hitzewallungen
- hoher Blutdruck
- Kopfschmerzen/Erkältung
- Kurzatmigkeit
- morgendliche Übelkeit
- Müdigkeit
- Rhesusfaktor
- Rückenschmerzen
- Schilddrüsenstörungen
- Sodbrennen

Anämie (Blutarmut)

Viele Frauen leiden im Laufe der Schwangerschaft an einer Anämie, auch Blutarmut genannt. Während der Schwangerschaft erhöht sich das Blutvolumen im Körper um 50%. Um das Volumen so stark zu erhöhen, muss der Körper vermehrt rote Blutkörperchen produzieren. Ein gewisser Eisenmangel ist dadurch normal, aber wenn zu wenig Eisen vorhanden ist, dann können Sie ganz schnell anämisch werden.

Zu den Anzeichen einer Anämie gehören Müdigkeit, Kurzatmigkeit, Blässe, der Wunsch Eis zu zerkauen, ein erhöhter Blutdruck und ein Klingeln in den Ohren. Die verbreiteteste Form der Anämie wird durch einen Eisenmangel verursacht, aber es gibt weitere Arten der Anämie. Diese werden zum Beispiel durch einen Mangel an Folsäure oder Vitamin B12 verursacht.[21]

Für eine anämische Mutter besteht ein höheres Risiko für starke Blutungen kurz nach der Geburt. Deswegen ist es wichtig, dass Sie während der Schwangerschaft auf Ihre Ernährung achten und ausreichend eisenhaltige Lebensmittel zu sich nehmen. Übrigens sind mit Eisen versetzte Frühstückscerealien nicht die beste Wahl – schon allein wegen des hohen Zuckergehalts. Stattdessen sollten Sie lieber häufiger auf rotes Fleisch (vorzugsweise von Weiderindern), Innereien und grünes Blattgemüse zurückgreifen.

Bauchkrämpfe / Gebärmutterkontraktionen

Im ersten Schwangerschaftsdrittel, manchmal sogar bevor Sie selbst wissen, dass Sie schwanger sind, können Bauchkrämpfe auftreten. Viele Frauen haben jeden Monat Bauchkrämpfe, wenn sie ihre Regel bekommen. Diese Krämpfe können relativ harmlos sein, aber sie können mitunter auch sehr unangenehm sein.

Krampfartige Beschwerden am Anfang der Schwangerschaft stammen oft von der Einnistung des Embryos in die Gebärmutter. Ihr Körper ist schwer damit beschäftigt, es Ihrem Baby gemütlich zu machen. Solange die Krämpfe nicht mit Blutungen zusammen auftreten, können Sie ihnen ruhig ihren Lauf lassen. Ein Heizkissen bringt meist Linderung. Wenn Krämpfe im ersten Schwangerschaftsdrittel zusammen mit Blutungen auftreten, besteht möglicherweise ein erhöhtes Risiko für eine Fehlgeburt. Laut der American Pregnancy Association[22] „zeigen Studien, dass 20-30% aller Frauen Blutungen am Anfang der Schwangerschaft haben. Ungefähr die Hälfte der Frauen, die Blutungen haben, erleben aber keine Fehlgeburt."[23] Sie brauchen also nicht gleich in Panik zu verfallen, wenn Sie leichte Blutungen bemerken. (Mehr Informationen zum Thema finden Sie unter dem Kapitel „Fehlgeburt".)

Am Ende der Schwangerschaft müssen Sie wieder mit krampfartigen Empfindungen rechnen. Das ist vor allem bei der zweiten und jeder weiteren Schwangerschaft wahrscheinlicher. Diese Zusammenziehungen der Gebärmutter heißen Braxton-Hicks-Kontraktionen oder Vorwehen. Dass es keine Geburtswehen sind, erkennen Sie daran, dass sie nicht regelmäßig auftreten und auch nicht an Intensität zunehmen. Diese Wehen am Ende der Schwangerschaft sind ein Zeichen, dass Ihr Körper sich auf die Geburt vorbereitet, obwohl der Tag der Geburt selbst noch mehrere Wochen weit weg sein kann.

Auch nach der Schwangerschaft ist es mit den Krämpfen noch nicht vorbei. Zu diesem Zeitpunkt nennt man die Kontraktionen Nachwehen. Diese Nachwehen rühren daher, dass die Gebärmutter sich zusammenzieht, um ihre Ursprungsgröße wieder zu erreichen.

Wenn Ihnen Unterleibsschmerzen oder Vor-/Nach- beziehungsweise Übungswehen zu schaffen machen – egal ob am Anfang oder am Ende der Schwangerschaft – tun Sie, was Ihnen am meisten Linderung verschafft. Vielleicht ist das ein Spaziergang oder einfach nur eine andere Position. Wenn Sie sich beim Hinlegen besser fühlen, dann legen Sie sich hin und ruhen sich aus. Sie können ein warmes Bad nehmen oder ein Heizkissen verwenden. Für viele Frauen sind die Nachwehen so schmerzhaft, dass Sie ein stärkeres Mittel brauchen, um damit klarzukommen, sei es ein pflanzliches Heilmittel oder sogar Ibuprofen. Während der Schwangerschaft sind solche Medikamente allerdings gefährlich.

B-Streptokokken

Bei der Schwangerschaftsvorsorge wird oft ein weiter Abstrich am Ende der Schwangerschaft durchgeführt. Dieses Mal wird eine Probe von der Scheide und dem Anus entnommen (aber nicht vom Gebärmutterhals), um auf B-Streptokokken zu untersuchen. Eine ganze Reihe von Frauen sind Trägerinnen dieser Art Bakterien, ohne krank zu sein. Wenn die Mutter positiv auf B-Streptokokken getestet wurde, dann kann sie diese an ihr Kind weitergeben. Nach Aussage der Zentren für Krankheitskontrolle und Prävention (U.S. Centers for Disease Control and Prevention) hat eine Frau, die positiv auf B-Streptokokken getestet wird, aber Antibiotika erhält, eine Chance von 1:4.000, dass auch beim Baby der Test positiv ausfällt. Ohne Antibiotika sind die Chancen 1:200, was auch relativ gering ist.[24]

Schwangere Frauen können sich in den letzten Wochen vor der Geburt auf B-Streptokokken testen lassen. Der Test wird allerdings nicht von den Krankenkassen übernommen. Wenn der Test positiv ausfällt, dann haben Sie die Auswahl zwischen Antibiotikum (das wird normalerweise mit einer Kanüle kurz vor der Geburt verabreicht) und alternativen pflanzlichen Heilmitteln. Die meisten Hebammen, die zu einer Hausgeburt kommen, sind mit dieser Situation vertraut. Daher bedeutet ein positiver B-Streptokokken Test nicht automatisch, dass Sie deswegen im Krankenhaus gebären müssen. Es sollte einem auch bewusst sein, dass die Testergebnisse von einem Tag auf den anderen unterschiedlich ausfallen können. Sie können also einen positiven Test an einem Tag erhalten und ein negatives Resultat am nächsten. Aber da man auf die Befunde warten muss, muss dieser Test lange vor den ersten Wehen gemacht werden.

In den USA wird dieser Test fast immer durchgeführt, denn er gehört zur Standardvorsorge in der Schwangerschaft. Obwohl man im Durchschnitt bei einem Viertel aller Frauen[25] diese Bakterien findet, erkrankt der Großteil der Babys nicht daran. Es gibt zusätzliche Risikofaktoren, die dazu beitragen können, dass ein Baby an einer B-Streptokokken-Infektion erkrankt, zum Beispiel:

- wenn das Baby vor 32 Wochen geboren wird
- wenn die Fruchtblase seit mehr als 18 Stunden geplatzt ist
- wenn Sie während der Geburt Fieber bekommen
- wenn Sie während der Schwangerschaft eine Harnwegsentzündung hatten[26]

Die vorgeschriebene Behandlungsmethode für Frauen, die positiv auf B-Streptokokken getestet wurden, ist die Verabreichung eines Antibiotikums über die Vene während der Geburt. Natürlich gibt es keine Garantie, dass das Antibiotikum funktioniert und Babys können trotzdem erkranken. Da viele Menschen Antibiotika lieber meiden, gibt es auch alternative Behandlungsmethoden. Eine heißt Chlorhexidin (Hibiclens) und wird als vaginale Spülung vor der Geburt benutzt. Sie können aber einer Unausgeglichenheit der vaginalen Bakterienflora vorbeugen, indem Sie Probiotika und rohen Knoblauch mit Ihren Mahlzeiten zu sich nehmen.

Die meisten Infektionen, die von B-Streptokokken verursacht werden, treten in den ersten Lebenswochen des Babys auf. Die Anzeichen einer solchen Infektion können folgende sein:

- Atemprobleme
- Fieber
- Gelbsucht
- Trinkschwäche
- Erbrechen
- epileptische Anfälle
- Anschwellen des Bauches
- Blut im Stuhl[27]

Falls Sie eines dieser Anzeichen beobachten, dann sollten Sie sofort medizinische Hilfe herbeiholen, egal ob die Probleme letztendlich von B-Streptokokken stammen oder von etwas anderem.

Da weder das Testergebnis noch die vorgeschriebene Behandlung ein gesundes Baby garantieren, entscheiden sich manche Frauen, die Untersuchung auf B-Streptokokken ganz wegzulassen.

Laut der Zentren für Krankheitskontrolle und Prävention in den USA (Centers for Disease Control and Prevention) hatten 2012 im Durchschnitt 0,25 von 1.000 Babys eine Infektion mit B-Streptokokken, die in den ersten Lebenswochen auftrat.[28] Das ist ein Baby bei 4.000 Geburten. Der Großteil dieser Babys konnte erfolgreich behandelt werden. Allerdings unterschied diese Studie nicht zwischen Müttern, die wegen B-Streptokokken behandelt wurden und jenen, die nicht behandelt wurden.

Egal wie Sie diese Problematik angehen möchten: Die Chancen, dass Ihr Baby gesund sein wird, stehen gut. Sie können sich dazu entscheiden, vorbeugende Maßnahmen zu ergreifen, unabhängig davon, ob Sie sich auf B-Streptokokken untersuchen lassen möchten. Sie können zum Beispiel Joghurt essen oder Probiotika nehmen. Eine Garantie für ein gesundes Baby gibt es natürlich nicht. Auch die

Einnahme von Antibiotikum ist mit Risiken verbunden – vor allem für die Entwicklung der gesunden Darmflora beim Kind.

Diabetes

Eine ausführliche Besprechung von Diabetes Typ I und II geht über den Rahmen dieses Buches hinaus. Kurz gesagt lässt sich Typ II Diabetes durch eine Veränderung des Lebensstils verbessern oder heilen, während Typ I die Einnahme von Medikamenten erforderlich macht. Die meisten Hausgeburtshebammen begleiten keine Frauen mit Typ I Diabetes. Falls Sie die Diagnose Diabetes bekommen, können Sie Ihre eigenen Recherchen anstellen, um die Krankheit zu behandeln und sogar rückgängig zu machen. Wenn Ihr Diabetes gut eingestellt ist, gibt es wenig Grund, zur Geburt ins Krankenhaus zu fahren. Ob Sie sich mit einer Alleingeburt wohlfühlen, ist Ihnen überlassen.

Bei einigen Frauen wird während der Schwangerschaft ein Schwangerschaftsdiabetes diagnostiziert. Die damit verbundenen Risiken sind, laut der Mayo Clinic[29], die Geburt eines sehr großen Babys, eine Frühgeburt, ein Baby mit niedrigem Blutzucker und ein Kind, welches mit größerer Wahrscheinlichkeit selbst einmal Diabetiker wird. Schwangerschaftsdiabetes erhöht auch Ihr persönliches Risiko für zu hohen Blutdruck, Präeklampsie und zukünftigen Diabetes.[30]

Um Schwangerschaftsdiabetes auszuschließen, wird bei jeder Schwangeren im zweiten Drittel der Schwangerschaft ein Glukosetoleranztest durchgeführt. Der Test ist nicht als Vorbeugung für Schwangerschaftsdiabetes gedacht, sondern soll die Krankheit frühzeitig erkennen helfen. Ein positives Ergebnis kann dazu führen, dass Mutter und Baby zusätzlich überwacht werden. Zudem kann es sein, dass die Geburt frühzeitig eingeleitet wird.

Ihre Hebamme wird Ihnen diesen Glukosetoleranztest vermutlich bei einem der Vorsorgetermine anbieten. Ob Sie dem Test zustimmen, ist Ihre Entscheidung. Zumindest würde ich empfehlen, dass Sie sich die

Zutatenliste durchlesen, bevor Sie die Zuckerlösung trinken. Es kann durchaus sein, dass Sie Ihrem Körper so etwas nicht zuführen möchten. Die Zuckerlösung, die es zu trinken gilt, beinhaltet nämlich einige Stoffe, die Ihnen und Ihrem Baby eventuell schaden können und auf jeden Fall nicht gesund sind. Enthalten sind zum Beispiel bromiertes Pflanzenöl, natürliche Aromen, modifizierte Nahrungsmittelstärke, Gelborange-S, Natriumhexamethaphosphat, Butylhydroxyanisol (BHA) und Natriumbenzoat.[31] Sie können den Blutzuckertest auch mit echtem Essen imitieren, zum Beispiel mit Orangensaft und Toastbrot.

Wenn es um Diabetes geht, ob regulären Typ II Diabetes oder Schwangerschaftsdiabetes, können Sie einiges tun, um Ihren Körper auf natürlichem Wege zu heilen. Das hat zumeist mit Ihrer Ernährung und Ihrer Lebensweise zu tun. Falls bei Ihnen Schwangerschaftsdiabetes diagnostiziert wurde, sollten Sie einem gesunden Essensplan folgen, der Ihnen dabei hilft, Ihren Blutzucker stabil zu halten. Wer Schwangerschaftsdiabetes hat, sollte auf regelmäßige Mahlzeiten achten und die Kohenhydratzufur einschränken. Daher ist es wichtig, gesunde Snacks einzupacken, wenn Sie das Haus für längere Zeit verlassen, zum Beispiel Nüsse oder hart gekochte Eier. Körperliche Bewegung in Form von Schwimmen oder Laufen kann Ihrem Körper dabei helfen, Insulin besser zu verarbeiten und somit Ihren Blutzucker stabil zu halten.

Über den Glukosetoleranztest sollten Sie noch etwas wissen: Wenn Sie sich zurzeit relativ kohlenhydratarm ernähren (zum Beispiel mit Paleo), kann es sein, dass Sie beim Zuckertest durchfallen. Das heißt aber nicht unbedingt, dass Sie Diabetes haben, sondern es bedeutet, dass Ihr Körper seine Glukosetoleranz an die Zuckermenge in Ihrer Ernährung angepasst hat. Falls das passiert, fragen Sie lieber nach dem Hb1Ac-Test. Dieser ist ein besserer Indikator für Diabetes und bewirkt keinen Insulinschock wie der Glukosetoleranztest.[32]

Fehlgeburt

Eine Fehlgeburt ist das traurige, vorzeitige Ende einer Schwangerschaft. Fehlgeburten kommen häufiger vor als man denkt. Obwohl einige Faktoren zu einer Fehlgeburt beitragen können, kann man doch nicht verallgemeinern. Jeder Fall ist anders. Meistens können Ärzte und Hebammen nicht erklären, warum eine Fehlgeburt stattgefunden hat.

Bei einer Fehlgeburt wird der Prozess – einen kleinen Menschen zu erschaffen – gestört und kann aus irgendeinem Grund nicht zu Ende geführt werden. Daher bricht der Körper die Schwangerschaft ab. Wenn der Fötus stirbt und weniger als 500g wiegt, bezeichnet man das in Deutschland als Fehlgeburt. Als Totgeburt wird ein Baby bezeichnet, das über 500g wiegt.

Während einer Fehlgeburt erlebt man starke Krämpfe und Blutungen. Findet die Fehlgeburt vor der 12. Schwangerschaftswoche statt (in diesem Zeitraum finden die meisten Fehlgeburten statt), sind neben den starken Blutungen oft nur Blutklumpen zu sehen. Ist die Schwangerschaft weiter fortgeschritten, kann man eventuell den Fötus erkennen.

Wenn ein Arzt bei einem Vorsorgetermin herausfindet, dass das Baby im Mutterleib verstorben ist, kann er Ihnen Medikamente verschreiben, die die Fehlgeburt einleiten. In der Regel bekommt man aber eine Überweisung ins Krankenhaus zur Ausschabung. Wie mit der Einleitung bei vollendeter Schwangerschaft auch gibt es aber eigentlich keinen Grund, das zu tun. Falls das Baby wirklich verstorben ist, wird Ihr Körper sich darum kümmern. Allerdings kann das auch mal ein paar Wochen dauern. Das ist sicherlich ein Grund, warum Frauen sich für die Ausschabung entscheiden, statt abzuwarten. In diesem Fall kann die Einleitung der Geburt dabei helfen, mit diesem Kapitel abzuschließen und das Trauma hinter sich zu bringen. Leider ist es auch oft so, dass Frauen regelrecht zur Ausschabung genötigt werden, indem ihnen vom Arzt Druck gemacht wird und Angst eingejagt wird.

Als Frau hat man aber auch die Möglichkeit, sich einen Geburtshelfer zu suchen, der dem abwartenden Vorgehen bei Fehlgeburt gegenüber aufgeschlossen ist.

Ein guter Grund, eine Ausschabung zu verweigern, ist die Möglichkeit, dass mit dem Baby alles in Ordnung ist. Ultraschall ist notorisch unzuverlässig, wie bereits in einem vorangegangenen Kapitel erwähnt. Daher ist es möglich, dass ein Arzt keinen Herzschlag findet, obwohl das Kind in Wirklichkeit bei bester Gesundheit ist. Das kommt häufiger vor als man denkt.[33] Es gibt einige Frauen, die sich nach der verheerenden Ultraschalldiagnose dafür entschieden haben, die Fehlgeburt natürlich zu Hause abzuwarten. Aber stattdessen schritt die Schwangerschaft ohne irgendwelche Probleme fort. Die Moral von der Geschichte ist, dass Sie mit einer Ausschabung immer das Risiko eingehen, eine gesunde Schwangerschaft zu beenden.

Der vaginale Ultraschall kann helfen, eine Fehlgeburt frühzeitig zu entdecken. Allerdings gibt es neben einer möglichen Fehldiagnose weitere triftige Gründe, die Untersuchung dennoch zu meiden, denn die Verwendung von Ultraschall in der Schwangerschaft wirft verschiedene Bedenken auf. Eins davon ist, dass die Untersuchung möglicherweise **eine Fehlgeburt auslösen** kann. Beverly Beech kommentiert zum Thema Ultraschall und Fehlgeburt: „Es ist ironisch, dass Frauen, die bereits eine Fehlgeburt hinter sich haben, oft zusätzliche Ultraschalluntersuchungen durchführen lassen, um sich davon zu überzeugen, dass ihr Baby sich normal entwickelt. Nur wenige Frauen werden von den Risiken einer Fehlgeburt oder vorzeitigen Wehen und einer Frühgeburt [infolge der Ultraschallanwendung] informiert."[34]

Obwohl eine Fehlgeburt wegen der Krämpfe schmerzhaft sein kann, ist der Prozess deutlich leichter für den Körper als für die Seele. Ihr Körper weiß, was während und nach der Fehlgeburt zu tun ist. Sie müssen ihm nur Zeit zur Heilung geben. Es ist Ihre Entscheidung, ob und wann Sie wieder schwanger werden möchten.

Manche Frauen erleben mehrere Fehlgeburten hintereinander und gebären trotzdem später ein gesundes Kind. Andere Frauen versuchen es einfach nicht mehr. Es ist nichts falsch an diesen Entscheidungen. Nehmen Sie sich Zeit zum Trauern und zur Heilung. Der Trauerprozess kann kurz oder lang sein, da reagiert jeder anders.

Geschwollene Hände und Füße

In der Schwangerschaft kann es dazu kommen, dass Füße und Hände anschwellen. Das liegt daran, dass Ihr Körper mehr Flüssigkeiten produziert und auch einlagert. Dazu sorgt das Hormon Relaxin dafür, dass sich die Muskeln entspannen, darunter auch die Muskeln, die die Venen straff halten. Das Blut kann sich dadurch in den Extremitäten stauen und sie dick werden lassen. Das passiert vor allen Dingen, wenn es heiß ist oder der Kreislauf besonders belastet wird.

Die Schwellungen sollten innerhalb von ein paar Tagen nach der Geburt von allein verschwinden. Bis dahin können Sie Ihre Ringe wahrscheinlich nicht tragen und Sie müssen vielleicht sogar Ihrem Partner die Schuhe klauen. Im Sommer kann das Anschwellen wegen der Belastung des Kreislaufs durch die Hitze deutlicher auftreten. Sie müssen aufpassen, dass Sie genug trinken und sich abkühlen, so oft Sie die Möglichkeit dazu haben. Es ist auch möglich, dass Ihre Hände und Füße kurzzeitig anschwellen, wenn Sie sich draußen überhitzen. Die Schwellung sollte aber schnell wieder zurückgehen, sobald Sie einen kühlen Platz gefunden haben.

Obwohl Ihre Hände und Füße sich zu bestimmten Tageszeiten geschwollener anfühlen können, entwickeln sich die Wassereinlagerungen relativ gleichmäßig. Falls Sie plötzliches oder außergewöhnliches Anschwellen im Gesicht oder rund um die Augen wahrnehmen, besonders am Ende der Schwangerschaft, suchen Sie bitte schnellstens einen Arzt oder eine Hebamme auf. Das kann ein Zeichen für Präeklampsie oder andere Komplikationen sein.

Hämorriden

Als Hämorriden werden Gefäßpolster am Darmausgang bezeichnet, die den Feinverschluss des Afters bilden. Wenn man umgangssprachlich von Hämorriden spricht, meint man, dass die Hämorriden angeschwollen oder entzündet sind. Das führt zu Juckreiz, Schmerzen oder Blutungen. Das hört sich schlimmer an als es in Wirklichkeit ist. Bei Hämorriden ersten oder zweiten Grades fühlt man kleine Erhebungen am Darmausgang, welche empfindlich auf Berührung reagieren können.

Bei ausgeprägten Hämorriden ist es durchaus möglich, dass beim Stuhlgang leichte Blutungen auftreten. Da rektale Blutungen selten auch andere Ursachen als Hämorriden haben können, ist es empfehlenswert, solche Beobachtungen im Zweifelsfall mit der Hebamme oder einem Arzt zu besprechen.

Obwohl Hämorriden sehr schmerzhaft sein können, „können die meisten Beschwerden dieser Krankheit behandelt werden, indem man den Fasergehalt in der Nahrung erhöht, Stuhlweichmacher verabreicht, die Flüssigkeitsaufnahme erhöht und die Gewohnheiten beim Stuhlgang verbessert".[35] Manchmal werden örtliche Behandlungen verschrieben, darunter Lokalanästhetika und Zäpfchen.

Hämorriden können sich zurückbilden, wenn man vermeidet, dass beim Stuhlgang zu großer Druck auf die Gefäßpolster entsteht. Das kann man zum Beispiel erreichen, indem man den Stuhlgang weich hält. Falls Sie an Verstopfung leiden, sollten Sie mehr trinken, mehr Ballaststoffe essen und körperlich aktiv werden. Auf der Toilette sollte das Drücken vermieden werden, denn das kann die Hämorriden verschlimmern. Hämorriden können durch schlechte Lebensgewohnheiten verstärkt auftreten, aber man findet sie häufiger während der Schwangerschaft – unter anderem wegen des zusätzlichen Gewichts, das auf den Analkanal drückt.

Hämorriden können durchaus vermieden oder gelindert werden, indem Sie oben genannte Tipps beachten. Sie bekommen auch nicht automatisch Hämorriden, nur weil Sie schwanger sind. Aber falls Sie Hämorriden bekommen, dann versichere ich Ihnen, dass Sie damit nicht allein sind.

Was auch noch helfen kann, ist ein Sitzbad. Dafür brauchen Sie keine besonderen Zutaten. Füllen Sie die Badewanne mit warmem Wasser und bleiben Sie darin für zehn Minuten oder länger sitzen. Das sollte sofortige Linderung verschaffen. Sie können solch ein Sitzbad so oft wiederholen, wie Sie möchten.

Hämorriden können schon mehrere Monate vor der Geburt auftreten. Leider verschwinden sie auch nicht sofort, wenn das Baby da ist. Stattdessen dauert es oft ein paar weitere Wochen, bis sie sich zurückgebildet haben. Wenn Ihre Hämorriden-Beschwerden auf Dauer nicht besser werden, ist es sinnvoll, einen Arzt zu konsultieren.[36]

Häufiges Wasserlassen

Dass ich während meiner Schwangerschaft manchmal mehrmals pro Stunde zur Toilette musste, konnten meine Töchter nicht verstehen. „Du warst doch gerade auf der Toilette, warum musst du denn jetzt schon wieder?"

Der Gang zum WC ist bereits im ersten Drittel der Schwangerschaft ein bekannter Weg. „Kurz nach Beginn der Schwangerschaft sorgen hormonelle Veränderungen dafür, dass das Blut schneller durch die Nieren fließt und Ihre Blase füllt sich daher öfter. Zusätzlich steigt das Blutvolumen im Laufe der Schwangerschaft, bis Sie fast 50% mehr Blut haben als vorher. Das führt dazu, dass viel zusätzliche Flüssigkeit von den Nieren verarbeitet werden muss und in der Blase landet. Später werden Sie auch den erhöhten Druck der Gebärmutter auf die Blase spüren, was sich [bei den Toilettengängen] ebenfalls bemerkbar macht."[37]

Gegen den häufigen Harndrang können Sie nicht viel tun, außer harntreibende Getränke zu meiden. Glücklicherweise ist es hierzulande selten schwierig, unterwegs eine Toilette zu finden – vor allem wenn man sich in der Stadt aufhält. Viele größere Läden haben öffentliche Toiletten und Sie werden schnell herausfinden, welche Sie am liebsten nutzen. Vielleicht spielen Sie dann sogar mit der Idee, Ihren eigenen Ratgeber zu veröffentlichen, mit dem Titel „Die besten Toiletten für Schwangere in [Ihrem Ort]".

Bitte trinken Sie weiterhin genug und gehen Sie auf die Toilette, wenn Sie den Drang verspüren. Den Harndrang zurückzuhalten kann zu einer Infektion der Harnwege führen[38] und nicht genug zu trinken, könnte zur Dehydratation (zum Wassermangel) führen. Beide Möglichkeiten sind natürlich weder wünschenswert noch gesund.

Hitzewallungen

Viele Frauen leiden während der Schwangerschaft an Hitzewallungen. Das hängt mit den hormonellen Veränderungen und dem erhöhten Blutvolumen zusammen. Wahrscheinlich werden Sie eher im zweiten und letzten Drittel der Schwangerschaft ins Schwitzen kommen. Leider hört es mit dem Ende der Schwangerschaft auch nicht gleich auf. Höchstwahrscheinlich werden Sie auch im Wochenbett noch schwitzen, denn zu diesem Zeitpunkt muss der Körper alle zusätzliche Flüssigkeit wieder loswerden.

Zu den hormonellen Veränderungen kommt hinzu, dass Sie zusätzliches Gewicht mit sich herumtragen, das am Ende ungefähr einer Wassermelone entspricht. Und jeder, der schon einmal eine Wassermelone getragen hat, weiß, dass das ganz schön anstrengend sein kann.

Man kann nicht viel gegen Hitzewallungen tun, außer sich entsprechend zu kleiden. Sie können zur Kühlung auch einen Ventilator an den Schreibtisch und neben Ihr Bett stellen. Oder springen Sie einfach mitten am Tag unter die kalte Dusche oder – falls die Möglichkeit dazu besteht – in den Pool. Das Wichtigste ist, dass Sie immer genug trinken.

Hoher Blutdruck

Die Symptome der Schwangerschaftserkrankung Präeklampsie sollte man nicht auf die leichte Schulter nehmen. Eine Frau mit Präeklampsie hat hohen Blutdruck, erhöhte Eiweißwerte im Urin und oft geschwollene Hände und Füße. Deswegen werden sowohl der Blutdruck als auch der Urin regelmäßig im Laufe der Schwangerschaft untersucht. Wenn Sie jemals ein plötzliches Anschwellen bemerken, ob im Gesicht oder an Händen und Füßen, sollten Sie sich sofort an einen Arzt wenden.

Eine Frau mit Präeklampsie kann eine Eklampsie entwickeln. Die Eklampsie ist ein Zustand, in der eine Frau Krampfanfälle bekommt. Offensichtlich kann das nichts Gutes bedeuten. Präeklampsie lässt sich am einfachsten heilen, indem das Kind zur Welt kommt. Aber da Frauen bereits in der 20. Schwangerschaftswoche Präeklampsie haben können, ist die Einleitung der Geburt in der Regel nicht sinnvoll, bis die Frau bedeutend näher an den Geburtstermin kommt.

Ein Arzt wird bei Präeklampsie vielleicht Bettruhe empfehlen. Andere Behandlungsmethoden sind Aspirin oder Kalzium zu verordnen. Das Problem bei Präeklampsie ist, dass die Blutversorgung zur Plazenta unzureichend ist, was die Blutversorgung des Babys gefährdet.

Das Risiko für Präeklampsie ist erhöht bei Übergewicht, für Schwangere unter 20 oder über 40 Jahren, bei einer Schwangerschaft mit Mehrlingen oder wenn die Mutter Diabetes oder andere Krankheiten hat.[39] Und obwohl Sie weder Ihr Alter noch die Anzahl der Babys in Ihrem Bauch beeinflussen können, können Sie auf jeden Fall bei Ihrer eigenen Gesundheit die Initiative ergreifen.

Man kann der Präeklampsie vorbeugen und sie fast gänzlich vermeiden, indem man sich regelmäßig bewegt und auf eine wirklich gesunde Ernährung achtet. Ein zu hoher Blutdruck ist oft das erste Anzeichen von Präeklampsie, aber er ist nicht das einzige. Eine einzelne hohe Blutdruckmessung ist auch nicht unbedingt gleich ein Grund zur Sorge. Laut der Mayo Clinic ist „Blutdruck, welcher 140/90 mm Hg oder höher ist – bei zwei verschiedenen Gelegenheiten, die mindestens vier Stunden entfernt dokumentiert sind – nicht nomal."[40]

Können Sie trotz hohem Blutdruck zu Hause gebären? Das hängt ganz davon ab, ob Sie sich damit wohlfühlen und ob Sie weitere Symptome haben. Wenn hoher Blutdruck einhergeht mit plötzlichem Anschwellen der Extremitäten oder des Gesichts, extremen Kopfschmerzen, Verlust der Sehkraft, Bauchschmerzen, die keine Wehen sind, Übelkeit, Erbrechen, vermindertes Wasserlassen, Eiweiß im Urin oder Kurzatmigkeit, dann müssen Sie sofort medizinische Hilfe aufsuchen.[41] Wenn der Blutdruck gelegentlich höher als normal ist, heißt das nicht unbedingt, dass Sie Ihre Pläne für eine Alleingeburt aufgeben müssen. Zur Sicherheit ist es aber besser, den Blutdruck weiterhin zu kontrollieren und im Auge zu behalten.

Kopfschmerzen / Erkältung

Krank sein macht nie Spaß, ob man schwanger ist oder nicht. Aber während der Schwangerschaft sollte man sich von bestimmten Medikamenten fernhalten, sowohl von verschreibungspflichtigen Medikamenten als auch solchen, die man rezeptfrei kaufen kann. Sie dürfen zum Beispiel weder Ibuprofen noch Aspirin einnehmen. Sie sollten auch keine Hustenpräparate und diverse andere Medikamente einnehmen.

Tatsächlich sind die meisten Arzneimittel mit einer Warnung für Schwangere und Stillende versehen. Falls Sie sich nicht sicher sind, ob Sie ein bestimmtes Präparat nutzen dürfen, können Sie Ihren Arzt oder Apotheker fragen. Einige pflanzliche Heilmittel können sogar noch stärkere Wirkungen haben als bestimmte rezeptpflichtige Arzneimittel. Daher sollten Sie vorsichtig sein. Schließlich können sowohl Arzneimittel als auch pflanzliche Heilmittel gefährlich sein, wenn sie nicht richtig angewandt werden.

Wenn sich eine Erkältung anbahnt, können Sie Vitamin C oder Vitamin C-haltige Nahrung zu sich zu nehmen. Bei Kopfschmerzen können Sie sich einen kalten Waschlappen auf die Stirn legen, sich in einem abgedunkelten Zimmer ausruhen oder einen Apfel essen. Ähnlich können Sie versuchen, andere Schmerzen und Zipperlein auf verschiedene Weise zu lindern, ohne dass Sie deswegen Medikamente einnehmen müssen.

Kurzatmigkeit

Am Ende der Schwangerschaft können Sie vielleicht nicht mehr mit Ihren Kindern mithalten. Vielleicht fällt es Ihnen sogar schwer, kleinste Hausarbeiten zu verrichten. Alles, was Sie normalerweise mit Leichtigkeit geschafft haben, ist jetzt nicht mehr ganz so einfach. So wie Ihre Gebärmutter sich ausdehnt, um Platz für das wachsende Kind zu schaffen, so werden sowohl der Magen als auch die Lunge zusammengedrückt. Daher ist es ganz natürlich, dass Sie kurzatmiger sind als sonst.

Während der Schwangerschaft können Sie ruhig Pausen einlegen und einige Ihrer Hausarbeiten an Ihre anderen Kinder delegieren – falls diese alt genug dafür sind. Vergessen Sie auch nicht, Ihren Partner mit einzubinden. Staubsaugen ist eine gute Aufgabe für ihn, da es ziemlich anstrengend sein kann.

Meine Kinder haben es genossen, mir während meiner Schwangerschaft zu helfen. Zum Beispiel haben sie meine Sandalen für mich zugemacht, weil es so schwer ist, am Ende der Schwangerschaft an die eigenen Füße heranzukommen. Wenn mir etwas herunterfiel, habe ich sie in der Regel um Hilfe gebeten. Jetzt sind sie es gewöhnt, dass auch Mamas ab und zu Hilfe brauchen und generell helfen sie gern.

Sie sollten wahrscheinlich während der Schwangerschaft keine neuen Sportarten anfangen, wie zum Beispiel Tennis oder Klettern. Je nachdem wie fit Sie vor der Schwangerschaft waren, können Sie aber

Ihre bisherigen sportlichen Aktivitäten höchstwahrscheinlich fortführen. Aber erwarten Sie nicht, dass Sie sich während der gesamten Schwangerschaft mit der gleichen Intensität beteiligen können.

Wenn Sie vor der Schwangerschaft sehr aktiv waren, haben Sie vielleicht keine Atemprobleme. Falls Ihr Baby tief im Bauch liegt, fühlen Sie sich bestimmt auch nicht kurzatmig. Dafür kann es dann sein, dass Sie mehr Zeit auf der Toilette verbringen, da das Kind in dieser Position eher auf die Blase drückt. Die Kurzatmigkeit wird erträglicher, wenn sich das Baby zum Ende der Schwangerschaft in den Geburtskanal senkt. Ansonsten geht es Ihnen nach der Geburt des Kindes schnell wieder besser. Letztlich kann die Kurzatmigkeit aber auch andere Gründe haben, wie zum Beispiel eine Anämie.[42] Das ist ein weiterer Grund, warum Sie auf Ihre Ernährung und Lebensweise achten sollten.

Morgendliche Übelkeit

Vielen Frauen haben mehr oder weniger mit morgendlicher Übelkeit zu tun, vor allen Dingen im ersten Drittel der Schwangerschaft. Manchen Frauen geht es so schlecht, dass sie für die Dauer der gesamten Schwangerschaft kaum Essen bei sich behalten können und letztendlich sogar an Gewicht verlieren. Obwohl es natürlich so einige Empfehlungen gibt, wie man am besten mit der Übelkeit umgehen kann, ist kein wundersames Heilmittel vorhanden.

Sie können es mit Knabbereien versuchen, wie zum Beispiel Zwieback, trockenen Keksen oder Knäckebrot. Obwohl diese Nahrungsmittel keinen besonders hohen Nährstoffgehalt haben, so können sie Ihnen vielleicht mit der Übelkeit helfen. Zusätzlich wird empfohlen, kleinere Mahlzeiten zu sich zu nehmen und öfter zu essen. Ansonsten ist man mit dem Problem so ziemlich auf sich allein gestellt. Sie werden ganz schnell merken, auf welche Nahrungsmittel Sie besonders schlecht reagieren und hoffentlich bleiben dann noch ein paar übrig, die Sie ohne Probleme zu sich nehmen können.

Für die meisten Frauen verschwindet die morgendliche Übelkeit im zweiten Drittel der Schwangerschaft ganz oder wenigstens ist sie deutlich vermindert. In der Zwischenzeit müssen Sie sich schonen. Erwarten Sie nicht, alles erledigen zu können, was Sie vor der Schwangerschaft geschafft haben. Wenn Sie die Hälfte des Tages im Badezimmer verbringen, dann bleibt nicht genug Energie, um allzu viel anderes zu erledigen.

Falls Sie an schwerwiegender Übelkeit leiden und nicht einmal Flüssigkeit bei sich behalten können, brauchen Sie medizinische Hilfe. Die Anzeichen innerer Austrocknung sind dunkler Urin (oder kein Urin), Kopfschmerzen, Schwindelgefühl, Müdigkeit und rissige Lippen. Falls Sie den Verdacht haben, dass Sie an Austrocknung leiden, dann gehen Sie bitte schnellstmöglich zum Arzt.

Müdigkeit

Sie können sich zu jeder Zeit während Ihrer Schwangerschaft müde und ausgelaugt fühlen, aber besonders müde fühlt man sich in der Regel im ersten und letzten Schwangerschaftsdrittel. In den ersten drei Monaten baut der Körper den Großteil der Körperteile für Ihr Baby. Ihr Körper muss sich auch ein bisschen neu anordnen, um für die wachsende Gebärmutter Platz zu schaffen. Zusätzlich hat er die Aufgabe, Ihr Baby zu ernähren und sich um seine Abfallprodukte zu kümmern. Das ist alles sehr anstrengend, auch wenn es von außen nicht sichtbar ist. Wenn Sie müde sind, hören Sie am besten auf Ihren Körper und ruhen sich so oft wie möglich aus. Gehen Sie frühzeitig ins Bett oder versuchen Sie tagsüber ein Nickerchen zu machen.

Im zweiten Drittel der Schwangerschaft werden Sie voller Energie sein. Vielen Frauen geht es zu diesem Zeitpunkt außerordentlich gut. Die morgendliche Übelkeit ist normalerweise jetzt vorbei und der Körper hat sich an seine neue Aufgabe gewöhnt. Im letzten Drittel der Schwangerschaft kommt die Müdigkeit oft deutlich spürbar zurück. Zu diesem Zeitpunkt verlangt es extra Kraft, allein das Gewicht des Babys herumzutragen.

So schwierig das für einige Frauen sein mag: Die beste Wahl ist wohl, einfach so oft wie möglich die Füße hochzulegen. Sie müssen darauf verzichten, alles zu erledigen. Sobald Ihr Kind da ist, ist das sowieso Geschichte. Ihr Partner weiß, wie man den Geschirrspüler und die Waschmaschine benutzt. Wenn nicht, wird er es herausfinden, sobald er weder saubere Unterwäsche noch saubere Teller findet.

Während der Schwangerschaft ist es wichtig, mehr als die regulären acht Stunden Schlaf zu bekommen. Wenn Sie frühzeitig zu Bett gehen, fühlt es sich vielleicht so an, als ob Sie Ihre Zeit verschwenden, aber dem ist nicht so. Ihnen wird es deutlich besser gehen, wenn Sie sich genügend erholen. Ihr Schlaf wird sowieso unterbrochen sein, weil es schwierig ist, bequem zu liegen, wenn man mit einem Wassermelonenbauch und häufigen WC-Besuchen umgehen muss. Daher bekommen Sie vielleicht trotzdem nur acht Stunden Schlaf, auch wenn Sie früher als sonst ins Bett gehen.

Versuchen Sie nicht alles zu erledigen, was Sie sonst auch tun, indem Sie mehr Koffein zu sich nehmen. Es ist für Sie und Ihr Baby besser und gesünder, sich stattdessen öfter auszuruhen. Vermeiden Sie auch Zucker-induzierte Euphoriezustände, denn diese helfen Ihnen nicht, die notwendige Ruhe zu bekommen.

Rhesusfaktor

Ungefähr 15% der Bevölkerung sind Rh-negativ.[43] Normalerweise ist das überhaupt kein Problem. In der Schwangerschaft kann es wichtig sein, weil das Blut der Mutter unter bestimmten Umständen mit dem des Babys in Berührung kommen kann. Wenn das Blut der Mutter mit dem des Babys nicht kompatibel ist – wenn also die Mutter Rh-negativ ist und das Baby Rh-positiv, kann das verschiedene Konsequenzen haben. Mütterliches und kindliches Blut kommen eher miteinander in Kontakt bei einer Fehlgeburt, einem Abbruch der Schwangerschaft, einer Eileiterschwangerschaft oder einem Sturz oder Unfall, wenn es dadurch zur Ablösung der Plazenta oder zu Gebärmutterblutungen kommt.

Glücklicherweise kann man mittels einer einfachen Blutabnahme herausfinden, ob Sie Rh-negativ sind. Die Bestimmung der Blutgruppe gehört zu den Routineuntersuchungen in der Schwangerschaft. Ist die Mutter Rh-negativ, werden ihr standardmäßig Antikörper (Anti-D-Immunglobulin) verabreicht. Das Anti-D-Immunglobulin soll die Bildung von Antikörpern gegen den positiven Rhesusfaktor des Babys verhindern. Findet keine Behandlung in der Schwangerschaft bzw. nach der ersten Geburt statt, kann es sein, dass die Mutter Antikörper gegen den Rhesusfaktor bildet. Wird sie danach mit einem weiteren Rhesus-positiven Kind schwanger, kann dieses nach der Geburt Gelbsucht, Lethargie oder Muskelschwäche entwickeln. In diesem Fall helfen Muttermilch und Fototherapie. Die Rhesusunverträglichkeit kann selten aber auch Gehirnschäden oder sogar den Tod des Kindes herbeiführen. Das Problem entsteht also immer bei den nachfolgenden Schwangerschaften. Falls die Rh-negative Mutter sensibilisiert ist, ist jedes neue Rh-positive Baby gefährdet, weil die Antikörper bereits im Blut der Mutter vorhanden sind.

Die Wahrscheinlichkeit, dass mütterliches und kindliches Blut sich vermischen, ist außerhalb eines traumatischen Ereignisses sehr gering. Es ist wichtig zu wissen, ob Sie Rh-negativ sind oder nicht, für den Fall der Fälle. Danach müssen Sie entscheiden, was Sie dagegen unternehmen wollen. Wenn Sie die Anti-D-Prophylaxe in Anspruch nehmen möchten, können Sie trotzdem zu Hause gebären – zum Beispiel mit Hilfe einer unterstützenden Hebamme.

Laut des American Congress of Obstetricians and Gynecologists, der größten gynäkologisch-geburtshilflichen Fachgesellschaft in den USA, sollte die Anti-D-Prophylaxe verabreicht werden, bevor die Frau sensibilisiert wird. Das bedeutet, die Spritze muss innerhalb von 72 Stunden nach der Geburt eines Rh-positiven Kindes verabreicht werden.[44] Wird sie das nicht, dann hat das zwar keinen Einfluss auf das erste Kind, aber es kann ein Problem für zukünftige Rh-positive Kinder sein.

Derzeit wird die Anti-D-Prophylaxe in Deutschland zwischen der 28. und 30. Schwangerschaftswoche und nach der Geburt verabreicht. Trotzdem gibt es gewisse Bedenken über ihre Gefahrlosigkeit. Erstens enthalten diese Spritzen oft Quecksilber. Es gibt zwar seit 1996 eine Version ohne Quecksilber, aber das heißt noch lange nicht, dass Sie diese auch von Ihrem Arzt erhalten. Zweitens ist Immunglobulin ein Blutprodukt. So sehr es gereinigt und getestet wird, es besteht immer ein Risiko, wenn Blut von einer anderen Person in Ihren Körper injiziert wird.

Falls Sie sich für die Anti-D-Prophylaxe entscheiden, ist es sinnvoll, damit bis nach der Geburt zu warten. Wenn Ihr Baby auch Rh-negativ ist, dann brauchen Sie die Spritze nicht. Die Blutgruppe Ihres Babys kann man ganz leicht überprüfen, indem man eine Probe aus der Nabelschnur entnimmt. Das kann man theoretisch sogar selbst tun, mithilfe eines Blutgruppenbestimmungskits aus dem Internet.

Wenn übrigens beide Eltern Rh-negativ sind, dann braucht man sich um diese Thematik auch nicht zu sorgen. Das Kind wird in diesem Fall auch Rh-negativ sein und eine Spritze ist daher nicht notwendig.

Es ist sehr unwahrscheinlich, dass mütterliches und kindliches Blut miteinander in Kontakt kommen. In der Gebärmutter vermischen sie sich normalerweise nicht. Und während einer schonenden Geburt ohne Interventionen ist es ebenfalls unwahrscheinlich. Das Risiko erhöht sich bei einer:

- medikamentös eingeleiteten Abtreibung bzw. Ausschabung oder Aussaugung der Gebärmutter
- Eileiterschwangerschaft
- Chorionzottenentnahme
- Amniozentese
- Bluttransfusion

Falls Sie selbst Rh-negativ sind, müssen Sie die Entscheidung treffen: Prophylaxe ja/nein, wenn ja: auch in der Schwangerschaft oder nur nach der Geburt? Die am wenigsten invasive Option ist, die Anti-D-Prophylaxe nach der Geburt in Anspruch zu nehmen, wenn das Baby Rh-positiv ist. Einige Frauen entscheiden sich ganz gegen die Spritze. Dann sollte besonders darauf geachtet werden, dass niemals mit Gewalt an der Nabelschnur gezogen wird. Stattdessen sollte man warten, bis die Plazenta sich ganz gelöst hat und von allein geboren wird. Rh-negative Frauen, die ihr zweites Rh-positives Kind bekommen, erfahren über den Antikörpersuchtest als Teil der Schwangerenvorsorge (so sie daran teilnehmen), ob sie gegen den Rhesusfaktor messbar sensibilisiert sind oder nicht. Sowohl das Nichtstun als auch die Verwendung der Anti-D-Prophylaxe sind mit Risiken verbunden. Wahrscheinlich möchten Sie sich noch weiter zu diesem Thema informieren, um die Vor- und Nachteile Ihrer Optionen abzuwägen.

Rückenschmerzen

Während der Schwangerschaft, und besonders am Ende, kann es sein, dass Sie Schmerzen im unteren Rückenbereich haben. Auch Schmerzen im oberen Rücken sind nicht ungewöhnlich. Beides stammt häufig von der zusätzlichen Last, die Sie vorne tragen. Falls Sie Schmerzen zwischen Ihren Schulterblättern haben, dann kann es sein, dass Sie mit einer schlechten Körperhaltung dazu beitragen.

Bedauerlicherweise gibt es keine Wunderkur für Rückenschmerzen, aber es gibt so einige Dinge, die Sie vorbeugend tun können und auch so einiges, was die Schmerzen lindert. Wenn Sie sich eher wenig bewegen, können Sie mit ein paar vorsichtigen Dehnübungen beginnen. Die Dehnübungen sollten schwangerschaftsfreundlich sein, das heißt, Sie sollten zur Mitte und zum Ende der Schwangerschaft auch beim Dehnen nicht lange auf dem Rücken liegen – und wahrscheinlich wird Ihnen das eh unangenehm sein.

Bewegung ist für den Rücken gut. Selbst ein Spaziergang kann helfen. Sie müssen nicht sprinten oder joggen, um hier einen Effekt zu erzielen. Wichtiger ist, dass Sie vorsichtig sind und sich nicht zu sehr überanstrengen. Achten Sie auf Ihren Körper und machen Sie eine Pause, wenn Sie eine brauchen. Falls Ihr Bauch noch nicht zu groß ist, können Sie auch auf einem feststehenden Fahrrad (Hometrainer) fahren. Fahren Sie besser aber nur mit einem normalen Fahrrad, wenn Sie damit geübt sind und auch vor der Schwangerschaft gefahren sind. Eine weitere sanfte Form der Bewegung ist Schwimmen. Wenn Sie im Wasser sind, fühlen Sie sich ganz leicht und das tut auch dem Rücken gut.

Bei starken Schmerzen kann ein Heizkissen Linderung bringen. Zögern Sie nicht, Ihren Partner zu bitten, Ihnen den Rücken ausgiebig zu massieren. Er kann dabei auch eine wärmende Salbe für zusätzliche Schmerzlinderung benutzen. Wenn Ihr Partner beim Massieren weniger talentiert ist, können Sie eine pränatale Massage bei einem Masseur buchen. Ist das Geld knapp, können Sie auch jemanden aus der Familie oder eine Freundin um den Gefallen bitten.

So lange Sie aktiv bleiben und sich regelmäßig dehnen, sollten Ihre Rückenschmerzen überschaubar bleiben. Natürlich ist es wichtig, auf die Ernährung zu achten, damit Sie nicht zu viele überflüssige Pfunde zulegen. Damit meine ich das Gewicht, das zum Beispiel von den drei abendlichen Pizzen oder der regelmäßigen Packung Speiseeis stammt und nicht von der Schwangerschaft selbst.

Sie sollten außerdem auf einer festen, bequemen Matratze schlafen. Da Sie viel Zeit mit Schlafen verbringen, sollten Sie Ihren Rücken gut stützen, wenn Sie im Bett liegen. Wenn Sie jeden Morgen mit Rückenschmerzen aufwachen, kann es gut sein, dass Ihre Matratze daran schuld ist. Die beste Schlafposition in der Schwangerschaft ist die Seitenlage mit einem Kissen unter dem Kopf und einem Kissen zwischen den Knien. Sie können auch ein kleines Kissen unter Ihren wachsenden Bauch legen, als weitere Stütze. Zusätzlich ist es wichtig, dass Sie immer mit guter Körperhaltung auf einem ergonomischen Stuhl sitzen – vor allem, wenn Sie viel Zeit im Sitzen (zum Beispiel am Computer) verbringen.

Schilddrüsenstörungen

Eine Schilddrüsenunterfunktion oder -überfunktion ist kein Hindernis, zu Hause zu gebären. Sie sollten allerdings Ihre Werte während der Schwangerschaft regelmäßig kontrollieren lassen, um sicherzugehen, dass die Hormone richtig eingestellt sind. Während der Schwangerschaft verändern sich die Hormone stark und gerade die Schilddrüse leistet in dieser Zeit Schwerstarbeit. Solange Sie die Anweisungen Ihres Arztes befolgen und die Dosierung anpassen, dürfte es aber keine Probleme geben.

Sobald Sie wissen, dass Sie schwanger sind, vereinbaren Sie am besten einen Termin zur Blutuntersuchung. Zu diesem Zeitpunkt ist es wahrscheinlich schon nötig, Ihre Dosierung anzupassen. Ihr Arzt wird sicherlich eine weitere Blutuntersuchung im zweiten Drittel der Schwangerschaft zur Kontrolle empfehlen. Für den Rest der Schwangerschaft bleiben die Schilddrüsenhormone ziemlich konstant. Ungefähr sechs Wochen nach der Geburt kehren diese wieder zum Normalzustand vor der Schwangerschaft zurück. Zu diesem Zeitpunkt sollten Sie wieder zur Kontrolle gehen und das richtige Rezept erhalten.[45]

Alles in allem führt eine Über- oder Unterfunktion der Schilddrüse nur dazu, dass Sie zusätzliche Blutabnahmen einplanen und Ihre Hormondosierung für die Schwangerschaft anpassen lassen müssen. Die zusätzlichen Untersuchungen sind sehr wichtig für Sie und Ihr Baby. Suchen Sie dafür am besten den Arzt auf, der sie auch sonst wegen ihrer Schilddrüse betreut.

Sodbrennen

Sodbrennen ist überaus unangenehm. Es fühlt sich so an, als ob das Essen wieder hochkommt, aber doch nicht ganz. Beim Sodbrennen handelt es sich um ein brennendes Gefühl in der Speiseröhre und im Hals. Es ist ein bisschen mit dem Gefühl zu vergleichen, eine Cola zu trinken und dann aufzustoßen, aber viel unangenehmer.

Sodbrennen kann jederzeit auftreten, am Tag oder in der Nacht. Ein Grund für vermehrtes Sodbrennen während der Schwangerschaft ist, dass der Magen im Körper nach oben gedrückt wird, weil die Gebärmutter stetig wächst. Deshalb kann das Sodbrennen auch schlimmer werden, je weiter Ihre Schwangerschaft voranschreitet.

Es gibt verschiedene Möglichkeiten, Sodbrennen zu lindern. Eine davon ist, kleinere Mahlzeiten zu essen. Es schadet auch nicht, frittierte, scharfe oder schwere Mahlzeiten zu meiden, die Sodbrennen verursachen können. Es kann auch helfen, zu den Mahlzeiten nicht allzu viel zu trinken und sich nicht direkt nach dem Essen hinzulegen. Probieren Sie am besten aus, welche Nahrungsmittel bei Ihnen Sodbrennen auslösen. Sie könnten dazu ein Essen-Tagebuch führen. Dann können Sie diese Nahrungsmittel entsprechend meiden oder vermindert konsumieren.

Oft ist Sodbrennen nachts schlimmer, weil Sie liegen. Sitzen lässt die Magensäure eher nach unten abfließen, deshalb sind die Beschwerden im Sitzen weniger und verschwinden manchmal ganz. Sodbrennen ist übrigens auch ein Grund, warum manche ältere Leute gern in diesen bequemen Sesseln sitzen oder sogar im Sessel schlafen. Es gibt verschiedene rezeptfreie Medikamente, die Sie gegen Sodbrennen einnehmen können, aber ich weiß nicht, ob diese wirklich helfen. Angeblich schaden sie nicht. Überprüfen Sie besser, ob diese Mittel auch in der Schwangerschaft zugelassen sind, wenn Sie wirklich Medikamente gegen das Sodbrennen verwenden möchten.

Am Ende der Schwangerschaft wird das Sodbrennen auf ganz natürliche Weise weniger, manchmal sogar schon bevor das Kind geboren ist. Vielleicht senkt sich Ihr Baby bereits einige Tage oder Wochen vor der Geburt in den Geburtskanal. Obwohl dadurch mehr Druck auf der Blase entsteht und Sie dann wieder vermehrt auf die Toilette müssen, sollte dafür der Druck auf den Magen und die Lunge nachlassen. Dadurch werden Atemnot und Sodbrennen weniger, oder die Beschwerden treten zumindest nicht ganz so oft auf.

Vormilch

Vormilch wird von den Brüsten für das Neugeborene produziert. Die allererste Milch kann allerdings schon sehr früh in der Schwangerschaft vorhanden sein. Manche Frauen bemerken, dass die Vormilch bereits im fünften oder sechsten Schwangerschaftsmonat aus Ihren Brüsten tropft. Jede Schwangerschaft verläuft anders und vielleicht tropfen Ihre Brüste nicht, wenn Sie schwanger sind. Falls Sie Vormilch bemerken, können Sie jetzt schon zum Still-BH wechseln. Sie können auch Stilleinlagen im normalen BH benutzen, um nasse Flecken auf den Oberteilen zu vermeiden.

Wenn Sie als Risikoschwangere eingestuft werden

Manche Frauen planen eine Hausgeburt, aber während der Schwangerschaft entscheidet die Hebamme, dass es zu riskant ist. Gründe gibt es dafür viele. Entweder haben Sie Schwangerschaftsdiabetes oder einen zu hohen Blutdruck, aber vielleicht haben Sie auch einfach nur den Geburtstermin um zu viele Tage überschritten.

Hebammen müssen bestimmten Richtlinien folgen, um ihren Versicherungsschutz nicht zu verlieren. Kurz gesagt, es ist Zeitverschwendung mit der Hebamme zu streiten, auch wenn Sie selbst davon überzeugt sind, dass eine Hausgeburt für Sie kein Risiko darstellt. Falls Ihre Hebamme Sie entlässt, haben Sie zwei Möglichkeiten: Sie entbinden im Krankenhaus oder Sie gebären allein zu Hause.

Wenn Ihre Hausgeburtshebamme auch als Beleghebamme arbeitet und mit Ihnen ins Krankenhaus gehen kann, sind Sie hoffentlich auch im Krankenhaus in besten Händen. Wenn Ihre Hebamme nicht mit ins Krankenhaus kommt, müssen Sie mit derjenigen vorliebnehmen, die gerade Dienst hat. Wie das Ganze ausgeht, hängt von der Hebamme ab und auch vom anwesenden Arzt und seinen Ansichten über die natürliche Geburt. So manches Krankenhauspersonal ist sehr verständnisvoll, wenn eine Frau, die eine Hausgeburt geplant hat, letztendlich zur Geburt im Krankenhaus landet. Die Hebammen können ihr dabei helfen, trotzdem so natürlich wie möglich zu gebären. Auf der anderen Seite kann das Krankenhauspersonal einer Mutter, die eine Hausgeburt geplant hatte, auch feindlich gegenüber eingestellt sein.

In diesem Fall ist es hilfreich, sich vorher umzuhören. Welches Krankenhaus ist am ehesten auf eine interventionsarme Geburt eingestellt? Wo ist die Kaiserschnittrate am niedrigsten? Welcher Arzt unterstützt eine interventionsarme Geburt? Suchen Sie diese Informationen so früh wie möglich heraus, damit Sie für den Fall der Fälle vorbereitet sind.

Die andere Möglichkeit ist, zu Hause ohne medizinische Betreuung zu gebären. Dafür habe ich mich persönlich entschieden. Wenn Sie als Risikoschwangere eingestuft werden, lässt sich das aber nicht automatisch empfehlen. Allerdings weiß ich auch, dass sich die Mediziner bei der Risikobewertung nicht immer einig sind.

Meine eigene Erfahrung ist ein gutes Beispiel. Während meiner zweiten Schwangerschaft hatte ich einen Arzt, der meiner Schwangerschaft ein hohes Risiko bescheinigte. Er basierte diese Einschätzung darauf, dass ich mein erstes Kind zu früh geboren hatte (36 Wochen und 4 Tage) und dass es sehr klein war (1.814g Geburtsgewicht). Daher plante dieser Arzt eine Reihe von Ultraschalluntersuchungen während meiner zweiten Schwangerschaft, um sicherzustellen, dass das Baby weiterhin wuchs und gedieh.

Als ich später zu einer Hebamme wechselte, fand diese nicht, dass meine Schwangerschaft ein hohes Risiko darstellte. Mein zweites Kind kam nach 41 Wochen und 3 Tagen im Geburtshaus zur Welt. Sie wog 3.742 g. Meine drei Kinder, die zu Hause geboren wurden, kamen erst nach 42 bzw. 43 Schwangerschaftswochen zur Welt. Eine Hebamme hätte diesen Geburten gar nicht beiwohnen dürfen, einfach aus dem Grund, weil sie so spät stattfanden.

Es kann mitunter sehr schwierig sein, verständnisvolle Geburtshelfer zu finden, wenn mehrere Risikofaktoren zusammenkommen. Wenn Sie zum Beipsiel bereits einen Kaiserschnitt hatten und dann hohen Blutdruck oder hohen Blutzucker bekommen, dann stuft ein Mediziner Sie mit einem höheren Risiko ein, als eine Frau, die hohen Blutdruck oder hohen Blutzucker hat, aber vaginal entbunden hat.

Es ist letzendlich Ihre Entscheidung, wie Sie gebären. Natürlich sollten Sie das nicht auf die leichte Schulter nehmen. Es ist wichtig, dass Sie sich über Ihre Möglichkeiten genau informieren, damit Sie die richtige Wahl für sich und Ihr Baby treffen.

Eine interventionsfreie Geburt im Krankenhaus – Wie geht das?

Vielleicht kann Ihre Hebamme am Ende doch nicht bei Ihrer Geburt anwesend sein und Sie entscheiden sich notgedrungen für eine Geburt im Krankenhaus. Hier ist die gute Nachricht: Eine interventionsarme Geburt ist durchaus auch im Krankenhaus möglich.

Sie sind wahrscheinlich am Boden zerstört, wenn Ihre Geburtspläne über den Haufen geworfen werden, aber das Krankenhaus kann für manche Frauen die sicherere Wahl sein. Und obwohl Sie im Krankenhaus gebären, möchten Sie sicherlich trotzdem Ihr Kind so natürlich wie möglich auf die Welt bringen. Ansonsten würden Sie dieses Buch nicht lesen. Dafür brauchen Sie einen Plan.

1. *Was wollen Sie?*

Es reicht nicht aus, natürlich gebären zu wollen, um die entsprechende Geburt im Krankenhaus zu bekommen. Machen Sie sich klar, warum Sie bestimmte Wünsche haben. Informieren Sie sich über die gängigsten Eingriffe und entscheiden Sie, welche Sie ablehnen möchten. Wenn Sie nicht wollen, dass die Geburt eingeleitet wird, dann entscheiden Sie sich vielleicht dafür, erst im Krankenhaus zu erscheinen, nachdem die Wehen von allein begonnen haben.

2. Schreiben Sie es auf

Viele Frauen erstellen einen Geburtsplan, um sicherzugehen, dass die Geburt so abläuft, wie sie es sich vorstellen. Idealerweise nimmt sich das Krankenhauspersonal die Zeit, Ihren Geburtsplan zu lesen und richtet sich, so gut es geht, nach Ihren Wünschen. In Wirklichkeit ist es aber eher unwahrscheinlich, dass jede Hebamme und jeder Arzt Ihren Geburtsplan liest. Selbst wenn sie das tun sollten, dann überfliegen sie das Dokument höchstens. Es ist daher sinnvoll, den Geburtsplan möglichst kurz und bündig zu halten.

Sie könnten stichpunktartig oder in kurzen Sätzen aufführen, was Sie wollen oder nicht wollen. Wenn Sie das Ganze schriftlich festhalten, hilft das Ihrem Partner, in Ihrem Interesse zu agieren – auch dann, wenn Sie selbst nicht, oder nur eingeschränkt, dazu in der Lage sind. Und es hilft vielleicht auch Ihnen, sich zu erinnern, dass Sie zum Beispiel auf die Periduralanästhesie verzichten wollten.

3. Holen Sie sich Unterstützung

Selbst wenn Sie normalerweise stark und selbstbewusst auftreten und gut darin sind, sich für Ihre eigenen Überzeugungen einzusetzen, sind Sie bei der Geburt verletzbar. Es kann sein, dass Sie Angst haben oder nervös sind oder sich Sorgen machen, oder Sie sind einfach auf den Geburtsprozess konzentriert. Deshalb brauchen Sie jemanden, der sich im Krankenhaus für Sie einsetzt. Es könnte Ihr Partner sein, Ihre Hebamme, Ihre Doula (Schwangerschafts-, Geburts- und Wochenbettbegleiterin) oder Ihre Mutter. Am besten suchen Sie sich jemanden, der diplomatisch genug ist und das Krankenhauspersonal nicht gegen sich aufbringt, aber auch jemanden, der Ihnen wirklich Rückendeckung gibt.

4. Bleiben Sie freundlich

So wenig ich Krankenhäuser mag, so weiß ich doch, dass man selten die gewünschte Behandlung bekommt, wenn man offen gegen alles und jeden rebelliert. Es ist viel besser, die eigenen Wünsche nett und höflich vorzutragen. Werden Ihre Wünsche ignoriert, müssen Sie sich eventuell stärker durchsetzen, aber man erreicht meist mehr, wenn man dabei auf Freundlichkeit setzt.

Bei manchen Wünschen sollten Sie lieber später um Verzeihung bitten, als vorher um Erlaubnis zu fragen. Wenn Sie zum Beispiel hungrig sind und das Krankenhaus Essen nicht erlaubt, dann bitten Sie einfach Ihren Partner darum, das gewünschte Essen hereinzuschmuggeln. Das Krankenhauspersonal wird sicherlich nicht die Regeln für Sie brechen, egal wie nett Sie darum bitten. Das Gleiche gilt für das Herumlaufen unter den Wehen. Wenn Sie nicht an irgendwelche Maschinen angeschlossen sind, dann bewegen Sie sich einfach frei, so viel Sie möchten.

5. *Treffen Sie zur richtigen Zeit ein*

Wenn die Fruchtblase geplatzt ist, aber noch keine Wehen vorhanden sind, ist es besser, mit der Fahrt zum Krankenhaus noch zu warten – es sei denn, Sie haben Fieber. Wenn die Fruchtblase geplatzt ist, dann fängt, mit Ihrer Ankunft im Krankenhaus, die Uhr an zu ticken. Höchstwahrscheinlich müssen Sie Ihr Kind innerhalb von 12 oder 24 Stunden gebären. Ansonsten drohen verschiedene Interventionen wie die intravenöse Antibiotikagabe, der Wehentropf und, wenn die Geburt daraufhin nicht wie gewünscht voranschreitet, irgendwann der Kaiserschnitt. Tauchen Sie später mit Wehen auf, ist es auch keine gute Idee, dem Personal mitzuteilen, dass Ihre Fruchtblase schon vor mehr als einem Tag geplatzt ist.

Auch wenn Sie den Geburtstermin überschritten haben, macht es Sinn, zu warten, bis die Wehen von allein beginnen – es sei denn, es gibt andere Komplikationen. Ihr Baby wird auf die Welt kommen, wenn es so weit ist.

Falls Sie eine vaginale Geburt nach Kaiserschnitt planen, obwohl weder der Arzt noch das Krankenhaus in diesem Fall große Unterstützung anbieten, dann treffen Sie am besten erst dann im Krankenhaus ein, wenn das Baby gleich da ist. Das Gleiche gilt für ein Baby, das in Steißlage oder Beckenendlage liegt.

Wenn Sie zu früh im Krankenhaus auftauchen, dann führt das meistens zu unnötigen Interventionen. Das Krankenhauspersonal wird Sie bestimmt nicht nach Hause schicken, wenn Ihre Fruchtblase geplatzt ist oder Sie den Geburtstermin weit überschritten haben. Das bedeutet, dass die Geburt eingeleitet wird. Aber Sie wissen ja bereits, dass Sie mit einem Kaiserschnitt rechnen müssen, wenn die Einleitung nicht funktioniert.

Ist der Weg zum Krankenhaus weit und Sie fürchten, das Baby könnte im Auto zur Welt kommen, können Sie sich zum Beispiel auf dem Parkplatz vor dem Krankenhaus aufhalten. Sie könnten in der Nachbarschaft spazieren gehen oder an einem anderen Ort in der Nähe in der Begleitung Ihres Partners durch die Wehen atmen. Dann haben Sie es nicht weit, wenn Sie medizinische Hilfe brauchen, aber die Uhr hat noch nicht angefangen zu ticken.

6. *Vertrauen Sie Ihren Instinkten*

Es ist schwierig sich auf die Geburt zu konzentrieren, wenn Sie in einem hell erleuchteten Zimmer voll fremder Menschen sind. Obwohl das Krankenhauspersonal in der Nähe ist und Ihnen vermutlich sagen wird, was Sie seiner Meinung nach tun sollen, ist es wichtig, dass Sie Ihren eigenen Instinkten vertrauen und folgen. Ihr Körper weiß, wie man ein Kind gebärt, auch wenn Sie es selbst noch nie getan haben. Wenn Sie herumlaufen möchten, dann tun Sie das. Wenn Sie sich lieber ausruhen möchten, dann tun Sie das. Wenn Sie Hunger oder Durst haben, dann sollten Sie essen oder trinken. Krankenhäuser haben oft Vorschriften, die sowohl das Herumlaufen als auch das Essen verbieten, aber diese Vorschriften machen für eine normale Geburt keinen Sinn. Sie werden Ihnen jedenfalls nicht helfen, Ihr Kind auf natürliche Weise zur Welt zu bringen.

7. Beauftragen Sie jemanden, Ihr Baby zu beobachten

Wenn das Kind geboren ist, wird das Krankenhauspersonal sich auf die Erstversorgung des Neugeborenen konzentrieren. Falls Sie selbst an verschiedene Maschinen oder Kanülen angeschlossen sind oder ein Dammriss genäht werden muss, können Sie vielleicht nicht bei Ihrem Baby bleiben. Bitten Sie Ihren Partner in diesem Fall, auf das Baby aufzupassen und sicherzustellen, dass Ihre Wünsche respektiert werden. Verlangen Sie, Ihr Baby so schnell wie möglich in den Armen halten zu können. Ihr Baby und Sie müssen sich kennenlernen.

Je mehr Sie über die Geburt wissen und sich über ihre Wünsche im Klaren sind, desto einfacher wird es letztendlich sein, auch im Krankenhaus interventionsarm zu gebären. Sie schaffen das!

---

[1] Kiely & Kogan, (n. d.). "Reproductive Health of Women – Prenatal Care." Retrieved from http://www.cdc.gov/reproductivehealth/ProductsPubs/DatatoAction/pdf/rhow8.pdf

[2] Haugen, John A. (n.a.). "The Facts on Prenatal Testing." Retrieved from http://www.haugenobgyn.com/services/obstetrics/the-facts-on-prenatal-testing/.

[3] WebMD (2013). "Gain Weight Safely During Your Pregnancy." Retrieved from http://www.webmd.com/baby/guide/healthy-weight-gain

[4] WebMD (2013). "Gain Weight Safely During Your Pregnancy." Retrieved from http://www.webmd.com/baby/guide/healthy-weight-gain

[5] Agency for Healthcare Research and Quality (2012). "Measuring Your Blood Pressure at Home: A Review of the Research for Adults." Retrieved from http://effectivehealthcare.ahrq.gov/index.cfm/search-for-guides-reviews-and-reports/?productid=894&pageaction=displayproduct

[6] Der Spiegel Online (2017). "Neue Blutdruckgrenzen in den USA". http://www.spiegel.de/gesundheit/diagnose/bluthochdruck-usa-senken-richtwerte-fuer-blutdruck-a-1177880.html.

[7] Krankenkassenzentrale (2017). "Ratgeber: So erkennen Sie einen gesunden Blutdruck". https://www.krankenkassenzentrale.de/wiki/blutdruck#.

[8] Laskowski, M.D. (2013). "What's a normal resting heart rate?" Retrieved from http://www.mayoclinic.com/health/heart-rate/AN01906

[9] The American College of Obstetricians and Gynecologists (2014). "FAQ – Routine Tests in Pregnancy". Retrieved from http://www.acog.org/-/media/For-Patients/faq133.pdf?dmc=1&ts=20141102T2114483181

[10] Birth.com.au (2013). "Measuring and feeling your belly and listening to your baby". Retrieved from http://www.birth.com.au/tests-offered-during-pregnancy/feeling/measuring-your-belly-listening-to-baby#.VFbltfldWVM

[11] Csanyi, Carolyn (2013). "How to Hear Your Baby's Heartbeat With a Stethoscope" Retrieved from http://www.ehow.com/how_6954670_hear-baby_s-heartbeat-stethoscope.html

[12] Cain, Candice (2013). "How to Detect a Fetal Heartbeat on Doppler" Retrieved from http://www.ehow.com/how_2363481_detect-fetal-heartbeat-doppler.html

[13] Lucile Packard Children's Hospital (2013). "Common Tests During Pregnancy." Retrieved from http://www.lpch.org/DiseaseHealthInfo/HealthLibrary/pregnant/tests.html

[14] Oladapo OT. "Amniocentesis and chorionic villus sampling for prenatal diagnosis: RHL commentary (last revised: 1 April 2009)." The WHO Reproductive Health Library; Geneva: World Health Organization. Retrieved from http://apps.who.int/rhl/pregnancy_childbirth/fetal_disorders/prenatal_diagnosis/CD003252_Oladapot_com/en/

[15] Beverly Beech setzt sich seit 1976 für die Verbesserung der Geburtshilfe ein. Unter anderem ist sie Ehrenvorstand in der "Association for Improvements in the Maternity Services" (Verein für Verbesserungen in der Mutterpflege).

[16] Buckley, Sarah (2005). "Ultrasound Scans – Cause for Concern." Retrieved from http://sarahbuckley.com/ultrasound-scans-cause-for-concern

[17] U.S. Food and Drug Administration (2014). "Ultrasound Imaging". Retrieved from http://www.fda.gov/Radiation-EmittingProducts/RadiationEmittingProductsandProcedures/MedicalImaging/ucm115357.htm

[18] U.S. Food and Drug Administration (2014). "Ultrasound Imaging". Retrieved from http://www.fda.gov/Radiation-EmittingProducts/RadiationEmittingProductsandProcedures/MedicalImaging/ucm115357.htm

[19] Wagner (1999). "Ultrasound: More Harm than Good?" Retrieved from http://www.midwiferytoday.com/articles/ultrasoundwagner.asp

[20] Kresser (2011). "Natural childbirth IIb: ultrasound not as safe as commonly thought." Retrieved from http://chriskresser.com/natural-childbirth-iib-ultrasound-not-as-safe-as-commonly-thought

[21] WebMD (2014). "Anemia in Pregnancy." Retrieved from http://www.webmd.com/baby/guide/anemia-in-pregnancy?page=1

[22] Die American Pregnancy Association ist eine US-amerikanische, gemeinnützige Organisation, die sich durch Bildung und Forschung auf die Gesundheit während der Schwangerschaft konzentriert.

[23] American Pregnancy Association (2014). "Bleeding During Pregnancy." Retrieved from http://americanpregnancy.org/pregnancycomplications/bleedingduringpreg.html

[24] Centers for Disease Control and Prevention (2014). Group B Strep. Retrieved from http://www.cdc.gov/groupbstrep/about/prevention.html.

[25] Centers for Disease Controand Prevention (2016). "Group B Strep (GBS)". Retrieved from https://www.cdc.gov/groupbstrep/about/fast-facts.html.

[26] Home Birth Reference Site (n.d.). "Group B Strep and Home Birth." Retrieved from http://www.homebirth.org.uk/gbs.htm

[27] Home Birth Reference Site (n.d.). "Group B Strep and Home Birth." Retrieved from http://www.homebirth.org.uk/gbs.htm

[28] Centers for Disease Control and Prevention (2012). "ABCs Report: Group B *Streptococcus*, 2012." Retrieved from http://www.cdc.gov/abcs/reports-findings/survreports/gbs12.html

[29] Die Mayo Clinic ist eine gemeinnützige Organisation und in der Forschung und Ausbildung und als Betreiber der Mayo-Kliniken tätig.

[30] Mayo Clinic (2014). "Gestational Diabetes – Complications." Retrieved from http://www.mayoclinic.org/diseases-conditions/gestational-diabetes/basics/complications/con-20014854

[31] Jennifer Lannon (2014) "Healthy Alternatives to the Pregnancy Glucose Test." Retrieved from https://realfoodhealsblog.wordpress.com/2014/06/05/healthy-alternatives-to-the-pregnancy-glucose-test/

[32] Wolf, Robb (n.d.). "Gestational Diabetes". Retrieved from http://robbwolf.com/2008/06/25/gestational-diabetes/

[33] Goldberg, Carey (2013). "Tragically Wrong: When Good Early Pregnancies Are Misdiagnosed As Bad." Retrieved from http://commonhealth.wbur.org/2013/10/ectopic-pregnancy-misdiagnosed-methotrexate

[34] Beech, Beverly Lawrence (1999).Ultrasound: Weighing the Propaganda Against the Facts. Originally Appeared in Midwifery Today Issue 51, Autumn 1999. Retrieved from http://www.midwiferytoday.com/articles/ultrasound.asp

[35] U.S. National Library of Medicine (2008). "Hemorrhoids in pregnancy". Retrieved from http://www.ncbi.nlm.nih.gov/pmc/articles/PMC2278306/

[36] Harms, Roger W., M.D. (2011). "What can I do to treat hemorrhoids during pregnancy?" Retrieved from http://www.mayoclinic.org/healthy-living/pregnancy-week-by-week/expert-answers/hemorrhoids-during-pregnancy/faq-20058149

[37] Baby Center L.L.C. (2013). "Frequent urination during pregnancy." Retrieved from http://www.babycenter.com/0_frequent-urination-during-pregnancy_237.bc

[38] Office on Women's Health (2012). "Urinary tract infection fact sheet." Retrieved from http://womenshealth.gov/publications/our-publications/fact-sheet/urinary-tract-infection.html#b

[39] Mayo Clinic (2011). "Preeclampsia – Risk Factors." Retrieved from http://www.mayoclinic.org/diseases-conditions/preeclampsia/basics/risk-factors/con-20031644

[40] Mayo Clinic (2014). "High blood pressure and pregnancy: Know the facts". Retrieved from http://www.mayoclinic.org/healthy-lifestyle/pregnancy-week-by-week/in-depth/pregnancy/art-20046098

[41] Mayo Clinic (2014). "High blood pressure and pregnancy: Know the facts". Retrieved from http://www.mayoclinic.org/healthy-lifestyle/pregnancy-week-by-week/in-depth/pregnancy/art-20046098

[42] National Heart, Lung, and Blood Institute (n.d.). "What Is Iron-Deficiency Anemia?" Retrieved from http://www.nhlbi.nih.gov/health/health-topics/topics/ida/printall-index.html

[43] American Pregnancy Association (2014). "Rh Factor." Retrieved from http://americanpregnancy.org/pregnancycomplications/rhfactor-2.html

[44] American College of Obstetricians and Gynecologists (2013). "The Rh Factor: How It Can Affect Your Pregnancy." Retrieved from http://www.acog.org/~/media/For%20Patients/faq027.pdf?dmc=1&ts=20140524T1411580129

[45] Mathur, Ruchi, MD, FRCP(C) (2014). "Hypothyroidism During Pregnancy (Thyroid Deficiency During Pregnancy)." Retrieved from http://www.medicinenet.com/hypothyroidism_during_pregnancy/article.htm

Kapitel 3
Geburtsvorbereitung

Bedarfsliste für die Alleingeburt

Genau genommen brauchen Sie keine besonderen Hilfsmittel, um zu gebären. Wirklich notwendig ist nur die schwangere Mutter. Aber die meisten Frauen wollen sich doch etwas mehr auf eine Alleingeburt vorbereiten. Ich habe daher eine Liste von Hilfsmitteln für die bevorstehende Geburt erstellt, die Ihnen als Anregung dienen soll. Sie werden feststellen, dass Sie die meisten Sachen bereits zu Hause haben oder zumindest etwas, was Sie stattdessen verwenden können. Um des Seelenfriedens willen halten Sie am besten alles bereit, sobald Ihr Baby reif geboren werden kann. Das ist in der Regel ab der 36. oder 37. Schwangerschaftswoche der Fall.

Eine Plane (zur Abdeckung des Bodens, besonders bei Teppichen)
Falls Sie sich um Ihren Fußboden keine Sorgen machen, weil der leicht zu reinigen ist, dann brauchen Sie keine Plane. Ansonsten findet man so etwas in der Campingabteilung oder im Malerbedarf.

Eine alte Decke (wird über die Plane gelegt, damit Sie nicht auf Plastik herumlaufen müssen)
Sie können alte Decken auf dem Flohmarkt oder im Secondhandladen erstehen, wenn Sie keine zu Hause haben.

Matratzenschoner für das Bett
Falls Sie noch keinen Matratzenschoner haben, kaufen Sie sich ruhig einen. So etwas ist wirklich sehr nützlich, vor allem wenn Sie vorhaben, später das Bett mit Ihrem Baby zu teilen.

Alte Laken für das Bett
Falls Sie keine alten Laken haben, möchten Sie sich vielleicht neue Laken kaufen und die derzeitigen Laken für die Geburt benutzen.

Wenn Sie genügend Unterlagen benutzen oder doch auf dem Fußboden oder in der Badewanne gebären, dann werden Ihre Laken aber wahrscheinlich gar nicht beschmutzt.

Flexible Strohhalme (auf Wunsch)
Da Sie während der Geburt genügend trinken sollten, können biegsame Plastikstrohhalme hilfreich sein. Wenn Sie mit Wehen in der Badewanne liegen, ist es nämlich einfacher, am Strohhalm zu saugen, als eine Tasse oder ein Glas festzuhalten.

Unterlagen (große Unterlagen für Bett und Fußboden und Einlagen für die Unterhose)
Es gibt eine ganze Reihe von Unterlagen und Einlagen zu kaufen (beides wird in der Regel für Inkontinenz verkauft). Am besten kaufen Sie große Unterlagen für Ihr Bett und Einlagen für die Unterwäsche. Zusätzlich brauchen Sie auch mehrere Packungen von regulären Binden für das Wochenbett.

Ein kleiner Spiegel (damit Sie sehen, wie Ihr Baby auf die Welt kommt)
Ein kleiner Spiegel ist hilfreich, damit Sie selbst sehen können, was bei der Geburt passiert. Es kann aber sein, dass Sie keine Zeit haben, den Spiegel zu benutzen, wenn alles ganz schnell geht. Der Spiegel ist aber auch nützlich, um hinterher einen möglichen Dammriss zu begutachten.

Eine Uhr (um festzuhalten, wann das Baby geboren ist)
Heutzutage ersetzen andere elektronische Geräte häufig die Uhr, wie zum Beispiel Handys und iPads. So lange Sie die Möglichkeit haben festzustellen, wann Ihr Baby ungefähr zur Welt gekommen ist, ist das auch egal. Es kann hilfreich sein, Stift und Papier bereitzuhalten, um die Uhrzeit aufzuschreiben. Oder man liest die Uhrzeit später auf den digitalen Fotos oder Videos ab, die man während oder nach der Geburt gemacht hat. Da sollte man nur vorher überprüfen, dass auch die Uhrzeit in der Kamera richtig eingestellt ist.

Handtücher (um das Baby trocken zu rubbeln und warm zu halten)

Wenn in alten Filmen ein Kind geboren wird, scheinen die Helfer lediglich heißes Wasser und Handtücher zu brauchen. Was es mit dem heißen Wasser auf sich hat, ist unklar, aber aufgewärmte Handtücher sind nützlich, um das Baby warmzuhalten. Ihre eigene Körperwärme ist dabei aber noch effektiver.

Eine Mütze für das Baby (auf Wunsch)

Die meisten werdenden Mütter können es nicht erwarten, eine Mütze für ihr neugeborenes Baby zu kaufen. Schließlich gibt es so viele verschiedene süße Mützen für Babys. Allerdings braucht Ihr Baby keine Mütze, es sei denn, Ihre Wohnung ist kalt oder Sie nehmen Ihr Baby in der kalten Jahreszeit mit nach draußen. Wenn dem Baby eine Mütze aufgesetzt wird, dann hilft es ihm nicht, seine eigene Körpertemperatur zu regulieren. Noch wichtiger ist, dass die Mütze bei der Mutter-Kind-Bindung stören kann.[1] Haben Sie jemals den Duft eines neugeborenen Kindes eingeatmet? Wenn Sie den Kopf Ihres Babys beschnuppern, hilft es Ihnen, eine Bindung aufzubauen. Eine Mütze stört dabei bloß.

Sterilisierte Schere oder Messer

Sie werden etwas brauchen, um die Nabelschnur zu durchtrennen, es sei denn, Sie planen eine Lotusgeburt. Glücklicherweise ist beim Durchtrennen der Nabelschnur keine Eile geboten. Wenn Sie abnabeln wollen, können Sie eine Schere mit Wasser abkochen (um sie zu sterilisieren). Als Alternative können Sie auch ein steriles Messer benutzen oder die Nabelschnur durchbrennen.

Klemme für die Nabelschnur

Warten Sie, bis die Nabelschnur ganz schlapp und blass ist, bevor Sie diese durchtrennen, damit Ihr Baby das Blut aus der Plazenta bekommt, das ihm zusteht. Das Abklemmen ist nicht unbedingt notwendig, aber wenn Sie wollen, können Sie Nabelschnurklemmen oder einen Nabelschnurring bestellen. Sie können auch einen Schnürsenkel oder ein Bändchen benutzen (aber vorher sterilisieren).

Baby-Thermometer

Wenn es Ihnen Sicherheit gibt, können Sie bei Ihrem neugeborenen Kind in den ersten Tagen regelmäßig die Temperatur messen, um zu überprüfen, dass es ihm gut geht. Obwohl Sie sicherlich allein feststellen können, wenn Ihr Baby Fieber hat, kann ein Thermometer Ihnen genau Auskunft geben, wie hoch eventuelles Fieber ist. Die Körpertemperatur kann übrigens unterschiedlich hoch sein, je nachdem wo gemessen wird (unterm Arm, im Mund oder im Po). Will man eine genaue Messung, empfiehlt sich beim Baby die Messung im Po.

Windeln für das Neugeborene

Falls Sie sich für die Windelfrei-Methode interessieren, sind Windeln nicht unbedingt notwendig. Ansonsten möchten Sie sicherlich für die ersten paar Tage eine Packung Windeln für Neugeborene da haben. Stoffwindeln sind langfristig viel besser (ich bin selbst ein Fan davon), aber Wegwerfwindeln sind meistens kleiner und leichter zu falten, was hilfreich sein kann, wenn man mit der Nabelschnur vorsichtig umgehen muss. Vielleicht machen Sie sich wegen möglicher hartnäckiger Flecken durch das Mekonium Gedanken. Mekonium, auch Kindspech genannt, ist der Stuhlgang des Babys in den ersten beiden Tagen. Aber viele Eltern berichten, dass selbst das Mekonium auswaschbar ist und die Stoffwindeln nicht dauerhaft verfärbt. Andere verwenden in dieser Phase zusätzliche Einlagen, um das Saubermachen und Windelwechseln zu vereinfachen.

Spritzflasche

Eine Spritzflasche kann Ihnen nach der Geburt wie ein Lebensretter vorkommen. Selbst wenn Sie keinen Dammriss erleiden oder kaum reißen, kann sich die Gegend wund anfühlen und beim Urinieren schmerzen. Die Spritzflasche füllen Sie am besten mit warmem Wasser. Wenn Sie auf der Toilette sind, können Sie die Spritzflasche nutzen, um während und nach dem Wasserlassen einen warmen Wasserstrahl auf Ihren empfindlichen Damm zu spritzen.

Ein Maßband
Irgendwann wollen Sie sicherlich wissen, wie groß Ihr Baby ist. Daher ist es sinnvoll, ein Maßband zur Hand zu haben. Es ist nicht so einfach Neugeborene zu messen, weil diese sich eigentlich gar nicht strecken, sondern eher zusammenrollen. Daher weicht die Messung jedes Mal etwas ab, aber Sie können wenigstens eine gute Schätzung erhalten. Die besten Maßbänder für diesen Zweck sind Schneidermaßbänder, weil sie weich und flexibel sind.

Waage
Eine normale Waage ist nicht genau genug, um ein Neugeborenes zu wiegen, aber Sie wollen mit Sicherheit das Geburtsgewicht Ihres Babys wissen. Das Baby regelmäßig zu wiegen, ist außerdem eine gute Möglichkeit, um zu überprüfen, ob es so wächst und gedeiht, wie es soll.

Behälter für die Plazenta (nach Wunsch)
Wenn Sie die Plazenta behalten möchten (um sie zu essen, gründlich zu untersuchen, Ihren Nachbarn zu zeigen oder sie in einem Smoothie aufzubereiten), brauchen Sie einen Behälter dafür. Die Plazenta ist weich und formbar, es muss also kein großer Behälter sein.

Schwarze Mülltüten
Sie haben bestimmt schon große Mülltüten zu Hause, aber wenn Sie eine bereithalten, um nach der Geburt sauberzumachen, dann ist das keine schlechte Idee. Alles, was weggeschmissen werden kann und dreckig geworden ist, kommt dann ganz einfach in diese Mülltüte. Diese Aufgabe können Sie aber natürlich an Ihren Partner delegieren.

Still-BHs
Obwohl es reichlich Debatten gibt, ob es überhaupt notwendig ist, einen BH zu tragen oder nicht, tragen die meisten Frauen täglich einen BH. Es ist empfehlenswert, ein paar Still-BHs zu kaufen, um ein mögliches Durchsickern der Muttermilch zu vermeiden. Obwohl die Milch in großer Menge erst zwei bis drei Tage nach der Geburt zu fließen beginnt, werden Sie zu diesem Zeitpunkt sicherlich keine Lust zum BH-Einkauf haben. Sie können auch schon während der

Schwangerschaft einen Still-BH tragen. Wenn Ihr regulärer oder der Still-BH nicht mehr um den Brustkorb passt, weil der Bauch wächst, können Sie auch eine Verlängerung für den BH kaufen.

Stilleinlagen

Selbst der beste Still-BH wird nicht in der Lage sein, die Muttermilch aufzusaugen, die Ihre Brüste vor, während und nach dem Stillen abgeben. Deswegen werden Sie sicherlich mehrere Stilleinlagen vorrätig haben wollen. Sie können zum Beispiel wiederverwendbare Stilleinlagen aus Baumwolle oder Schafwolle verwenden. Allerdings sind diese Stilleinlagen nicht immer waschmaschinenfest. Daher brauchen Sie einen entsprechend großen Vorrat, damit Sie genug Zeit haben, die handgewaschenen Stilleinlagen trocknen zu lassen.

Wärme- und Kältepackungen

Eine Kältepackung auf Ihren geschwollenen Brüsten kann eventuellen Druck und Schmerzen lindern, ohne die Milchproduktion zu stören. Ein Wärmekissen kann für Nachwehen, Rückenschmerzen und Schmerzen anderer Art sehr hilfreich sein.

Ibuprofen

Es ist sicherlich möglich, ohne Schmerzmedikamente nach der Geburt auszukommen. Allerdings stellen viele Frauen fest, dass die Nachwehen bei der zweiten und nachfolgenden Geburt deutlich schlimmer sind. Die Schmerzen können wirklich qualvoll sein – ob es jetzt daran liegt, dass Ihre Gebärmutter schon Erfahrung beim Verkleinerungsprozess hat oder ob Ihr Körper einfach nur protestiert. Wenn Sie Ibuprofen einnehmen, dann nehmen Sie bitte nicht mehr als die empfohlene Dosis und nehmen Sie es auch nicht zu oft. Falls die Schmerzen ganz unerträglich sind, dann sollten Sie zum Arzt gehen, um eventuelle Komplikationen auszuschließen. Das kann zum Beispiel der Fall sein, wenn ein Teil der Plazenta in der Gebärmutter zurückgeblieben ist. Deswegen untersuchen Sie Ihre Plazenta nach der Geburt vorsichtig auf Risse und fehlende Stücke.

Wenn Sie lieber kein Ibuprofen einnehmen möchten, dann können Sie auch pflanzliche Heilmittel verwenden. Bei diesen Heilmitteln müssen Sie aber genauso vorsichtig mit der Dosierung sein, denn auch diese können eine starke Wirkung entfalten und sogar potentiell schädlich sein, wenn sie falsch verwendet werden.

Warmer Waschlappen / Ölkompresse

Um den Damm bei der Geburt zu schützen und einem Dammriss vorzubeugen, können Sie dafür eine warme Ölkompresse auflegen und ein bisschen Gegendruck ausüben. Als Alternative können Sie auch einen warmen Waschlappen benutzen und ihn während der Austreibungsphase sanft gegen Ihren Damm drücken.[2]

Bedarfsliste für die Alleingeburt

- [ ] Plane
- [ ] alte Decken
- [ ] Matratzenschoner
- [ ] alte Laken
- [ ] biegsame Plastikstrohhalme (auf Wunsch)
- [ ] Unterlagen und Einlagen
- [ ] Handspiegel
- [ ] eine Uhr
- [ ] saubere Handtücher
- [ ] sterilisierte Schere oder Messer
- [ ] Klemme für die Nabelschnur/Schnürsenkel
- [ ] Babythermometer
- [ ] Waage
- [ ] Kamera
- [ ] Windeln für das Neugeborene
- [ ] Spritzflasche
- [ ] Maßband
- [ ] Behälter für die Plazenta (auf Wunsch)
- [ ] große Mülltüte
- [ ] Still-BHs
- [ ] Stilleinlagen
- [ ] Wärme- und Kältepackungen
- [ ] Ibuprofen
- [ ] Ausdruck der Checkliste Geburt (siehe S. 183)
- [ ] Stift
- [ ] warmer Waschlappen/Ölkompresse
- [ ] _____
- [ ] _____
- [ ] _____
- [ ] _____

Sind es wirklich Wehen?

Egal ob es Ihr erstes oder zehntes Kind ist: Es kann durchaus sein, dass Sie sich nicht sicher sind, ob die Geburt bereits begonnen hat oder nicht. Obwohl es viele verschiedene Anzeichen gibt, dass die Geburt näher rückt und Ihr Körper sich darauf vorbereitet, sind keine dieser Anzeichen zwingend eindeutig. Zum Beispiel können Sie heute Wehen haben, obwohl Ihr Baby weder an diesem Tag noch in dieser Woche auf die Welt kommen wird.

Falls Sie noch kein Kind geboren haben, haben Sie womöglich Angst, dass Sie es nicht merken, wenn die richtigen Wehen einsetzen. Obwohl einige Frauen so mir nichts dir nichts gebären, ist das auf keinen Fall die Norm. Falls Sie eine der Frauen sind, die Ihr Baby auf der Toilette gebären, ohne dass Sie überhaupt wissen, dass Sie sich in der Austreibungsphase befinden, dann können Sie sich glücklich schätzen. In diesem Fall brauchen Sie sich keine Sorgen zu machen, denn die Geburt wird leicht und spontan vonstattengehen.

Natürlich ist es hilfreich, zu wissen, ob die Geburt tatsächlich angefangen hat oder nicht, damit Sie sich darauf einstellen können. So eine Geburt kann eine Weile dauern. Daher brauchen Sie nicht in Panik auszubrechen, wenn Sie merken, dass die Wehen losgehen. Sagen Sie besser auch nicht gleich allen Bekannten Bescheid, vor allem dann, wenn Sie lieber in Ruhe gelassen werden wollen.

Im Folgenden will ich darauf eingehen, wie so eine Geburt abläuft. Die hier aufgeführten Punkte sind willkürlich angeordnet, weil die ersten Anzeichen, dass die Geburt bevorsteht, nicht unbedingt in einer bestimmten Reihenfolge auftreten.

Wiederkehrende Rückenschmerzen

Wenn Sie immer wiederkehrende Rückenschmerzen haben, kann es sein, dass es sich dabei um Geburtswehen handelt. Viele Frauen spüren die Wehen zuerst im Rücken. Wenn die Schmerzen regelmäßig kommen und gehen, kann es sich durchaus um echte Geburtswehen handeln. Die meisten schwangeren Frauen haben zu irgendeinem Zeitpunkt in der Schwangerschaft Rückenschmerzen, vor allen Dingen in den letzten Wochen. Untere Rückenschmerzen, die nach vorne wandern, können allerdings ein Zeichen sein, dass die Geburt anfängt.

Bei Rückenschmerzen versuchen Sie, es sich so bequem wie möglich zu machen. Es ist möglich, dass die Schmerzen von allein verschwinden, aber wenn Ihr Kind an diesem Tag geboren werden möchte, werden sie zunehmen. In jedem Fall tun Sie das, was die Schmerzen am besten lindert. Zum Beispiel können Sie auf der Seite liegen, ein Wärmekissen benutzen, sich von ihrem Partner massieren lassen oder den Flur auf- und abgehen. Sie können sich auch in die warme Badewanne legen.

Schleimpfropf / Leichte Blutungen

Wenn sich der Schleimpfropf löst, kann es durchaus sein, dass Sie leichte Blutungen haben. Der Schleimpfropf verschließt während der Schwangerschaft den Muttermund. Er kann sich bereits ein bis zwei Wochen vor der Geburt lösen, aber das kann auch erst später passieren, wenn die Wehen voll im Gange sind.

Übrigens sieht der Schleimpfropf überhaupt nicht wie ein Pfropfen aus. Er kommt auch nicht unbedingt in einem Stück heraus. Stattdessen bemerken Sie glibberigen oder fadenförmigen, eventuell blutigen Schleim Wochen, Tage oder Stunden vor der Geburt.[3] Die Blutung, die dabei auftreten kann, ist eher leicht, vergleichbar mit dem Beginn der Periode. Übrigens bemerken einige Frauen den Verlust des Schleimpfropfs überhaupt nicht.

Wehen

Die Wehen können als Rückenschmerzen im unteren Lendenbereich beginnen und dann nach vorne in den Bauch ziehen. Vorwehen oder Übungswehen (die Wehen, die nicht dafür sorgen, dass Ihr Kind heute geboren wird) sind manchmal nur im Bauch spürbar. Sie können sich auch eher wie Krämpfe als Wehen anfühlen.

Manche Frauen spüren die Wehen im Rücken oder an den Beinen, andere spüren sie vorne am Bauch. Jede Geburt ist anders. Wo genau sich die Wehen bei Ihnen bemerkbar machen, hängt auch davon ab, wie das Baby liegt.

Die Wehen haben natürlich einen Zweck. Wenn die Gebärmutter (physiologisch gesehen ein großer Muskel) sich kontrahiert, dann öffnet sich dadurch der Muttermund. Der Muttermund muss komplett geöffnet sein, ungefähr zehn Zentimeter weit, damit Ihr Baby geboren werden kann. Daher sind die Wehen absolut notwendig, damit die Geburt voranschreiten kann. Falls Sie Ihr erstes Kind bekommen, ist es möglich, dass Sie keine Übungswehen haben, bevor es richtig losgeht. Dafür kann die Geburt bei Erstgebärenden deutlich länger dauern. Ist es das zweite oder ein weiteres Kind, können Sie sogar schon mehrere Wochen vor der Geburt Wehen verspüren. Dafür dauert die Geburt dann im Schnitt nicht so lange.

Noch einmal zur Erklärung: Die Wehen, die nicht Teil des aktiven Geburtsprozesses sind, nennt man Braxton-Hicks-Kontraktionen, Übungswehen oder sogar manchmal wilde Wehen. Im Englischen nennt man sie „false labor", also falsche Wehen. Und obwohl diese Übungswehen nicht dazu führen, dass Ihr Baby *an diesem Tag* geboren wird, helfen sie trotzdem dabei, den Körper und den Muttermund auf die Geburt vorzubereiten. Beim zweiten Kind oder weiteren nachfolgenden Kindern kann dieser Prozess auch in Schüben stattfinden. Der Grund, warum die echten Wehen dann nicht so lange dauern wie beim ersten Kind, ist vielleicht auch, dass Ihr Körper schon seit Wochen mit den Übungswehen Vorarbeit geleistet hat.

In der ersten Phase der Geburt, der sogenannten Eröffnungsphase, kommen die Wehen immer häufiger und mit größerer Intensität. Anders als Braxton-Hicks-Wehen gehen die Eröffnungswehen nicht weg und verlieren auch nicht an Intensität, wenn Sie Ihre Position oder Aktivität ändern. Stattdessen entwickelt sich ein Muster und die Stärke und Häufigkeit der Wehen nimmt mit der Zeit zu.

Wenn Sie Wehen haben, dann tun Sie das, was sich für Sie am besten anfühlt. Wenn Sie den Flur entlanglaufen möchten, dann tun Sie das. Wenn Sie sich lieber hinlegen und schlafen möchten, dann nur zu. Manchmal kann man die Schmerzen lindern, wenn man sich bewegt oder die eigene Position verändert. Wenn die Wehen unregelmäßig sind oder kommen und gehen, dann dauert es vermutlich noch eine Weile, bis Ihr Baby auf die Welt kommt. Positiv betrachtet wissen Sie wenigstens, dass Ihr Körper bereits jetzt schon einen Teil der schweren Arbeit verrichtet.

Der zeitliche Abstand zwischen den Wehen ist nicht unbedingt das beste Anzeichen, wie lange es noch dauern wird, obwohl die Wehen normalerweise, mit dem Fortschreiten der Geburt, sowohl in der Länge als auch in der Häufigkeit zunehmen. Das beste Anzeichen, dass es gut vorangeht, ist die zunehmende Intensität der Wehen.

Durchfall

In den letzten Tagen oder Wochen vor der Geburt kann es sein, dass Sie Durchfall bekommen. Durchfall vor oder sogar während der Wehen ist ein natürlicher Reinigungsprozess, der Platz im Becken schafft und so Ihren Körper auf die Geburt des Babys vorbereitet. Aber selbst wenn Sie vor oder während der Wehen Durchfall haben, kann es sein, dass Sie auch noch bei den Presswehen Stuhl verlieren. Das ist völlig normal. Schließlich entsteht bei der Geburt ein gewaltiger Druck im Becken und auch auf den Enddarm. Bei Durchfall achten Sie bitte auf jeden Fall auf eine ausreichende Flüssigkeitszufuhr.

Eröffnung des Muttermundes

Wenn Sie regelmäßig zur Schwangerschaftsvorsorge gehen, kann es sein, dass Ihr Arzt oder Ihre Hebamme den Muttermund untersucht, sobald sich der Geburtstermin nähert. Vielleicht ist der Muttermund bereits drei Zentimeter eröffnet und der Gebärmutterhals zu 70% verstrichen, aber das bedeutet nicht, dass Ihr Baby heute geboren wird.

Mit dem Verstreichen des Gebärmutterhalses beschreibt man, wie dieser immer kürzer wird und schließlich verschwindet. Dieser Vorgang kann in Prozenten angegeben werden. Gleichzeitig öffnet sich der Muttermund allmählich. Diese Öffnung misst man in Zentimetern. Der Muttermund ist mit einem Durchmesser von zehn Zentimetern komplett geöffnet. Dann beginnt die Austreibungsphase, in welcher das Baby geboren wird.

Egal ob Sie Ihre eigene Schwangerschaftsvorsorge durchführen oder nicht, Sie brauchen sich keine Gedanken um den Muttermund zu machen. Die eben beschriebene Verkürzung des Gebärmutterhalses sowie die Öffnung des Muttermundes sind keine nützlichen Indikatoren dafür, wann die Wehen anfangen oder wie lange es noch dauern wird, bis das Kind auf die Welt kommt. Zum Beispiel kann der Muttermund über mehrere Wochen hinweg mehrere Zentimeter weit geöffnet sein. Während der Wehen hilft das Messen des Muttermundes auch nicht, um festzustellen, wie schnell der Geburtsprozess voranschreitet. Der Grund ist, dass wesentliche Fortschritte langsam über einen längeren Zeitraum oder aber auch ganz schnell innerhalb von einer Stunde gemacht werden können.

Um den Zustand des Muttermundes zu überprüfen, bedarf es einer vaginalen Untersuchung. Wie ich bereits in einem vorangegangenen Kapitel geschildert habe, ist die vaginale Untersuchung eine von vielen eigentlich unnötigen Interventionen.

Senkung des Babys

Am Ende der Schwangerschaft wird das Baby durch die Senkwehen ins Becken gesenkt. Sie werden sicherlich bemerken, dass Ihr Baby sich jetzt etwas weiter unten im Bauch befindet. Zu diesem Zeitpunkt werden Sie auch wieder mehr Druck auf der Blase verspüren. Aber dafür können Sie jetzt ein bisschen leichter atmen, denn das Baby hat der Lunge mehr Platz gemacht. Falls Sie Probleme mit Sodbrennen hatten, sollte das jetzt auch besser werden. Bei Erstgebärenden kann sich das Baby schon mehrere Wochen vor der Geburt ins Becken senken. Aber wenn es Ihr zweites oder nachfolgendes Kind ist, verlagert es sich möglicherweise erst bei Geburtsbeginn mit den Wehen ins Becken.

Nestbautrieb

Als Nestbautrieb bezeichnet man ein Verhalten, das man bei vielen Frauen im letzten Drittel der Schwangerschaft beobachten kann. Mit der Vorbereitung auf die Geburt haben Sie womöglich auch den unwiderstehlichen Drang, einen ordentlichen Hausputz durchzuführen. Sie bereiten Ihr „Nest" für das Baby vor. Vielleicht fehlt dieser Nestbautrieb bei Ihnen auch, oder Sie sind Tag und Nacht mit Putzen beschäftigt, weil Sie einfach nicht aufhören können.

Der Drang, das Nest herzurichten, bedeutet nicht, dass die Wehen jeden Moment losgehen. Der Nestbautrieb kann Wochen oder Tage vor der Geburt des Kindes einsetzen. Das Bedürfnis, alles zu putzen und in Ordnung zu bringen, hat natürlich auch seine Vorteile. Viele Frauen fühlen sich wohler, wenn ihr Zuhause zur Geburt sauber ist, besonders dann, wenn zu befürchten ist, dass der Partner nach der Geburt die Hausarbeit liegen lässt. Das ist sicherlich ein weiterer Grund, warum Frauen diesen Nestinstinkt überhaupt bekommen: Sie wissen, dass sich keiner um den Haushalt kümmert, während sie sich von der Geburt erholen.

Falls Sie einen starken Nestbautrieb haben und merken, dass Sie alles in Ihrem Zuhause bereits zum zweiten Mal putzen, dann kommen Sie doch bitte bei mir vorbei und machen da weiter. Falls Sie lieber etwas Produktiveres für sich selbst tun wollen, könnten Sie stattdessen schon ein paar Mahlzeiten vorkochen und einfrieren. Das wird Ihnen die ersten Tage und Wochen nach der Geburt des Kindes deutlich erleichtern.

Blasensprung

In Filmen platzt die Fruchtblase oft ganz plötzlich und man sieht eine große Pfütze auf dem Boden. Dann schafft die Schwangere es gerade noch rechtzeitig zur Geburt ins Krankenhaus. Wie zu erwarten, ist es im wirklichen Leben ein bisschen anders. Die Fruchtblase kann platzen, bevor Sie überhaupt die ersten Wehen verspüren. Am anderen Ende der Skala kann Ihr Baby sogar in der intakten Fruchtblase auf die Welt kommen. Falls das passiert, muss man die Fruchtblase nach der Geburt mit den Fingern zerreißen, damit das Baby an die Luft kommen und atmen kann. Die Fruchtblase kann aber – und das ist am häufigsten der Fall – genauso gut während der Wehen kurz vor der Geburt platzen.

Die Eihaut, die das Fruchtwasser enthält, umschließt das ungeborene Kind. Eigentlich sind es sogar mehrere Eihäute. Umgangssprachlich redet man aber nicht von der Eihaut oder den Eihäuten, sondern von der Fruchtblase. Wenn die Fruchtblase platzt – der sogenannte Blasensprung – kann das Fruchtwasser schwallartig herausströmen oder tröpfeln. Die Flüssigkeit ist normalerweise durchsichtig und fast geruchlos. Es kann schwierig sein, Urin von Fruchtwasser zu unterscheiden, weil Sie am Ende der Schwangerschaft eventuell mit Inkontinenz zu tun haben. Hier sind ein paar Hinweise, die dabei helfen können, festzustellen, um welche der beiden Flüssigkeiten es sich handelt:

- Urin ist wenigstens ein bisschen gelblich.
- Urin hat einen sehr markanten Geruch.
- Das Fruchtwasser ist fast geruchslos und durchsichtig oder grünlich.
- Fruchtwasser wird ständig herauströpfeln, aber Urin nicht unbedingt.[4]
- Wenn Sie den pH-Wert der Flüssigkeit überprüfen, ist Fruchtwasser alkalisch, Urin in der Regel leicht sauer.

Wenn Sie feststellen, dass Ihre Fruchtblase geplatzt ist, brauchen Sie sich keine Sorgen zu machen. Findet der Blasensprung vor Beginn der Wehen statt, werden Sie mit höchster Wahrscheinlichkeit innerhalb der nächsten ein bis zwei Tage Ihr Kind gebären.

Sobald die Fruchtblase geplatzt ist, besteht ein erhöhtes Risiko für Infektionen. Daher messen Sie am besten regelmäßig Ihre Temperatur, solange die Wehen noch nicht angefangen haben. Eine erhöhte Temperatur ist ein mögliches Zeichen, dass sich eine Infektion anbahnt und Fieber kann bedeuten, dass der Körper dagegen ankämpft. Wenn Sie Fieber bekommen, sollten Sie ins Krankenhaus gehen, um die Geburt einleiten zu lassen.

Noch ein Grund zur Sorge besteht, wenn die Fruchtblase vor den ersten Wehen platzt und das Fruchtwasser grün oder braun gefärbt statt durchsichtig ist. Das kann bedeuten, dass Ihr Baby in Gefahr schwebt (mehr zum verfärbten Fruchtwasser gleich im Anschluss).

Obwohl die Mehrheit der Frauen innerhalb von 48 Stunden nach dem Blasensprung Geburtswehen bekommt, ist das bei einigen nicht der Fall. Laut Gloria Lemay, Geburtsbegleiterin, gibt es Frauen, die sechs Wochen nachdem die Fruchtblase geplatzt ist, ein gesundes Baby nahe am Geburtstermin auf die Welt gebracht haben. Sie schlägt vor, dass man schwangere Frauen mit geplatzter Fruchtblase nicht anders behandelt als sonst, so lange sie kein Fieber bekommen, nur dass man auf vaginale Untersuchungen und auch vorsichtshalber auf Geschlechtsverkehr verzichten sollte. Zusätzlich ist es wichtig, genug zu trinken, zu duschen statt zu baden und auf der Toilette immer von vorne nach hinten abzuwischen.[5]

Eine Studie untersuchte die Unterschiede zwischen einer Wartezeit von 12 Stunden im Gegensatz zu 72 Stunden für 566 Frauen, deren Fruchtblase vorzeitig geplatzt ist. „Bei 55% der 12-Stunden-Gruppe wurde die Geburt mit Oxytocin eingeleitet. Bei der 72-Stunden-Gruppe war das nur bei 17,5% der Frauen der Fall."[6] Einfach weitere zweieinhalb Tage zu warten machte bei der Prozentzahl der

Geburtseinleitungen einen großen Unterschied aus, ohne irgendetwas anderes zu verändern. Man stellte außerdem fest, dass 12 oder 72 Stunden zu warten „keinen nennenswerten Unterschied machte, hinsichtlich infektiöser Komplikationen und dem Ausgang der Schwangerschaft". Daher ist es nicht notwendig, unmittelbar nach dem Blasensprung die Geburt einzuleiten, solange es keinen anderen Grund dafür gibt. Trotzdem leiten die meisten Ärzte die Geburt in so einem Fall sehr schnell ein. Das ist auch der Grund, warum ich bereits empfohlen habe, beim Blasensprung nicht sofort ins Krankenhaus zu fahren, sondern stattdessen zu warten, bis die Geburt im Gange ist.

Mekonium im Fruchtwasser

Wenn die Fruchtblase platzt, ist die auslaufende Flüssigkeit in der Regel durchsichtig und fast geruchlos – anders als Urin, der recht stark riecht. Wenn das Fruchtwasser nicht durchsichtig, sondern grün oder braun gefärbt ist, wird das schnell als Anlass zur Sorge betrachtet. Verfärbtes Fruchtwasser kann ein Zeichen sein, dass es dem Baby nicht gut geht und es schnell geboren werden sollte.

Ich habe einen interessanten Artikel zum Thema Mekonium im Fruchtwasser gefunden. Sie können diesen selbst lesen und Ihre eigenen Schlussfolgerungen daraus ziehen. Rachel Reed, praktizierende Hebamme, stellt darin fest, dass „man sich nicht auf das Mekonium verlassen kann, um festzustellen, ob der Fötus in Gefahr ist".[7] Einer Studie von 1991 zufolge, bei der 4.026 Geburten untersucht wurden, „gibt es keinen eindeutigen Zusammenhang zwischen Mekonium im Fruchtwasser und einem fetalen Gefahrenzustand und intrauteriner Asphyxie [ungenügende Sauerstoffversorgung durch die Nabelschnur]."[8] Bei dieser Studie hatten 17,8% (717) der Babys Mekonium-verfärbtes Fruchtwasser, aber nur 1,2% (49) der Babys entwickelten eine intrauterine Asphyxie. Die Studie nahm keine Rücksicht darauf, wie die Babys geboren wurden und ob die intrauterine Asphyxie durch Interventionen verursacht wurde.

Wenn sich Mekonium im Fruchtwasser findet, fürchtet man, dass das Baby das Mekoniumaspirationssyndrom entwickeln könnte. Damit bezeichnet man das Eindringen von Mekonium bzw. Kindspech in die Lunge des Neugeborenen vor oder unter der Geburt. Dieser Zustand ist selten, aber er kann tödlich enden. Glücklicherweise ist es sehr unwahrscheinlich, dass Ihr Baby bei einer interventiosnfreien Geburt Fruchtwasser mit Mekonium einatmet, weil Babys normalerweise nicht anfangen zu atmen, bevor sie geboren sind. Nur wenn das Baby Sauerstoffmangel erleidet (Hypoxie genannt), kann es sein, dass es versucht, vor der Geburt nach Luft zu schnappen.

In ihrem Artikel betont Reed, dass es bei Mekonium im Fruchtwasser besonders wichtig ist, das Baby vor einer Hypoxie zu bewahren, um weitere Komplikationen zu vermeiden. Wenn Mekonium im Fruchtwasser entdeckt wird, ist es allerdings in der Praxis üblich, genau die Dinge zu tun, von denen man weiß, dass sie zur Hypoxie führen können – zum Beispiel das Einleiten der Geburt, Pressen auf Anweisung, zusätzliche Leute im Zimmer, die Nabelschnur vorzeitig zu durchtrennen und die Mutter zu stressen. Reed schlägt vor, dass man stattdessen einen ruhigen Geburtsort vorbereiten und der Mutter versichern soll, dass Mekonium im Fruchtwasser natürlicherweise vorkommen kann, aber keine unmittelbare Gefahrensituation darstellt.

Leider besteht ein, wenn auch sehr geringes, Risiko für das Mekoniumaspirationssyndrom wirklich. „Die Zahl der Säuglinge, die mit Mekonium-verfärbtem Fruchtwasser in der industrialisierten Welt nach 34 Wochen Schwangerschaft geboren werden, beträgt 8-25% aller Geburten. Das Mekoniumaspirationssyndrom ereignet sich in ungefähr 1-3% der Lebendgeburten."[9] Es kann also Mekonium im Fruchtwasser sein, weil das Baby in Gefahr ist oder einfach weil der Darm des Kindes bereits voll entwickelt ist. Allerdings ist es unmöglich, zwischen diesen beiden Fällen zu unterscheiden.

Die wichtige Frage ist: Was sollten Sie tun, wenn Sie Mekonium im Fruchtwasser entdecken? Das kommt drauf an. Wenn die Geburt gut voranschreitet oder kurz bevorsteht, haben Sie keine Zeit, ins Krankenhaus zu fahren. Wenn alle anderen Anzeichen darauf hinweisen, dass Ihr Baby gesund ist, dann entscheiden Sie sich vielleicht dafür, mit ihren bisherigen Plänen fortzufahren. Aber falls Ihr Baby Mekonium einatmet, dann braucht es nach der Geburt Hilfe. Glücklicherweise erleben „fast alle Säuglinge mit Mekoniumaspirationssyndrom eine vollständige Wiederherstellung der Lungenfunktionen".[10] Beobachten Sie Ihr Neugeborenes in den ersten Stunden nach der Geburt, um sicherzustellen, dass es keine Atemprobleme hat.

Eine Geburt mit Mekonium im Fruchtwasser habe ich bereits persönlich erlebt. Bei meinem fünften Kind fand der Blasensprung kurz vor der Geburt statt, wobei das Fruchtwasser grün gefärbt war. In diesem Fall gab es keinen Grund zur Sorge. Unsere Tochter kam gesund, mit etwas Kindspech am Körper und auf dem Kopf, aber ohne jegliche Atemprobleme, zur Welt.

Die Geburt einleiten

Wenn Sie den Geburtstermin erreicht oder überschritten haben und oft bereits Wochen vorher, haben Sie vielleicht keine Lust mehr, schwanger zu sein. Jeder Monat hat höchstens 31 Tage, aber der letzte Monat der Schwangerschaft hat gefühlte 4.532 Tage.

Generell sind Babys mit 37 Wochen reif für die Geburt. Die meisten Babys werden zwischen der 38. und 42. Schwangerschaftswoche geboren. Aber aus irgendeinem Grund ist der Geburtstermin die 40. Schwangerschaftswoche. In Wirklichkeit weiß keiner genau, wann Ihr Baby bereit ist, auf die Welt zu kommen. Sie werden vermutlich schon lange vor seiner Ankunft bereit sein und das endlose Warten auf den großen Tag kann an den Nerven zerren. Sie halten angestrengt, aber vergeblich, nach den ersten Anzeichen der Geburt Ausschau und ehe Sie sich versehen, denken Sie über die natürliche Geburtseinleitung nach, von denen Ihnen eine Freundin erzählt hat. Warum sollten Sie das nicht versuchen, wenn es bei ihr geklappt hat? Aber bevor Sie Rizinusöl kaufen, lesen Sie noch ein bisschen weiter.

Bei den meisten Frauen, die im Krankenhaus gebären, wird die Geburt bei einer gewissen Terminüberschreitung mit verschiedenen Mitteln eingeleitet. Manchmal wird die Geburt auch vor dem Geburtstermin eingeleitet, einfach weil die Frau keine Lust mehr hat, schwanger zu sein. Ich finde das höchst unseriös und zwar darum:

Der Geburtstermin ist nur eine Schätzung. Selbst wenn Sie genau wissen, an welchem Tag Ihr Baby gezeugt wurde, heißt das nicht, dass der Embryo wirklich an diesem Tag entstand, weil die Spermien mehrere Tage lang bis zur Befruchtung im Körper überleben können. Wenn Sie den Zeugungstermin nicht kennen, müssen Sie sich nach dem ersten Tag der letzten Periode richten, um zu berechnen, wann ungefähr die Befruchtung stattgefunden hat. Da der Zeitpunkt des Eisprungs im Zyklus aber variieren kann, sind Terminbestimmungen auf diese Weise nicht sehr genau.

Unabhängig davon, wann Ihr Baby gezeugt wurde, dauert es bei manchen Babys eben etwas länger. Es ist keine so genaue Wissenschaft, dass jede Frau in genau demselben Zeitraum ein Kind erschafft. Selbstverständlich variiert der Reifeprozess und deswegen handelt es sich immer um einen Normbereich. Das Gleiche trifft auf Tiere zu. Und niemand wird die Geburt eines Elefantenbabys einleiten, nur weil die Elefantenkuh bereits mehr als 22 Monate lang trächtig ist.

Wenn die Wehen nicht von alleine anfangen, dann liegt es daran, dass Ihr Baby eben noch nicht soweit ist. Letztendlich gab es noch nie eine Frau, die bis in alle Ewigkeit schwanger war, und Sie werden sicherlich nicht die Erste sein.

Wenn Sie nach Ihrem Geburtstermin immer noch schwanger sind, ist es freilich verständlich, dass Sie ungeduldig auf die Wehen warten. Und da Sie sowieso nach Methoden suchen werden, die Geburt anzustoßen, können Sie genauso gut hier darüber lesen. Obwohl es keine Garantie gibt, dass diese Methoden erfolgreich sind, geht es Ihnen vielleicht besser, wenn Sie es versucht haben.

Einleitungsmethoden

Wenn man die verschiedenen Methoden in einer bestimmten Reihenfolge auflistet, dann beginnt man am besten mit den Optionen, die am wenigsten invasiv sind, zum Beispiel spazieren gehen oder Sex haben. Als letzte Möglichkeit wären dann Medikamente, wie künstliches Oxytocin. Hier ist die Liste der Einleitungsmethoden in der Reihenfolge, in der ich sie bespreche:

- spazieren gehen
- Sex
- scharfgewürzte Speisen
- Massage
- Akupressur
- Akupunktur
- Stimulierung der Brustwarzen
- Rizinusöl
- Eipollösung

Spazierengehen wird gern empfohlen, um die Wehen in Gang zu bringen. Beim Gehen oder Laufen schaukelt das Becken und das kann dem Baby helfen, sich in die richtige Position zu begeben. Wenn Sie bereits Wehen haben, kann das Gehen diese verstärken. Natürlich funktioniert das nur, wenn Ihr Körper auch geburtsbereit ist. Erwarten Sie daher nicht, dass Sie vom Herumlaufen Wehen bekommen. Allerdings kann das Spazierengehen nicht schaden und möglicherweise lenkt es Sie davon ab, dass Sie bereits „überfällig" sind. Sie können so lange herumlaufen, wie Sie möchten, so lange Sie sich nicht überanstrengen und ausreichend trinken.

Eine andere Möglichkeit, die Wehen einzuleiten, ist Sex. Das hört sich in diesem Stadium der Schwangerschaft vielleicht gut an, vielleicht auch nicht. Der Grund dafür, dass Sex die Wehen anstoßen kann, ist, dass Sperma Prostaglandine enthält, die die Reifung des Muttermundes stimulieren können. Wenn der Körper noch nicht bereit zur Geburt ist, dann wird Sex keine Wehen auslösen. Aber wenn der Körper nur einen kleinen Anstoß braucht, dann kann das klappen. Auf jeden Fall wird es Sie vom Warten ablenken.

Für mich persönlich hat Sex selbst nach 42 Wochen Schwangerschaft die Geburt nicht angestoßen. Andere Frauen hatten dabei mehr Erfolg. Wenn es Spaß macht, schadet es nicht im Geringsten, es damit zu versuchen. Sie sollten Sex nur vermeiden, wenn die Fruchtblase bereits geplatzt ist, um das Risiko einer Infektion niedrig zu halten.

Scharf gewürztes Essen soll helfen, die Geburt in Gang zu bringen. Scharfe Speisen irritieren den Darm und wirken damit ähnlich, aber nicht so stark, wie Rizinusöl. Es kann sein, dass Sie stattdessen aber nur Sodbrennen bekommen. Wenn Sie normalerweise scharf essen, spricht nichts dagegen, dass Sie das weiterhin tun. Ich kann mir aber kaum vorstellen, dass scharfes Essen in diesem Fall die Wehen anregt.

Eine Massage kann mitunter wehenfördernd sein, wenn die Frau geburtsbereit ist. Dafür gibt es zwei mögliche Erklärungen: Erstens kann es sein, dass der Masseur die Akupressurpunkte in die Massage einbezogen hat (dazu gleich mehr). Zweitens kann eine entspannende Massage helfen, das für die Geburt notwendige Hormon Oxytocin auszuschütten. Das Wehenhormon Oxytocin ist auch ein Grund, warum die Geburt oft nachts beginnt: Zu dieser Tageszeit ist die Mutter generell am Entspanntesten.

Akupressur und Akupunktur sind zwei weitere Methoden, die öfter zur Anregung der Wehen benutzt werden. Bei der Akupunktur werden bestimmte Stellen am Körper, die mit Gebärmutteraktivitäten in Verbindung gebracht werden, mit Nadeln stimuliert. Akupressur ist ähnlich, allerdings ohne Nadeln. Stattdessen wird bei der Akupressur massiert oder mit der Hand Druck ausgeübt. Akupunktur kann man nicht zu Hause durchführen, es sei denn, der Partner macht das beruflich. Akupressur dagegen kann man auch selbst versuchen oder Ihr Partner kann Ihnen dabei helfen.

Bei der Akupressur benutzt man den Druck der Finger an verschiedenen Punkten des Körpers. Zwei der Stellen, die mit der Gebärmutteraktivität in Verbindung gesetzt werden, sind der Bereich zwischen Daumen und Zeigefinger und das Innere des Beines (ungefähr vier Fingerlängen über dem Fußknöchel). „Benutzen Sie den durchgehenden Druck Ihrer Finger direkt auf dem Bereich. Allmählicher, stetiger, eindringender Druck für ungefähr drei Minuten ist ideal."[11] Aber wie mit jeder anderen Einleitungsmethode auch, berichten Frauen hier von unterschiedlichen Resultaten. Wenn Ihr Körper bereit ist, kann ihm Akupressur den nötigen Schubs geben. Es kann aber auch durchaus sein, dass es bei Ihnen überhaupt nicht funktioniert.

Eine weitere bekannte Einleitungsmethode ist die Stimulierung der Brustwarzen. Wenn die Anwendung erfolgreich ist, können Frauen hierdurch starke Wehen bekommen. Damit es klappt, benutzen einige Frauen sogar Milchpumpen. Wenn man mit den Brustwarzen lediglich spielt, wie beispielsweise beim Sex, wird das sicherlich keine Wehen auslösen. Allerdings kann starkes Saugen an den Brustwarzen durchaus zu Wehen führen.

Einige Frauen haben die Brustwarzenstimulation erfolgreich angewandt, nachdem die Wehen nachgelassen haben, um damit weitere medizinische Eingriffe zu vermeiden. Zum Beispiel kann es sein, dass die Wehen bei der Ankunft im Krankenhaus deutlich nachlassen. Die Stimulierung der Brustwarzen hat schon der einen oder anderen Frau geholfen, in dieser Situation Interventionen wie den Wehentropf oder sogar einen Kaiserschnitt zu vermeiden. Aber wenn Sie zu Hause gebären, dann gibt es eigentlich keinen Grund, zu diesem Mittel zu greifen. Es ist ganz normal, dass der Geburtsvorgang seine Zeit dauert. Solange bei Mutter und Kind alles in Ordnung ist, ist es besser, geduldig abzuwarten.

Rizinusöl wird schon seit Langem in Verbindung mit der Weheneinleitung erwähnt. Es „funktioniert", indem es den Körper austrocknet und gleichzeitig den Darm entleert, was wiederum die Gebärmutter zu Kontraktionen anregen kann. Selbst wenn man die Tatsache außer Acht lässt, dass Rizinusöl wirklich eklig und schwer herunterzuschlucken ist, ist es nie eine gute Idee, den Körper auszutrocknen. Rizinusöl kann man in der Apotheke bekommen, meistens zusammen mit anderen Abführmitteln.

Meine persönliche Erfahrung mit Rizinusöl ist nicht sehr Erfolg versprechend. Nach 42 Wochen und 3 Tagen war ich ziemlich verzweifelt und nahm einen Esslöffel Rizinusöl. Obwohl Wehen folgten und ich fast die ganze Nacht wegen Durchfall auf der Toilette verbrachte, fing die Geburt nicht an. Ich kann sehr gut verstehen, warum Frauen dieses Mittel am Ende der Schwangerschaft ausprobieren, aber ich persönlich würde es nie wieder tun. Meine erste Alleingeburt fand nach 43 Wochen und 2 Tagen statt, ohne dass ich weitere Versuche unternahm, die Geburt einzuleiten. Bei der zweiten Alleingeburt war ich geduldiger und nach 43 Wochen und 6 Tagen wurde unser Baby ohne Einleitungsversuche zu Hause geboren.

Hausgeburtshebammen müssen sich normalerweise nach gewissen Vorgaben richten. Das bedeutet, dass sie schwangere Frauen nach der 42. oder 43. Woche nicht mehr bei der Geburt begleiten können. Daher kann es sein, dass Ihre Hebamme Ihnen vorher eine Eipollösung anbietet, um die Wehen einzuleiten. Bei der Eipollösung führt die Hebamme einen Finger in den Muttermund ein und trennt die Fruchtblase vorsichtig von der Seite der Gebärmutter, um den gesamten Muttermund herum.[12]

Persönlich fand ich die Eipollösung nicht sehr angenehm, aber auch nicht schmerzhaft. Nach der Eipollösung können Krämpfe und leichte Blutungen auftreten. Die Eipollösung löst nicht sofort Wehen aus. Ihre Hebamme muss die Prozedur möglicherweise sogar mehr als einmal durchführen, normalerweise alle zwei Tage. Falls es möglich ist, würde

Die Geburt

ich immer empfehlen, darauf zu warten, dass die Wehen von allein beginnen. Die Eipollösung ist aber anderen, invasiveren Einleitungsmethoden durchaus vorzuziehen, vor allen Dingen, wenn Sie dadurch an Ihrem Wunschort gebären können.

Zusammenfassend kann man sagen, dass Sie so einige Dinge probieren können, um die Geburt anzustoßen. Denken Sie bitte an Ihr Baby, bevor Sie sie ausprobieren. Wollen Sie es wirklich frühzeitig „rausschmeißen", wenn es einfach noch nicht bereit ist?

Da keine der Methoden garantiert Wirkung zeigt, ist es wahrscheinlich das Beste, wenn Sie sich einfach entspannen und noch etwas Geduld haben.

Einige der Einleitungsmethoden sind weder natürlich noch intuitiv. Sie können teilweise gefährliche Nebenwirkungen haben und es gibt keine Garantie, dass sie wirklich die Geburt einleiten werden. Selbst die Verwendung des Wehentropfes leitet nicht jede Geburt ein. Wenn das Baby noch nicht reif ist, dann fangen manchmal selbst mit Wehentropf die Wehen nicht an. Einer verfehlten Geburtseinleitung im Krankenhaus folgt leider fast immer ein Kaiserschnitt.[13] Eigentlich bedeutet eine verfehlte Geburtseinleitung, dass Ihr Körper funktioniert. Wenn Ihr Baby für die Geburt reif wäre, hätten die Wehen schließlich von allein angefangen. Den Arzt davon zu überzeugen, ist sinnlos.

Wenn Sie überfällig sind

Eine „normale" Schwangerschaft dauert meistens 38 bis 42 Wochen. Bei der Berechnung der Schwangerschaftswochen fängt man mit dem ersten Tag der letzten Periode an. Die Empfängnis findet meist erst zwei bis drei Wochen nach dem ersten Tag der letzten Periode statt. Daher sind Sie eigentlich in den ersten ein bis zwei Wochen der Schwangerschaft noch gar nicht schwanger.

Der Geburtstermin ist willkürlich mit 40 Wochen festgelegt, genau zwischen 38 und 42 Wochen. Wenn Sie also denken, dass Sie überfällig sind, dann sind Sie eigentlich überhaupt noch nicht fällig. Ihr Baby ist bis zu 42 Wochen geburtsreif, erst danach redet man von einer Übertragung.

Die Berechnung des Geburtstermins ist keine exakte Wissenschaft, selbst wenn die Medizin Sie in diesem Glauben lassen möchte. Geburtstermine gibt es erst seit den 1950er Jahren. Davor gab es den Geburtsmonat, was eine zutreffendere Beschreibung ist, wenn es darum geht, den Termin der Geburt abzuschätzen.

Angeblich gibt es auch nur wenige Schwangerschaften, die über 42 Wochen hinausgehen. Der wahre Grund dafür ist sicherlich die Tatsache, dass die meisten Ärzte bei schwangeren Frauen die Geburt nach 41 Wochen einleiten.

Es gibt ein paar Frauen, bei denen das Kind wirklich am Termin geboren wird. Viele Schwangerschaften gehen allerdings über den Termin hinaus, vor allen Dingen, wenn es das erste Kind ist. Daher erweckt ein Geburtstermin mit 40 Wochen bei den meisten Frauen nur falsche Hoffnungen. Babys werden geboren, wenn sie soweit sind. Bei vielen Frauen wird die Geburt eingeleitet, um ein ziemlich kleines Kind auf die Welt zu bringen, welches doch noch mehr Zeit in der Gebärmutter hätte brauchen können – was auch genau der Grund ist, warum die Wehen nicht von allein begonnen haben.

Eine meiner Freundinnen bekam ihr Kind 15 Tage nach dem errechneten Geburtstermin. Ihre Ultraschalluntersuchung nach 42 Wochen ergab, dass das Baby doch sehr klein war und daher entschied der Arzt, die Geburt einzuleiten. Ihr Baby wog nur 3.175g. Sie hätte sicherlich genauso gut noch ein bisschen im Mutterleib reifen können, aber Ärzte werden schnell nervös. Viele Ärzte planen die Einleitung der Geburt bereits nach 41 Wochen aus keinem anderen Grund, als dass der Geburtstermin überschritten wurde.

Wenn Sie jemand nach Ihrem „überreifen" Baby fragt, dann versichern Sie ihm, dass Sie und Ihr Baby topfit sind und dass es am besten ist, den natürlichen Beginn der Geburt abzuwarten. Das Einleiten der Geburt ist mit einigen Risiken verbunden, die es nicht unbedingt wert sind. Ihr Baby wird von allein kommen, wenn es so weit ist.

Wenn Sie lange nach dem Geburtstermin noch schwanger sind, kann es sein, dass Sie einfach nur zusammenbrechen und heulen möchten. Keine Sorge, das ist ganz normal. Schließlich haben Sie bestimmte Erwartungen, die nicht erfüllt wurden. Wenn man noch die Schwangerschaftshormone mit einberechnet, dann ist es wirklich kein Wunder, wenn Sie jetzt eine kleine Krise oder sogar eine ausgewachsene Panikattacke bekommen. Wenn dies passiert, dann versuchen Sie, sich daran zu erinnern, dass bis jetzt noch niemand für immer schwanger war. Versuchen Sie, die Schwangerschaft zu genießen und ruhen Sie sich aus. Wenn es sein muss, dann verstecken Sie sich vor der Welt und reden nur mit den Leuten, die Sie bei Ihrer Entscheidung unterstützen, eine Geburtseinleitung abzulehnen, und ignorieren Sie alle anderen.

Für spezifische Sorgen und Fragen haben Sie die Möglichkeit, einen Vorsorgetermin mit einer Hebamme oder einem Arzt auszumachen. Zum Beispiel habe ich mir Sorgen gemacht, dass mein Baby am Ende der Schwangerschaft quer lag. Eine vaginale Untersuchung ergab, dass er mit dem Kopf nach unten in Startposition lag. Nachdem ich das wusste, war ich sichtlich entspannter und für den Rest der Schwangerschaft weniger gestresst. Niemand kann die Geburt gegen Ihren Willen einleiten und Sie können auch jederzeit weitere Untersuchungen verweigern.

Terminüberschreitung / Übertragung

Geburtseinleitungen sind riskant. Wenn die Einleitung nicht funktioniert (was auch mit dem Wehentropf passieren kann), bedeutet das, dass Ihr Körper noch nicht für die Geburt bereit ist. Falls die Einleitung im Krankenhaus stattfindet und die Wehen nicht einsetzen, dann endet das Ganze wahrscheinlich mit einem Kaiserschnitt. Meiner Meinung nach ist das keine gute Lösung. Ich verstehe auch nicht, warum man nicht einfach geduldig sein und abwarten kann, bis das Baby kommt. Menschen sind die einzigen Lebewesen der Erde, die eine Schwangerschaft vorzeitig beenden, statt den Körper der Frau seine Arbeit machen zu lassen.

Warum eine Übertragung problematisch sein kann

Mediziner behaupten, dass es sowohl für die Mutter als auch für das Baby riskant sein kann, den errechneten Geburtstermin zu überschreiten. Deswegen wird die Geburt bei den meisten Frauen eingeleitet, bevor sie 42 oder sogar schon 41 Schwangerschaftswochen erreicht haben.

Nach einer Studie, die von Facts Views Vis Obgyn 2015 veröffentlicht wurde, altert die Plazenta mit dem Fortschritt der Schwangerschaft. Die Ärzte sorgen sich dabei um eine abnehmende Fruchtwassermenge und darum, dass das Kind zu groß wird und nicht durch den Geburtskanal passen könnte.[14] Die gleiche Studie empfiehlt, die Wehen mit 41 Wochen einzuleiten, weil „eine Schwangerschaft nach 42 Wochen mit fetalen, neonatalen und mütterlichen Risiken, inklusive Krankheiten und erhöhter Perinatalsterblichkeit"[15] verbunden ist.

„Spät geboren zu werden, bereitet dem Baby selten Probleme"[16], behauptet hingegen die U.S. National Library of Medicine, die größte medizinische Bibliothek der Welt, die von der U.S. Amerikanischen Regierung betrieben wird. Die Mediziner sind sich also nicht einig, wenn es darum geht, ob eine Terminüberschreitung problematisch ist oder nicht. Logischerweise ist es sinnvoll, sicherzustellen, dass es Mama und Kind weiterhin gut geht. Aber darüber hinaus ist es nicht unbedingt logisch, die Einleitung der Geburt dem Abwarten vorzuziehen. Schließlich sind Geburtseinleitungen mit ihren eigenen Risiken verbunden und, wie wir bereits gesehen haben, erhöht eine Einleitung das Risiko auf einen Kaiserschnitt.

Ich kann mir schwer vorstellen, dass die Plazenta ein Haltbarkeitsdatum hat, das nicht mit dem Geburtsdatum des Babys eng verbunden ist. Aber wer kann denn auch mit Sicherheit sagen, dass die Wehen und das Ende der Nutzungsdauer der Plazenta nicht zusammengehören, wobei das eine das andere auslöst?

Zudem verlassen sich Ärzte auf die Ultraschalluntersuchung, um die Größe des Kindes zu schätzen. Leider ist Ultraschall für falsche Ergebnisse berüchtigt, wenn es um das Gewicht des Kindes geht. Eine Übertragung bedeutet auch nicht automatisch, dass ein großes Baby geboren wird. Die Kinder, bei denen ich den Termin deutlich überschritt, waren vom Gewicht eher durchschnittlich. Mein erster Junge wurde nach 43 Wochen und 2 Tage geboren und wog 3.459g. Mein zweiter Sohn wurde erst nach 43 Wochen und 6 Tagen geboren und wog 3.487g. Offensichtlich brauchten beide die zusätzliche Zeit im Mutterleib. Mein fünftes Kind kam nach 42 Wochen und 5 Tagen zur Welt. Sie wog 3.714g.

Dauert eine Schwangerschaft jenseits des errechneten Geburtstermins an, machen sich Ärzte auch Sorgen darum, dass die Frau körperlich nicht dazu in der Lage ist, die Schwangerschaft fortzuführen. Sie sorgen sich um Präeklampsie und eine Reihe anderer Komplikationen, die ich nachfolgend erläutern werde. Ärzte haben normalerweise kein Vertrauen in die Fähigkeit der Frau, ihr Kind zu gebären und in die Tatsache, dass Babys generell durchaus gesund zur Welt kommen. Die Ausbildung der Ärzte basiert auf Angst und ihr Fokus ist auf Komplikationen gerichtet. Sie werden daher Schwierigkeiten haben, einen Arzt zu finden, der ein Abwarten bei Terminüberschreitung unterstützt, vor allen Dingen nach 42 oder 43 Wochen. Selbst die besten Hebammen werden nervös, wenn die Schwangerschaft nach 43 Wochen noch nicht zu Ende ist.

Das American College of Obstetricians and Gynecologists, die größte gynäkologisch-geburtshilfliche Fachgesellschaft in den USA, veröffentlichte 2004 die folgenden Richtlinien für das Vorgehen bei Terminüberschreitung: „Bei Frauen nach der vollendeten 40. Schwangerschaftswoche, die einen ungünstigen Muttermundbefund haben [das heißt der Muttermund liegt noch weit oben und ist verschlossen und nicht weich], kann entweder die Geburt eingeleitet oder die Schwangerschaft abwartend fortgeführt werden. Bei Terminüberschreitung können Prostaglandine eingesetzt werden, um den Muttermund reifen zu lassen und die Geburt einzuleiten. Eine baldige Entbindung sollte angestrebt werden, wenn fötale Komplikationen oder ein Oligohydramnion [niedriger Fruchtwasserspiegel] auftreten."[17]

In ihrem Artikel „Induction of labor: Balancing risks" (zu deutsch: „Geburtseinleitung: Eine Risikoabwägung")[18] schreibt Rachel Reed „Tatsächlich gibt es keinen vernünftigen Grund, zu glauben, dass die Plazenta, die ja ein fötales Organ ist, altern sollte, während die anderen fötalen Organe das nicht tun ..." Sie stellt auch fest, dass die mangelnde Qualität der Forschung zum Thema Terminüberschreitung Anlass zur Sorge bereitet. Selbst die Weltgesundheitsorganisation gibt zu, dass die wissenschaftliche Beweislage von geringer Qualität ist.[19] Trotzdem empfiehlt die Weltgesundheitsorganisation, die Geburt mit 41 Wochen einzuleiten.

Was tun bei Terminüberschreitung?

Wenn Sie eine große Familie und viele Bekannte haben, die dauernd nach Ihrem Baby fragen und wissen wollen, wann es auf die Welt kommt, kann das ziemlich stressig sein. Sie könnten diesen Leuten einfach mitteilen, dass Sie Bescheid sagen, sobald das Baby da ist, aber dass Sie bis dahin in Ruhe gelassen werden wollen. Nach dem Geburtstermin auf ein Baby zu warten ist nicht einfach. Wenn Sie sich in dieser Situation befinden, sagen Sie sich Folgendes: „Mein Körper weiß genau, was er tun muss. Die Wehen werden beginnen, sobald mein Kind bereit ist."

Darüber hinaus können Sie sich durch das Lesen positiver Geburtsberichte auf Ihre Geburt einstimmen. Sie sind nicht die Erste, die zu der Überzeugung gelangt ist, dass es natürlicher ist, auf die

Wehen zu warten statt durch Einleitung den Geburtstag des Kindes willkürlich festzulegen.

Am Ende der Schwangerschaft brauchen Sie Ablenkung. Verlassen Sie wenigstens einmal am Tag das Haus, zum Beispiel für einen Einkaufsbummel, einen Sparziergang im Park oder zum Eis essen mit einer Freundin. Am Wichtigsten ist es, dass Sie sich von den Leuten fernhalten, die Sie nicht unterstützen. Denn vermutlich verstärkt das nur Ihre Sorgen und Ängste.

Falls Sie heimliche Ängste haben, dann sollten Sie versuchen, diese loszulassen. Wenn Sie sich Sorgen um die Position des Babys machen, dann können Sie das überprüfen lassen. Ihre Schwangerschaft ist, von den Symptomen her, nicht anders als sonst, nur weil Sie jetzt bereits seit mehr als 42 Wochen schwanger sind. Sie werden müde sein und Sie werden gelegentlich reichlich Energie haben. Es kann sein, dass Sie vermehrt Rückenschmerzen haben, aber das ist normal, weil Ihr Rücken das Gewicht des Babys trägt.

Sie können sich mit anderen Müttern in Verbindung setzen, die das schon einmal erlebt haben. Lesen Sie etwas, das Ihnen Mut macht. Es muss nicht unbedingt mit Geburt zu tun haben, es könnte ein inspirierendes Buch sein. Es ist jetzt schwer zu erkennen, aber Sie werden die Schwangerschaft später vermissen. Daher versuchen Sie, sich zu entspannen und die Zeit wenigstens ein bisschen zu genießen.

Worauf Sie achten müssen

Wenn Sie den Geburtstermin oder sogar 42 Wochen überschreiten, dann können Sie zumeist das tun, was Sie vorher auch getan haben. Allerdings gibt es ein paar Anzeichen, auf die Sie jetzt besonders achten sollten. Obwohl das auch auf den Rest der Schwangerschaft zutrifft, sind Komplikationen zu diesem Zeitpunkt eher möglich.

Achten Sie darauf, dass Sie Ihr Kind regelmäßig spüren. Manche Frauen zählen gern die Tritte oder Bewegungen innerhalb eines bestimmten Zeitraums, aber das müssen Sie nicht unbedingt tun. Wenn

Sie die Bewegung Ihres Kindes innerhalb der nächsten Stunden nicht spüren, dann sollten Sie medizinische Hilfe rufen. Aber bevor Sie in Panik ausbrechen und ins Krankenhaus rennen, können Sie versuchen Ihr Kind aufzuwecken, indem Sie Folgendes tun:

- trinken Sie etwas Kaltes
- essen Sie etwas Zuckerhaltiges
- trinken Sie ein koffeinhaltiges Getränk
- verändern Sie Ihre Lage
- laufen Sie herum oder legen Sie sich hin (je nachdem was Sie vorher getan haben, versuchen Sie einfach das Gegenteil)
- versuchen Sie, nach Ihrem Baby zu tasten
- suchen Sie mit Stethoskop oder Doppler nach den Herztönen

Haben Sie schon einmal bemerkt, dass Ihr Baby normalerweise tritt und strampelt, wenn Sie gerade versuchen, einzuschlafen? Das liegt daran, dass es aufgewacht ist. Sie bewegen sich nicht und daher schaukeln Sie es nicht mehr. Wenn Sie sich bewegen, dann führt das Schaukeln oft dazu, dass das Baby einschläft. Das klappt auch nach der Geburt bestens – deswegen lieben die meisten Säuglinge die Babyschaukeln, den Kinderwagen, die Fahrt im Auto und von den Eltern getragen und geschaukelt zu werden.

Wenn keine der oben genannten Strategien zum Erfolg führt und Sie wirklich keine Kindsbewegungen spüren, rufen Sie am besten Ihre Hebamme an oder gehen direkt ins Krankenhaus. Hoffentlich kann das Personal Ihnen versichern, dass alles in Ordnung ist und dass Ihr Baby heute einfach nur faul ist.

Eine weitere Sorge während der Spätschwangerschaft ist das Entstehen einer Präeklampsie, eine Schwangerschaftserkrankung, die mit zu hohem Blutdruck einhergeht. Achten Sie daher auf folgende Symptome:

- plötzliches Anschwellen von Händen, Füßen oder Gesicht
- plötzliche Gewichtszunahme
- starke Kopfschmerzen, die auch mit Paracetamol nicht verschwinden
- starke Schmerzen im Oberbauch, die keine Wehen sind
- Veränderung im Sehvermögen (zum Beispiel verschwommenes Sehen, blinkende Lichter oder vorübergehende Blindheit)
- Erbrechen
- vermindertes Wasserlassen

Präeklampsie steht oft in Zusammenhang mit einer ungesunden Ernährung und zu wenig Bewegung. Um Ihren Blutdruck stabil und Sie und Ihr Baby bei bester Gesundheit zu halten, müssen Sie sich gesund ernähren. Zum Beispiel wird die Brewer-Diät oft Schwangeren empfohlen, um Präeklampsie vorzubeugen. Jeden Tag spazieren gehen oder schwimmen hilft auch. Zusätzlich halten Sie sich am besten von koffeinhaltigen Getränken und Fertiggerichten fern.

Anlass zur Sorge kann am Ende der Schwangerschaft das Platzen der Fruchtblase bereiten, bevor die Wehen einsetzen. Wenn die Fruchtblase geplatzt ist, wird das Fruchtwasser entweder herausströmen oder Sie bemerken ein leichtes Tröpfeln. Meistens setzen die Wehen innerhalb von ein paar Tagen von allein ein. Um sicherzustellen, dass alles in Ordnung ist, messen Sie alle paar Stunden Ihre Körpertemperatur. Wenn Ihre Temperatur steigt und Sie Fieber bekommen, dann heißt das, dass Ihr Körper eine Infektion bekämpft. In diesem Fall müssen Sie ins Krankenhaus fahren und die Geburt einleiten lassen.

Wenn Sie sich letztlich zu irgendeinem Zeitpunkt nicht ganz wohl fühlen, ohne wirklich zu wissen warum, dann machen Sie ruhig einen Termin mit einem Arzt oder einer Hebamme. In den meisten Fällen kann die Schwangerschaft ohne Probleme fortgeführt werden, bis die Wehen von alleine einsetzen. Aber es ist wichtig, sich über die Komplikationen, die eintreten können (obwohl die Chancen sehr gering sind), zu informieren, weil es natürlich das Ziel ist, dass sowohl Mutter als auch Baby gesund sind.

Zusammenfassung der Warnzeichen

1. Ihr Baby bewegt sich nicht
2. plötzliches Anschwellen von Händen, Füßen oder Gesicht
3. plötzliche Gewichtszunahme oder -abnahme
4. starke Kopfschmerzen, die auch mit Paracetamol nicht besser werden
5. starke Bauchschmerzen, die keine Wehen sind
6. Veränderungen der Sehkraft (zum Beispiel verschwommenes Sehen)
7. Erbrechen
8. vermindertes Wasserlassen
9. wenn Sie Fieber bekommen, nachdem die Fruchtblase geplatzt ist
10. wenn etwas nicht stimmt

Ich möchte Sie dazu ermutigen, durchzuhalten, und die Geburt abzuwarten. Ich weiß, dass es am Ende der Schwangerschaft sehr schwierig ist, aber wenn Sie nur ein bisschen Geduld haben, dann können Sie die Geburt haben, die Sie sich wünschen. In der Zwischenzeit können Sie mit Ihrem Baby reden und ihm sagen, wie sehr Sie sich darauf freuen, es endlich kennenzulernen.

---

[1] "The Essential Homebirth Guide: For Families Planning or Considering Birth at Home" by Jane E. Drichta, Jodilyn Owen, and Dr. Christina Northrup

[2] Aasheim V, Nilsen ABVika, Lukasse M, Reinar LM. Perineal techniques during the second stage of labour for reducing perineal trauma. Cochrane Database of Systematic Reviews 2011, Issue 12. Art. No.: CD006672. DOI: 10.1002/14651858.CD006672.pub2.

[3] "The Essential Homebirth Guide: For Families Planning or Considering Birth at Home" by Jane E. Drichta, Jodilyn Owen, and Dr. Christina Northrup

[4] Murry, Mary M., R.N., C.N.M. (2010). "Rupture of membranes: Has your water broken?" Retrieved from http://www.mayoclinic.org/healthy-living/pregnancy-week-by-week/expert-blog/rupture-of-membranes/bgp-20055787

[5] Lemay, Gloria (2008). "Membrane release before birth sensations begin, what to do?" Retrieved from http://wisewomanwayofbirth.com/membrane-release-before-birth-sensations-begin-what-to-do/

[6] Comparison of 12- and 72-hour expectant management of premature rupture of membranes in term pregnancies. Obstet Gynecol. 1995 May ;85(5 Pt 1):766-8.

[7] Reed, Rachel (2010). The Curse of Meconium Stained Liquor. Retrieved from http://midwifethinking.com/2010/10/09/the-curse-of-meconium-stained-liquor/

[8] Possible causes linking asphyxia, thick meconium and respiratory distress. Aust N Z J Obstet Gynaecol. 1991 May ;31(2):97-102.

[9] Louis D, Sundaram V, Mukhopadhyay K, et al; Predictors of mortality in neonates with meconium aspiration syndrome. Indian Pediatr. 2014 Aug 8;51(8):637-40.

[10] Dr Louise Newson (2014). Meconium-stained liquor. Retrieved from http://www.patient.co.uk/doctor/meconium-stained-liquor

[11] Michael Reed Gach, Ph.D. (2014). How to Apply Pressure to Acupressure Points. Retrieved from http://www.acupressure.com/articles/Applying_pressure_to_acupressure_points.htm

[12] Journal of Midwifery and Women's health. "Stripping membranes". http://www.medscape.com/viewarticle/703499

[13] South Shore Medical Center (2014). "When your labor needs to be induced." Retrieved from http://www.ssmedcenter.com/healthy_pregnancy/labor_induced.cfm

[14] Galal, M., Symonds, I., Murray, H., Petraglia, F., Smith, R.. Postterm Pregnancy. Facts Views Vis Obgyn. 2012; 4(3): 175–187. Retrieved from http://www.ncbi.nlm.nih.gov/pmc/articles/PMC3991404/#.

[15] Galal, M., Symonds, I., Murray, H., Petraglia, F., Smith, R.. Postterm Pregnancy. Facts Views Vis Obgyn. 2012; 4(3): 175–187. Retrieved from http://www.ncbi.nlm.nih.gov/pmc/articles/PMC3991404/#.

[16] U.S. National Library of Medicine (2014). "Pregnancy and birth: You're your baby's due date has passed". Retrieved from https://www.ncbi.nlm.nih.gov/pubmedhealth/PMH0072755/

[17] Neff, Matthew, J. (2004). ACOG Releases Guidelines on Management of Post-term Pregnancy Retrieved from http://www.aafp.org/afp/2004/1201/p2221.html

[18] Induction of Labour: balancing risks. Retrieved from https://midwifethinking.com/2016/07/13/induction-of-labour-balancing-risks/

[19] World Health Organization (2011). "WHO recommendations for inductions of labour." Retrieved from http://www.who.int/reproductivehealth/publications/maternal_perinatal_health/9789241501156/en/

Kapitel 4
Die Geburt

Sind Wehen und Geburt schmerzhaft?

Das Wichtigste zuerst: Schmerz ist relativ. Die Wehen und die Geburt werden wahrscheinlich für Sie schmerzvoll sein, wenn Sie die entsprechende Erwartungshaltung haben. Es kann natürlich sein, dass Sie angenehm überrascht werden und nur leichte oder keine Schmerzen verspüren. Die Frauen in unserer Gesellschaft haben gelernt, dass Wehen und Geburt unerträglich schmerzhaft sind, und zwar sogar in dem Maße, dass Schmerzmedikamente zwingend notwendig sind.

Stammesfrauen, die alleine gebären, haben nicht dieselbe Vorstellung von der Geburt. Sie wissen, dass die Geburt ein natürlicher Prozess ist, in den nicht eingegriffen werden muss. Die Geburt muss auch nicht schmerzhaft sein. Sie kann für manche Frauen sogar zum Orgasmus führen.[1] Es gibt auch Bücher über die orgasmische Geburt, und wenn man darüber nachdenkt, ist das Ganze durchaus plausibel. Die Gebärmutter zieht sich bei einem Orgasmus zusammen. Wenn die Wehen kommen, zieht sich die Gebärmutter auch zusammen. Die Kontraktionen unterscheiden sich lediglich in der Intensität.

Warum fühlen wir dann Schmerzen während der Wehen, aber nicht beim Orgasmus? Wir fühlen Schmerzen, weil die Intensität der Kontraktionen deutlich größer ist, als wir je vorher erlebt haben. Zusätzlich wurde uns immer weisgemacht, dass Wehen und Geburt schmerzhaft sind.

Bestimmte Gefühle können hinderlich sein, wenn man den Geburtsprozess genießen möchte. Das stärkste Gefühl, das es zu überwinden gilt, ist die Angst. Die meisten „zivilisierten" Leute haben Angst vor der Geburt. Wir glauben zwar nicht mehr, dass die Geburt die Strafe für Evas Sünde ist (wie das früher der Fall war), aber trotzdem erwarten wir Schmerzen und fürchten uns davor. Wenn man Angst hat, begibt sich der Körper ganz automatisch in eine Kampf- oder-Flucht Haltung. Dabei wird Sauerstoff im Körper so verteilt, dass man entweder kämpfen oder fliehen kann. Jemand, der Angst hat, wird ganz weiß im Gesicht, weil das Blut sich zu den Beinen bewegt, um Ihnen zu erlauben, schnell wegzurennen. Alle Körperteile, die nicht existentiell sind, werden zu diesem Zeitpunkt von der Sauerstoffversorgung größtenteils abgekoppelt.

Die Gebärmutter ist zufällig eines dieser Körperteile, das in einer Kampf-oder-Flucht Situation als nicht existentiell gilt. Und das macht auch Sinn, denn wenn Sie wirklich in Gefahr sind und kämpfen oder fliehen müssen, würden Sie auch nicht wollen, dass die Wehen und die Geburt weitergehen. Daher wird der Gebärmutter Sauerstoff entzogen, wenn Sie Angst haben. Dabei wird diese tatsächlich weiß. Folglich hat die Gebärmutter keinen „Treibstoff" und natürlich macht das den Geburtsvorgang schwierig und schmerzhafter. Wenn Sie sich für dieses Phänomen interessieren, können Sie „Mutterwerden ohne Schmerz" von Dr. Grantly Dick-Read lesen. Er soll diese Reaktion der Gebärmutter auf die Angst der Mutter als Erster entdeckt bzw. beschrieben haben.

Weitere Gefühle, die mit dazu führen können, dass man Schmerzen erlebt, sind Scham und Schuld. Die meisten von uns sind nicht mehr mit unseren Körpern im Einklang. Wir bedecken uns überall. Wenn Sie im Krankenhaus gebären, dann dürfen Sie ein Patientenhemd tragen. Zu Hause haben Sie sicherlich das Verlangen, Ihre Kleidung abzulegen, was Ihnen erlaubt, mit Ihrem Baby gleich nach der Geburt Haut an Haut zu kuscheln. Wir schämen uns aber nicht nur für unsere nackten Körper, sondern wir schämen uns auch für deren natürliche Funktionen. Als Erwachsene gehen wir nicht vor anderen Leuten auf die Toilette und generell findet auch der Geschlechtsverkehr nicht in der Öffentlichkeit statt. Sowohl die Ausscheidung als auch der Geschlechtsverkehr sind weiterhin natürliche Verhaltensweisen, aber sie finden eben privat statt. Es ist daher nicht überraschend, dass die Geburt sich da nicht groß unterscheidet. Wir fühlen uns einfach wohler, wenn wir zu Hause in den eigenen vier Wänden gebären, als unter den grellen Lichtern im Krankenhaus, wo wir von Fremden umgeben sind.

Welche Emotionen sind bei der Geburt hilfreich? Vor allem braucht es Vertrauen in sich selbst und in den eigenen Körper. Es braucht Geduld und das Gefühl, geborgen und sicher zu sein. Im Krankenhaus müssen Sie zusätzlich den Mut haben, sich für das einzusetzen, woran Sie glauben. Sie sind diejenige, die entscheidet, was getan wird. Ärzte und Krankenschwestern lassen es meist nicht so aussehen, als ob Sie eine Wahl hätten, aber Sie können jederzeit Ihr Veto einlegen.

Mit Geburtsschmerzen umgehen

Während der Geburt bieten die folgenden Methoden natürliche Schmerzlinderung:

- Meditation
- Wärme- oder Kältepackungen
- massiert werden
- auf einem Geburtsball sitzen
- Positionswechsel
- in der warmen Badewanne sitzen
- Visualisieren

Wenn Sie noch kein Wärmekissen haben, können Sie so etwas selbst herstellen. Dafür brauchen Sie Stoff (zum Beispiel aus Baumwolle) und *ungekochten*, weißen Reis. Ein Wärmekissen zu nähen kann eine Weile dauern und Sie benötigen dafür Nadel und Faden (oder am besten eine Nähmaschine). Daher fangen Sie damit nicht erst an, wenn Sie schon die ersten Wehen verspüren. Dieses Wärmekissen ist übrigens deutlich kleiner als ein reguläres Kopfkissen, aber es sollte etwas länger als die breiteste Stelle Ihres Rückens sein. Dann können Sie die Wärme gleichmäßig dort verteilen, wo Sie sie benötigen. Das Kissen muss klein genug sein, um es in der Mikrowelle erwärmen zu können, damit Sie es innerhalb kürzester Zeit nutzen können.

Wie Sie mit dem Geburtsschmerz umgehen, ist ihre Entscheidung. Die meisten Frauen finden es hilfreich, sich, so gut es geht, dabei auszuruhen. Einige genießen die Gegenwart Ihrer Lieben, andere sind lieber allein. Sie können Musik hören, im Kerzenschein sitzen oder sich einfach nur in Ihrem Bett zusammenrollen. Und so viel Sie auch für Eventualitäten planen und alles vorher bereitstellen können, so kann es sein, dass Sie nichts davon benutzen, wenn es soweit ist – weil die Geburt einfach ganz anders sein wird, als Sie es sich vorgestellt haben.

Wenn Sie sich nicht sicher sind, was Sie an Schmerzen bei der Geburt erwartet, ist es hilfreich, positive Geburtsberichte zu lesen. Konzentrieren Sie sich während der Geburt auf die Tatsache, dass Ihr Körper dafür gemacht ist, ein Kind zu gebären. Und daher können Sie das auf jeden Fall schaffen – selbst wenn Sie manchmal daran zweifeln.

Für viele Frauen gibt es einen Moment während der Geburt, wo sie einfach aufgeben wollen. Die Wehen sind zu dem Zeitpunkt sehr stark und man glaubt, dass man einfach nicht mehr weitermachen kann. Glücklicherweise ist das in Wirklichkeit ein Zeichen, dass die Übergangsphase erreicht ist. Und das bedeutet, dass Sie wirklich ganz nah dran sind, Ihr Baby im Arm zu halten.

Wie funktioniert eine Wassergeburt?

Wenn Sie mit einer Wassergeburt liebäugeln, sollten Sie natürlich rechtzeitig einen Geburtspool mieten oder kaufen. Die meisten gewöhnlichen Badewannen sind nicht tief genug, um sich bei der Geburt wirklich darin wohlzufühlen. Wenn Sie keinen erschwinglichen Geburtspool finden, können Sie auch einen regulären aufblasbaren Pool verwenden.

In warmes Wasser einzutauchen ist vermutlich eine der effektivsten Methoden der Schmerzlinderung unter der Geburt. Man nennt die Wassergeburt unter anderem auch die PDA der Hebammen. Sie können so lange in der Badewanne bleiben, wie es für Sie angenehm ist. Wenn das Wasser kalt wird, kann Ihr Partner heißes Wasser nachfüllen. Die Wassertemperatur sollte durchgehend um die 35,5°C bis 36,6°C betragen.

Bei einer Wassergeburt sollten Sie auf ein paar Dinge achten. Logischerweise dürfen Sie das Baby nicht unter Wasser lassen, wenn es geboren ist, sondern müssen es herausheben. Falls Ihre Fruchtblase bereits geplatzt ist oder Sie eine Infektion oder Herpes haben, ist es nicht ratsam, im Wasser zu gebären. Selten kann es bei einer Wassergeburt durch verunreinigtes Wasser zu einer Infektion bei Mutter oder Baby kommen.[2] Aber abgesehen von diesem Risiko schwören viele Frauen darauf, dass eine Wassergeburt für sie die beste Wahl war.

Eine Wassergeburt hat einige Vorteile. So reduziert sie zum Beispiel die Notwendigkeit für Schmerzmittel und hilft der Frau, interventionsarm zu gebären. Viele Krankenhäuser verfügen zwar über eine große Badewanne, aber längst nicht alle Krankenhäuser lassen die Frau auch im Wasser gebären. Es kann durchaus sein, dass Sie vom Krankenhauspersonal gezwungen werden, das Wasser zu verlassen, sobald die Presswehen beginnen. Das steht oft im krassen Gegensatz zu den Wünschen der gebärenden Frau. Wenn Sie zu Hause zur Schmerzlinderung in die Wanne steigen, dann werden Sie für die Geburt vermutlich auch nicht aussteigen wollen.

Manche Leute behaupten, eine Wassergeburt sei unnatürlich. Schließlich sind wir keine Fische und können nicht unter Wasser leben. Die einzigen Landsäugetiere, die ich finden konnte, die unter Wasser gebären, sind Nilpferde. Aber Nilpferde fühlen sich an Land genauso wohl wie im Wasser. Das neugeborene Nilpferd muss auch selbstständig an die Oberfläche schwimmen, um seinen ersten Atemzug zu tun und junge Nilpferde säugen sogar unter Wasser.

Bei den Frauen einheimischer Völker findet man Wassergeburten eher nicht. Das hat mindestens zwei Gründe: Erstens gibt es in vielen Fällen kein sauberes Wasser für diesen Zweck. Zweitens brauchen sie das Wasser nicht unbedingt für die Schmerzlinderung. Ihre Geburten sind auch so leicht.

Ich habe überhaupt nichts gegen Wassergeburten. Eines meiner Kinder kam selbst im Wasser zur Welt. Aber ob es daran lag, dass ich mich trotzdem in einer ungünstigen, halbsitzenden, halb liegenden Position befand, dass die Hebamme mich beim Pressen anleitete oder etwas ganz anderes – ich hatte nie den Drang, die Wassergeburt zu wiederholen. Meine Alleingeburten fanden alle auf dem Trockenen statt.

Natürlich haben Wassergeburten eine lange Liste potentieller Vorteile. Das Wichtigste ist, dass Wasser entspannend wirkt und Schmerzlinderung verschafft. Auch Dammrisse sind bei Wassergeburten seltener. Ich bin der Meinung, dass Krankenhäuser allen werdenden Müttern die Option einer Wassergeburt anbieten sollten, da es die Anwendung von schmerzlindernden Medikamenten und anderen Interventionen drastisch reduzieren kann.

Für eine Wassergeburt müssen Sie vorausdenken. Sie brauchen vermutlich Hilfe, um den Geburtspool aufzustellen – am besten, bevor die Wehen anfangen. Wenn die Wohnung sehr klein ist, muss der nötige Platz geschaffen werden. Da eine Geburt ziemlich lange dauern kann, wird das Wasser irgendwann kalt werden und jemand muss regelmäßig heißes Wasser nachgießen. Die Wassertemperatur darf nicht mehr als 36,6°C betragen, wobei einige Quellen auch 37,7°C angeben. Und auch wenn der Körper fast vollständig im Wasser untergetaucht ist, sollten Sie trotzdem weiterhin ausreichend trinken.

Sie können Ihr Baby definitiv im Wasser gebären. Aber sie müssen keine Wassergeburt wählen, nur weil Sie zu Hause gebären. Vertrauen und folgen Sie Ihren Instinkten und informieren Sie sich ganz in Ruhe. Selbst wenn Sie keinen Geburtspool haben, kann eine normale Badewanne während der Wehen Schmerzlinderung bringen. Sie können das gerne nutzen, wenn Sie möchten. Fühlen Sie sich aber nicht unter Druck gesetzt, eine Wassergeburt zu haben, nur weil diese gerade sehr beliebt ist.

Die Phasen der Geburt

Der Geburtsvorgang wird in drei verschiedene Phasen unterteilt. Obwohl Sie vielleicht nicht jede Phase bewusst wahrnehmen werden, hilft es, eine Vorstellung vom normalen Geburtsablauf zu entwickeln. Auch wenn das manchmal in Filmen so dargestellt wird: In der Regel werden Babys nicht so schnell geboren. Stattdessen ist die Geburt ist ein Prozess.

Erste Phase: Eröffnungsphase

frühe Eröffnungsphase: Öffnung von 0 auf 3 cm

späte Eröffnungsphase: Öffnung bis zu 7 cm

Übergangsphase: Öffnung bis zu 10 cm

Zweite Phase: Austreibungsphase (Geburt des Kindes)

Dritte Phase: Nachgeburtsphase (Geburt der Plazenta)[3]

Erste Phase: Frühe Eröffnungsphase

Der Muttermund befindet sich am unteren Ende der Gebärmutter. Wenn Sie nicht schwanger sind, ermöglicht der Muttermund den Abfluss der Regelblutung. Während der Schwangerschaft bleibt der Muttermund verschlossen und öffnet sich erst zur Geburt. Die erste Phase der Geburt umfasst die Zeit vom Beginn der Wehen bis der Muttermund zehn Zentimeter geöffnet ist.

Wie Sie bestimmt mitbekommen haben, dauert die erste Phase der Geburt am Längsten. Man kann sie in drei Abschnitte unterteilen: die frühe Eröffnungsphase, die späte Eröffnungsphase und die Übergangsphase. Man redet von der frühen Eröffnungsphase, bis der Muttermund drei Zentimeter erreicht hat, von der späten Eröffnungsphase bis der Muttermund sieben Zentimeter und von der

Übergangsphase, bis der Muttermund zehn Zentimeter weit geöffnet ist.

Während der frühen Eröffnungsphase können Sie Ihren alltäglichen Aktivitäten nachgehen, da die Wehen normalerweise noch gut zu ertragen sind. Entspannen Sie sich. Wenn es Nacht ist, versuchen Sie, zu schlafen. Ansonsten tun Sie am besten etwas, das Ihnen Spaß macht, zum Beispiel ein Buch lesen oder einen Film gucken. Sie werden Ihre Energie später noch benötigen. Es spricht aber auch nichts dagegen, Hausarbeit zu verrichten, wenn Ihnen danach ist. Folgen Sie Ihrem Gefühl.

Genau genommen kann die frühe Eröffnungsphase ein paar Stunden oder auch mehrere Wochen dauern, wobei die Wehen unregelmäßig kommen und gehen können. Einige Frauen, vor allen Dingen bei der zweiten oder nachfolgenden Schwangerschaft, erleben viele Wehen, die sich wie echte Wehen anfühlen, aber sie hören nach einer Weile auf, nur um einige Tage später erneut anzufangen. Diese Wehen nennt man Braxton-Hicks-Wehen oder Übungswehen. Wenn Sie bereits 37 Wochen schwanger sind, brauchen Sie sich dabei keine Sorgen zu machen. Mir gefällt der Begriff Übungswehen nicht besonders, denn sie dienen nicht nur der Übung. Diese vorbereitenden Wehen haben einen Zweck. Aber da Sie sich vielleicht nicht sicher sind, ob es sich um echte Geburtswehen handelt, kann das ein bisschen nervig sein.

Aufgabenliste für die frühe Eröffnungsphase

Sobald Sie sicher sind, dass die Geburt tatsächlich losgeht, können Sie mit den letzten Vorbereitungen beginnen. Sie können diese Dinge allein erledigen oder Ihr Partner kann einen Teil übernehmen. Hier folgt meine Liste, die Ihnen als Inspiration dienen soll:

- Schere/ Band für die Nabelschnur sterilisieren
- Handtücher in den Trockner oder auf die Heizung legen
- Uhr/Kamera bereithalten

- eine Stoppuhr bereitlegen, um den Puls vom Neugeborenen zu überprüfen
- den Geburtsort vorbereiten (Pool füllen)
- die Spritzflasche ins Badezimmer stellen
- das Bett vorbereiten (falls Sie im Bett gebären wollen)
- wenn nötig, heizen Sie den Raum, so dass es angenehm warm ist (z.B. im Winter)

So können Sie das Bett vorbereiten: Lassen Sie das normale Laken drauf und ziehen Sie den Matratzenschoner oben drüber. Darauf kommt dann ein altes Laken. Auf das alte Laken legen Sie die großen (Inkontinenz-)Unterlagen. Nach der Geburt kann Ihr Partner die obersten Schichten einfach abräumen und entsorgen. So ist das Bett schnell aufgeräumt und Sie können sich gleich mit dem Baby hinlegen und ausruhen.

Erste Phase: Späte Eröffnungsphase

Sobald dieser Teil der Geburt beginnt, wird es Ihnen schwerer fallen, sich dabei zu entspannen. Sie haben vielleicht Lust, auf- und abzulaufen oder spazieren zu gehen. Folgen Sie weiterhin Ihren Instinkten. Wenn Sie sich bewegen möchten, dann tun Sie das. Sie können Ihren Partner mitnehmen. Dann haben Sie gleich jemanden, an den Sie sich bei Bedarf anlehnen können. Die Wehen werden jetzt wahrscheinlich regelmäßig kommen und sowohl in der Frequenz als auch an Intensität zunehmen.

Die späte Eröffnungsphase kann ebenfalls eine Weile dauern. Behalten Sie immer im Hinterkopf, dass jede Wehe Sie ein kleines Stück voranbringt. Wenn eine Hebamme Sie begleitet, wird sie – gelegentlich oder regelmäßig – den Muttermund kontrollieren wollen, um den weiteren Geburtsverlauf abschätzen zu können. Auch wenn es gut sein kann, zu wissen, dass der Muttermund sich öffnet, lässt sich daraus nicht vorhersagen, wie lange die Geburt noch dauern wird. Denn die Öffnung des Muttermundes kann ganz schnell oder auch ganz langsam vonstattengehen.

Es gibt andere, weniger invasive Möglichkeiten, um den Geburtsfortschritt abzuschätzen. Zum einen werden die Wehen stärker und intensiver, je weiter die Geburt fortschreitet. Zum anderen werden die Wehen immer häufiger. Eine erfahrene Hebamme wird auch bemerken, wie sich Ihr Verhalten verändert. Zum Beispiel kann eine Frau in der frühen Eröffnungsphase problemlos einer Unterhaltung folgen, aber in der späten Eröffnugsphase und in der Übergangsphase ist das eher nicht mehr möglich.[4]

Jede Frau geht mit den Wehen anders um. Einige wollen einfach allein gelassen werden, andere bevorzugen Gesellschaft und wieder andere möchten Musik hören oder Fernsehen. Tun Sie einfach, was Sie gerne tun möchten. Und vergessen Sie nicht, weiterhin zu trinken und regelmäßig auf die Toilette zu gehen.

Obwohl sich die erste Phase der Geburt in drei Abschnitte unterteilen lässt, kann es sein, dass Sie keinen davon erkennen. Aber Sie müssen nicht unbedingt wissen, in welchem Stadium der Geburt Sie sich befinden, um erfolgreich zu gebären. Schließlich kann sowieso niemand vorhersagen, wie lange der Geburtsprozess dauern wird. Daher konzentrieren Sie sich einfach auf den Moment und tun Sie, was sich für Sie richtig anfühlt.

Erste Phase: Übergangsphase

Während der Übergangsphase, kurz bevor das Baby kommt, sind die Wehen am intensivsten und meist ebenso die Schmerzen. Das ist oft der Moment, in dem Frauen im Krankenhaus nach Schmerzmitteln fragen und sie auch bekommen. Aber meiner bescheidenen Meinung nach bedeuten diese Schmerzen, dass es Zeit ist, ein Baby zu gebären und nicht eine PDA zu legen. Es ist ganz natürlich, in diesem Moment an sich selbst zu zweifeln. Atmen Sie tief durch. Sie schaffen das! Es ist ganz ähnlich wie bei einem Marathonlauf: Am Ende sind Sie erschöpft, aber Sie wollen natürlich nicht aufgeben, wenn Sie die Ziellinie schon sehen können. Und sobald es vorbei ist, fühlen Sie sich fantastisch, sind stolz auf sich und die Schmerzen werden in der Erinnerung verblassen.

Obwohl es sicherlich hilfreich sein kann, sich mit Meditation oder anderen Entspannungsmethoden auszukennen, ist dies keine Notwendigkeit, um natürlich zu gebären. Ich habe vor meinen Alleingeburten nicht meditiert und auch keine anderen besonderen Entspannungsmethoden probiert oder Atemübungen gemacht. Als es Zeit zum Gebären war, hat mein Körper genau das gemacht, was er sollte. Mit der steigenden Intensität der Wehen wurde meine Atmung tiefer und ruhiger, ohne bewusste Anstrengung. Wenn Sie meditieren oder Atemtechniken lernen möchten, dann können Sie das gerne tun. Aber Sie müssen keinen Kurs im Atmen belegen, um zu gebären, denn schließlich atmen Sie schon seit Ihrer eigenen Geburt. Es kann allerdings hilfreich sein, Folgendes bei der Atmung zu beachten:

- Halten Sie niemals den Atem an!
- Atmen Sie nicht dauerhaft flach und hektisch! Falls es doch passieren sollte, fangen ihre Hände und Füße an zu kribbeln. Atmen Sie dann wieder bewusst langsam ein und aus.

Das Beste, was Sie während der Übergangsphase tun können, ist einfach weiter zu atmen. Für manche Frauen ist es hilfreich, sich dabei vorzustellen, wie das Baby langsam in den Geburtskanal gleitet. Und natürlich hilft es, sich darauf zu konzentrieren, dass jede Wehe Ihr Baby näherbringt, statt nur an die Schmerzen zu denken. Tun Sie weiterhin einfach das, was Sie entspannt. Lassen Sie sich von Ihrem Partner massieren, hören Sie Ihre Lieblingsmusik oder beten Sie, wenn Sie möchten. Vielleicht möchten Sie auch einfach allein gelassen werden. Viele Frauen gehen zu diesem Zeitpunkt gern in die Badewanne. Das warme Wasser ist bei Wehen besonders schmerzlindernd. Und wenn es irgendwie möglich ist, lassen Sie Ihren Partner wissen, was Sie wollen, denn er kann Ihre Gedanken nicht lesen. Es kann durchaus sein, dass Sie von einem Moment auf den anderen etwas anderes wollen, aber Ihrem Partner müssen Sie das natürlich mitteilen. Ansonsten brauchen Sie einfach ein bisschen Vertrauen. Die Übergangsphase geht schneller vorbei als Sie denken.

Obwohl die Übergangsphase oft der schmerzvollste Teil vor der eigentlichen Geburt ist, fühlen manche Frauen überhaupt keine Schmerzen. Wie auch immer Sie es erleben, Sie werden spüren, dass die Wehen an Intensität und Häufigkeit ordentlich zugenommen haben. Wenn der Kopf geboren wird, kann das noch mehr weh tun, aber die Wehen sind bei der Übergangsphase in der Regel am Intensivsten. Das kann zu diesem Zeitpunkt sogar so heftig sein, dass Sie das Gefühl haben, einfach nicht mehr weitermachen zu können. Aber das bedeutet: Es ist gleich Zeit, Ihr Kind in die Arme zu nehmen!

Zweite Phase: Austreibungsphase

Sobald die Übergangsphase geschafft ist und die Austreibungsphase beginnt, werden Sie einen starken Drang zu pressen verspüren. Vielleicht glauben Sie in dem Moment, dass es sich um den bekannten Drang zum Stuhlgang handelt. Wenn Sie Ihr Kind nicht in der Toilette auffangen möchten, dann sollten Sie sich jetzt aber nicht dorthin begeben. Der gewaltige Druck ist ein großartiges Zeichen, dass Sie es jetzt wirklich fast geschafft haben. Dies bedeutet, dass Ihr Baby sich den Geburtskanal entlang bewegt und bereit für seine Geburt ist.

Man nennt die zweite Phase der Geburt die Austreibungsphase. Das Pressen zu diesem Zeitpunkt ist ganz Ihnen überlassen und nicht unbedingt notwendig, um Ihr Kind zu gebären. Manche Leute empfehlen den Wehen ihren Lauf zu lassen, statt aktiv zu pressen, bis das Baby geboren ist.

Im Krankenhaus oder vielleicht sogar mit einer Hebamme wird Ihnen gesagt, wann Sie pressen sollen. Aber in der entspannten Umgebung Ihres eigenen Zuhauses können Sie selbst darauf achten, was Ihr Körper Ihnen sagt. Sie können versuchen, einfach nur durch die Wehen hindurchzuatmen, aber vielleicht ist das nicht möglich. Bei meiner ersten Alleingeburt hatte ich eigentlich vor, nicht zu pressen, aber der aktive Drang zu Pressen war so intensiv, dass ich nichts anderes tun konnte. Wenn es ums Pressen geht, brauchen Sie sich nur zu merken, Ihrem Körper Folge zu leisten. Pressen Sie aber bitte nicht, wenn kein Drang dazu besteht, denn dadurch kann ein Dammriss entstehen.

Sicherlich hat die Geburtsposition auch etwas mit der Intensität des Pressdrangs zu tun. Es ist zum Beispiel einfacher, ein Baby langsam zu gebären, wenn Sie sich selbst auf Händen und Knien befinden. So habe ich das bei meiner zweiten und dritten Alleingeburt gemacht. Obwohl ich trotzdem den Drang zu Pressen verspürte, war es deutlich einfacher, durchzuatmen und vorsichtig vorzugehen, als in einer aufrechten Haltung.

Während der Austreibungsphase wird Ihr Baby „zwei Schritte vorwärts und einen Schritt rückwärts" tun.[5] Das ist dazu gedacht, um das Gewebe schrittweise zu dehnen und so einem Dammriss vorzubeugen. Wenn Sie zu stark pressen, kann es sein, dass Sie Ihren Damm mehr als notwendig verletzen. Am besten schwimmen Sie einfach mit dem Strom und hören auf Ihren Körper.

Wenn Sie anfangen zu pressen, sollten Sie sich in einer guten Position befinden, zum Beispiel hockend, stehend oder auf Händen und Knien. Wenn alle Frauen die Möglichkeit hätten, ihren natürlichen Instinkten bei der Geburt zu folgen, würde sich sicherlich nur eine geringe Prozentzahl für die Rückenlage entscheiden. Auf dem Rücken zu liegen ist einfach nicht hilfreich bei der Geburt, denn dann müssen Sie gegen die Schwerkraft gebären.

Während der Austreibungsphase sollten Sie niemals:

- den Atem anhalten
- auf dem Rücken liegen
- pressen, ohne den Drang zum Pressen zu verspüren
- an der Nabelschnur ziehen

Nachdem Ihr Baby sich durch den Geburtskanal gezwängt hat, werden Sie sein Köpfchen sehen und fühlen können. Sie können sein Köpfchen mit der Hand fühlen und Sie können sich einen Spiegel geben lassen, damit Sie den großen Auftritt live miterleben können. Es ist wirklich ein fantastisches Gefühl, ein Baby bei der Geburt zu spüren. Wenn Sie daran denken, können Sie jetzt ein bisschen Gegendruck auf Ihren Damm ausüben, um einem Dammriss vorzubeugen oder zu vermindern. Ihr Partner kann das auch für Sie tun, indem er eine warme Kompresse benutzt.

Viele Frauen spüren ein intensives, brennendes Gefühl, wenn der Kopf des Babys geboren wird. Manchmal nennt man dieses Brennen den Feuerring. Wenn Sie den Feuerring spüren, dann signalisiert Ihnen Ihr Körper, dass Sie vorsichtig sein sollen. Obwohl Sie trotzdem noch einen unwiderstehlichen Drang zum Pressen verspüren, bedeutet das brennende Gefühl, dass die Haut sehr stark gespannt wird. Jetzt nicht zu pressen kann schwierig sein, aber wenn Sie eine kurze Pause einlegen, kann Sie das vor einem Dammriss bewahren. Manche Frauen erleben diesen Feuerring nicht und für diejenigen, die ihn spüren, ist es normalerweise innerhalb von 30 Sekunden auch schon vorbei.

Der Feuerring ist möglicherweise der schmerzhafteste Teil der ganzen Geburt, aber die gute Nachricht ist, dass es wirklich gleich vorbei ist. Ihr Baby wird gerade in diesem Moment geboren!

Nachdem der Kopf des Babys geboren ist, dreht dieser sich leicht zur Seite. Das hilft den Schultern des Babys, in die richtige Position zu kommen, damit der Rest des Körpers ebenfalls geboren werden kann. Am besten planen Sie vorher, wer das Baby fängt. Sie können es selbst tun oder Ihr Partner kann das übernehmen. Wenn Sie in einer Position sind, bei der Sie ganz nahe am Fußboden sind, wie zum Beispiel auf Händen und Knien, dann kann Ihr Baby auch sanft auf den Fußboden gleiten. In diesem Fall sollten Sie aber sicherstellen, dass der Fußboden ausreichend gepolstert ist.

Die Geburt

Sobald Ihr Baby geboren ist, werden Sie wahrscheinlich von einer Welle euphorischen Glücks überschwemmt. Nach der Geburt sind jegliche Schmerzen, die Sie kurz vorher vielleicht fast überwältigt haben, wie weggeblasen. So kommt es, dass Sie nach Stöhnen und Schreien innerhalb von Sekunden Ihr Baby anhimmeln können. Ihr Partner wird bei diesem abrupten Wechsel erstaunt sein, aber das ist ganz natürlich. Sie werden ein intensives Glücksgefühl verspüren, was schwer zu beschreiben ist. Wochenlang werden Sie wie auf Wolken schweben. Sie werden so begeistert von der Geburt selbst sein, dass Sie vor Freude strahlen.

Sobald Ihr Baby geboren ist, können Sie sich Zeit nehmen, den kleinen Menschen kennenzulernen. Wenn Sie Ihr Baby nicht aufgefangen haben, werden Sie ihn jetzt aufheben und in den Arm nehmen. Zeit zum Anziehen ist später. Spüren Sie die Wärme seines kleinen Körpers an Ihrem. Das tut nicht nur dem Baby gut.

Während Sie Ihr Kind knuddeln, beobachten Sie es genau. Die meisten Babys fangen von allein an zu atmen, kurz nachdem sie geboren sind und meistens schreien sie dabei. Das ist ein gutes Zeichen, denn es macht die Atemwege frei. Sie können vorsichtig jeglichen Schleim aus dem Gesicht Ihres Kindes abwischen, um ihm dabei zu helfen. Falls Ihr Baby in der intakten Fruchtblase auf die Welt gekommen ist, müssen Sie diese zerreißen, damit Ihr Kind atmen kann.

Zusätzlich zu Ihrer Körperwärme können Sie ein paar warme Handtücher nutzen, um das Baby warmzuhalten. Wenn es nicht atmet oder schreit, massieren Sie vorsichtig seinen Rücken, um es zur Atmung anzuregen.

Die meisten Schwangerschaften dauern mindestens neun Monate. Aber die Wehen dauern „nur" mehrere Stunden (höchstens Tage). Allerdings kann es sich mit den Übungswehen so anfühlen, als ob Sie schon seit Wochen mit der Geburt beschäftigt sind.

Im Vergleich dazu ist die eigentliche Geburt des Kindes schrecklich kurz. Die Austreibungsphase kann von wenigen Minuten bis zu mehreren Stunden dauern. Es wird wahrscheinlich bei der zweiten und bei den nachfolgenden Geburten schneller gehen. Aber obwohl die Geburt sehr schnell vorbei ist, werden Sie sich noch lange bis ins Detail daran erinnern. Und das ist nur ein Grund, warum es so wichtig ist, so zu gebären, wie Sie es sich wünschen.

Warum das Absaugen des Babys unnötig ist

Das U.K. National Institute for Health and Care Excellence, eine nicht-öffentliche Einrichtung des britischen Gesundheitsministeriums, empfiehlt, Babys weder dann abzusaugen, wenn der Kopf hervortritt, noch nach der Geburt, solange das Neugeborene in guter Verfassung ist und beim Apgar-Test (dazu gleich mehr) mit fünf oder mehr Punkten abschneidet.[6]

Vorher galt die Empfehlung, alle neugeborenen Säuglinge abzusaugen, sobald der Kopf hervortrat, aber das ist jetzt auch laut dem American Congress of Obstetricians and Gynecologists nicht mehr nötig. Tatsächlich kann das Absaugen bei gesunden Neugeborenen unerwünschte Nebenwirkungen haben.[7]

Allerdings hat es den Anschein, dass der Saugball – jedenfalls in den Vereinigten Staaten – von der Geburt nicht mehr wegzudenken ist, egal ob die Geburt in einem Krankenhaus oder zu Hause stattfindet. Die aktuellen Recherchen zeigen, dass die Benutzung des Saugballs kontraindiziert ist. Im Krankenhaus ist es sogar üblich, bis in den Magen abzusaugen. Die Society of Obstetricians and Gynaecologists of Canada beschreibt, dass das Absaugen des Babys dazu führt, dass es nach Luft schnappt und tief einatmen muss,[8] was sicherlich nicht die Absicht der Ärzte und Hebammen ist. Absaugen kann sogar das Stillen an der Brust beeinträchtigen, das Gewebe verletzen und den Herzschlag des Babys verringern.[9]

Wenn Sie vorher noch nicht weiter darüber nachgedacht haben, dann überrascht es Sie womöglich, dass selbst das Absaugen des Babys mit einem Saugball einen groben Eingriff darstellt.[10] Der Mund eines Säuglings ist überaus empfindlich. Es ist der Körperteil, über den der Säugling die meiste Kontrolle besitzt. Der Mund ist nicht nur dazu da, Hunger und Durst zu stillen, sondern er wird auch zur Kommunikation gebraucht. Man muss keine wissenschaftliche Untersuchung durchführen oder studiert haben, um zu verstehen, dass die Benutzung des Saugballs für das Baby sehr unangenehm sein muss.

Untersuchung des Neugeborenen nach der Geburt

Ärzte und Hebammen bewerten Neugeborene mithilfe des Apgar-Tests, eine Minute, fünf Minuten und zehn Minuten, nachdem sie geboren sind. Der Apgar-Test bewertet die Herzfrequenz, die Atemanstrengung, den Muskeltonus, die Reflexe und die Hautfarbe des neugeborenen Kindes. Jeder Bereich wird mit 0, 1 oder 2 Punkten bewertet. Die Höchstpunktzahl beträgt insgesamt 10 Punkte. Die meisten gesunden Neugeborenen erhalten zwischen 8 und 10 Punkten. Das Punktesystem wurde erschaffen, um möglichst schnell zu erfassen, ob ein Neugeborenes medizinische Hilfe benötigt oder nicht. Wenn Sie Ihr Baby nach der Geburt selbst untersuchen, müssen Sie seinen Gesundheitszustand nicht unbedingt mit Punkten bewerten. Es ist allerdings keine schlechte Idee, wenn Sie auf die gleichen fünf Bereiche achtgeben, um sicherzustellen, dass es Ihrem Kind gut geht.

Atemanstrengung

Beobachten Sie den Atem Ihres Babys, während Sie es im Arm halten. Das ist vermutlich sowieso das Erste, was Sie nach der Geburt tun werden. Logischerweise muss ein Baby atmen. Obwohl nicht alle Neugeborenen schreien oder weinen, bedeutet ein schreiendes Kind, dass es atmet. Aber es kann auch sein, dass Ihr Baby ganz ruhig daliegt, ohne Atemprobleme zu haben. In diesem Fall können Sie die Bewegung seiner Brust beobachten. Wenn Ihr Baby nicht atmet, dann müssen Sie schnell handeln, denn Menschen können nicht sehr lange ohne Sauerstoff auskommen. Ihr Baby muss innerhalb von einer Minute, nachdem es auf die Welt gekommen ist, alleine atmen.

(Haut-)Farbe
Schauen Sie, ob Ihr Baby eine rosige Haut hat. Wenn Ihr Baby am ganzen Körper blau oder blass ist, bekommt es nicht genug Sauerstoff. In dem Fall haben Sie sicherlich bereits bemerkt, dass Atemprobleme vorliegen. Wenn die Hände und Füße des Neugeborenen noch blau sind, dann ist das im Rahmen des Normalen, solange der Rest seines Körpers rosig ist. Es sollte dann nicht allzu lange dauern, bis auch Hände und Füße rosig werden. Ihr Neugeborenes würde beim Apgar-Test 2 Punkte erhalten, wenn es von Kopf bis Fuß rosig ist.

Herzfrequenz
Die Herzfrequenz des Neugeborenen sollte bei über 100 Schlägen pro Minute liegen. Sie können die Herzfrequenz messen, indem Sie den Puls am Oberarm des Babys ertasten oder das Ohr direkt an seine Brust legen. Man muss kein Genie sein, um die Herzfrequenz eines Neugeborenen zu finden und zu messen, aber für frischgebackene Eltern ist es vielleicht eine kleine Herausforderung.

Muskeltonus
Wenn Sie Ihr Baby im Arm halten, werden Sie spüren, ob es Muskeltonus hat und zum Beispiel aktiv seine Ärmchen und Beinchen einknickt oder ob es schlapp daliegt. Wenn das Baby teilnahmslos erscheint und weder Arme noch Beine beugt, dann ist irgendetwas nicht in Ordnung.

Reflexe
Der Reflex, den Arzt oder Hebamme hier klassischerweise prüfen, ist das reflexartige Schreien ausgelöst durch das Absaugen. Um hier gut zu punkten, muss das Baby nur ordentlich schreien und die meisten Babys machen das auch. Die Reflexe von Ihrem Baby können aber auch ganz in Ordnung sein, ohne dass es weint. Ihr Baby wird sicherlich eine Reaktion auf die Geburt zeigen, auch wenn es nur eine Grimasse ist.

Was wichtig ist

Am Wichtigsten ist, dass Sie die Atmung Ihres Babys kontrollieren. Sie können später immer noch eine vollständige Untersuchung durchführen (wobei Sie alle Finger und Zehen zählen usw.). Sofort nach der Geburt ist die erste Amtshandlung sicherzustellen, dass Ihr Baby genug Sauerstoff bekommt. Das beste Anzeichen dafür ist, wenn Sie Ihr Baby atmen (oder schreien/weinen) sehen und wenn seine Haut langsam rosig wird.

Falls Ihr Baby sich nicht zügig erholt, dann müssen Sie eingreifen. Lange vor dem Geburtstermin sollten Sie sich über Wiederbelebungsmaßnahmen und Mund-zu-Mund-Beatmung für Säuglinge informieren. In der ersten Minute nach der Geburt müssen Babys zu atmen beginnen. Diesen Zeitraum nennt man auch Goldene Minute. Ansonsten muss das Neugeborene am Ende der ersten Minute anderweitig Sauerstoff bekommen. Das ist äußerst wichtig für sein Überleben.

Wenn Sie sich von einer Hebamme begleiten lassen, wird diese auf zügige Handlung vorbereitet sein. Sie können sie fragen, wie sie sicherstellt, dass das Kind nach der Geburt Sauerstoff bekommt. Zum Beispiel kann es sein, dass die Hebamme ein Sauerstoffgerät mitbringt oder anderes Zubehör, um im Notfall Wiederbelebungsmaßnahmen ergreifen zu können.

Wenn es ins Krankenhaus gehen muss

Bei der Geburt gibt es keine Garantien. Das trifft auch auf den Rest des Lebens zu. Aber da Sie sich dazu entschieden haben, zu Hause zu gebären, müssen Sie auch wissen, wann Sie Hilfe benötigen. Natürlich können Sie jederzeit ins Krankenhaus gehen, wenn Sie möchten, aber Sie sollten medizinische Hilfe aufsuchen, wenn eine der folgenden Situationen auf Sie bzw. Ihr Baby zutrifft:

- Fieber
- höherer Blutverlust vor der Geburt

- zu hohe oder zu niedrige Herzfrequenz des Babys
- hoher Blutverlust nach der Geburt (dazu später noch mehr)
- unvollständige Plazenta
- anhaltende Atemprobleme des Neugeborenen
- Neugeborenes, was seine eigene Körpertemperatur nicht aufrechterhalten kann
- Fehlbildungen beim Neugeborenen

Dritte Phase: Nachgeburtsphase

Jetzt wo Ihr Baby geboren ist, haben Sie Zeit, es in Ruhe kennenzulernen. Wenn Ihr Baby dazu bereit ist, können Sie es stillen. Das Stillen an der Brust hilft der Gebärmutter beim Zusammenziehen. Nun beginnt die letzte Phase der Geburt, in der die Plazenta geboren wird. Die Plazenta zu gebären ist nicht schmerzhaft, denn diese ist ganz weich.

Bei der Nachgeburtsphase sollten Sie eins beachten: *ziehen Sie nicht mit Gewalt an der Nabelschnur*. Wenn es um die Geburt der Plazenta geht, ist überhaupt keine Eile geboten. Allzu oft haben sowohl Ärzte als auch Hebammen es eilig und versuchen, diesen Prozess zu beschleunigen. Im Krankenhaus wird die Plazenta innerhalb von Minuten nach der Geburt des Kindes erwartet. Bei einer natürlichen Geburt zu Hause dauert es manchmal wesentlich länger.

Laut Sarah Buckley hat das Einmischen in die Nachgeburtsphase mehrere Nachteile. Um eine komplikationslose Nachgeburtsphase zu gewährleisten, sollte man mit dem Durchtrennen der Nabelschnur warten. Es gibt sogar die Möglichkeit, die Nabelschnur intakt zu lassen (Lotusgeburt). Die Mutter sollte die Möglichkeit haben, die Plazenta zu gebären, wenn sie selbst dazu bereit ist. Zusätzlich sollte man Mutter und Kind in Ruhe lassen, damit sie sich nach der Geburt ungestört kennenlernen können.[11]

Es kann eine ganze Zeit dauern, bis die Plazenta kommt. In den ersten ein bis zwei Stunden nach der Geburt brauchen Sie sich deswegen keine Gedanken zu machen – es sei denn, Sie erleiden hohen Blutverlust oder fühlen sich schwindlig. Wenn es schon bald zwei Stunden her ist, seitdem das Baby geboren wurde und die Plazenta noch nicht da ist, können Sie gerne ein bisschen experimentieren. Das Stillen wird die Nachwehen anregen und somit die Plazenta auf den Weg schicken. Sie können auf alle Viere oder in die Hocke gehen. Manchmal sitzt die Plazenta bereits in der Scheidenöffnung und mehr als ein Positionswechsel ist nicht nötig, um sie ans Tageslicht zu befördern. Wenn sonst nichts funktioniert, können Sie sanft die Gebärmutter massieren, um Nachwehen anzuregen. Oder sie warten einfach noch und versuchen es später wieder.

Sobald die Plazenta geboren ist, schauen Sie sich diese ganz genau an. Sie hat eine Seite, auf der man viele kleine Blutgefäße sieht, die in der Nabelschnur münden. Auf der anderen Seite, wenn Sie die Eihäute (die Fruchtblase) beiseite schieben, sehen sie die Strukturen, mit denen die Plazenta an der Gebärmutterwand verhaftet war. Diese Strukturen müssen vollständig sein, weil zurückgebliebene Plazentareste in der Gebärmutter Probleme machen werden. Schauen Sie, ob ein Stück von dieser Seite Plazenta fehlt oder ob es so aussieht, als ob ein Teil der ganzen Plazenta abgerissen ist. Einrisse auf der Seite, wo die Plazenta angewachsen war, können vorkommen und sind kein Problem, solange nichts fehlt. Das zu beurteilen, ist aber nicht immer ganz so einfach.

Sobald Sie mit der Untersuchung der Plazenta fertig sind, können Sie diese aufbewahren (zum Beispiel um sie zu essen oder zu homöopathischen Präparaten verarbeiten zu lassen), im Garten begraben oder entsorgen. Atmen Sie einmal tief durch. Sie haben gerade ein Kind bekommen. Obwohl viele Menschen Kinder bekommen, gebärt nur eine kleine (aber wachsende) Zahl von Frauen zu Hause. Ruhen Sie sich aus und lernen Sie ganz in Ruhe Ihr neues Familienmitglied kennen. Natürlich können Sie jetzt auch aufstehen und zur Toilette gehen oder duschen. In der Zwischenzeit kann Ihr Partner mit dem Baby kuscheln.

Versorgung von Nabelschnur und Bauchnabel

Mit dem Durchtrennen der Nabelschnur warten Sie am besten, bis diese aufgehört hat, zu pulsieren und ganz schlaff und blass erscheint. Das kann vor der Geburt der Plazenta passieren oder auch danach. Natürlich ist es Ihnen überlassen, ob und wann sie die Nabelschnur durchtrennen. Sie sollten es nur nicht sofort nach der Geburt tun, denn solange die Nabelschnur pulsiert, hängt die Lebensversorgung Ihres Babys daran. Auch in den Krankenhäusern wird die Bedeutung der Nabelschnur immer mehr verstanden und immer häufiger wird diese zumindest etwas verzögert oder sogar erst nach Auspulsieren durchtrennt.

Um die Nabelschnur zu durchtrennen, binden Sie diese erst einmal ab, zum Beispiel mit einem Schnürsenkel, ungefähr 15 Zentimeter vom Bauch des Neugeborenen entfernt. Dann binden Sie die Nabelschnur noch einmal drei bis fünf Zentimeter weiter ab. Mit der sterilisierten Schere zerschneiden Sie die Nabelschnur anschließend in der Mitte zwischen den Abbindungen. Später, nachdem Ihr Baby an der Brust gestillt wurde und Sie bereit sind, Ihr Kind zu wiegen, können Sie mit einer Klemme die Nabelschnur weiter kürzen. Statt einer Klemme können Sie aber auch einen Nabelschnurring, Zahnband (nicht Zahnseide) oder eine Schnur benutzen.

Alternativ kann man das Auspulsieren komplett abwarten und die Nabelschnur anfangs weit weg vom Baby abschneiden. Nachdem die Nabelschnur etwas eingetrocknet ist, kann man diese dann auch noch kürzerschneiden. An der Schnittstelle kommen nach dem Auspulsieren nur noch ein paar Blutreste raus, so dass eine Klemme unnötig ist. Sie brauchen sich also nicht sonderlich um die Nabelschnur sorgen. In der Natur ist es übrigens auch meist so, dass die Nabelschnur reißt oder von der Mutter zerbissen wird, aber weiter wird sich nicht darum gekümmert.

Übrigens müssen Sie die Nabelschnur nicht durchtrennen, wenn Sie das nicht möchten. Manche Frauen tun dies nicht. Das nennt man eine

Lotusgeburt. Die Plazenta bleibt dabei mit der Nabelschnur verbunden, bis diese sich von allein löst (das passiert in dem gleichen Zeitraum, indem auch der Rest der Nabelschnur sich vom Bauchnabel löst). Obwohl es sehr unpraktisch zu sein scheint, wenn sowohl die Nabelschnur als auch die Plazenta weiterhin mit dem Baby verbunden sind, hilft eine Lotusgeburt dabei, sich auf das zu konzentrieren, was jetzt wichtig ist: sich mit dem Baby auszuruhen. Wer eine Lotusgeburt wählt, möchte aber auch die Verbindung zwischen Baby und Plazenta respektieren und einen friedlichen Übergang für das Baby schaffen.

Sie müssen sich nicht unbedingt für eine Lotusgeburt entscheiden, aber es besteht trotzdem keine Eile, die Nabelschnur zu durchtrennen. Je länger Sie damit warten, desto besser ist das vermutlich für Ihr Kind. Wenn Sie sich für eine Lotusgeburt interessieren, bietet diese Webseite mehr Informationen: http://www.lotusgeburt.de/anleitung-lotusgeburt. Generell wird empfohlen, Salz oder bestimmte Kräuter zu benutzen, um die Plazenta frisch zu halten und unangenehme Gerüche zu vermeiden. Zusätzlich brauchen Sie eine Schüssel, in der Sie die Plazenta aufbewahren oder Sie können sie in ein Tuch einwickeln.

Intuitives Stillen oder Zur-Brust-Kriechen

Neugeborene haben ganz außergewöhnliche Fähigkeiten. Wussten Sie, dass die meisten Neugeborenen die Brustwarze ihrer Mutter ganz allein finden, festhalten und daran saugen können, wenn man sie nach der Geburt auf den Bauch der Mutter legt? Dieses Phänomen nennt man auf Englisch „Breast Crawl", also Zur-Brust-Kriechen. Es ist ein friedlicher Übergang von der Gebärmutter zum Zusammenleben mit der Mutter, weil das Baby selbst entscheiden darf, wann es bereit ist, an der Brust gestillt zu werden.

Um Ihrem Baby das Kriechen zur Brust zu ermöglichen, muss es auf Ihrem Bauch liegen während Sie sich zurücklehnen. Das gibt Ihnen beiden die Möglichkeit, sich gegenseitig kennenzulernen und zu kuscheln. Um das Neugeborene zum an die Brust kriechen zu ermutigen, halten Sie am besten jegliche Besucher in der ersten Stunde fern.

Selbstversorgung nach der Geburt

Nach der gelungenen Geburt fühlen Sie sich bestimmt überglücklich. Seien Sie stolz auf sich! Sie haben soeben ein Wunder vollbracht. Die Euphorie nach der Geburt ist der Höhepunkt, den Sie nach einer langen Schwangerschaft verdient haben und sie kann mehrere Wochen oder sogar Monate andauern. Genießen Sie diese erste Zeit mit Ihrem Neugeborenen und legen Sie andere Projekte erst einmal auf Eis.

Wenn Sie einen Dammriss genäht haben wollen, muss das innerhalb von 24 Stunden nach der Geburt passieren. Für einen geringfügigen Dammriss ist es am besten, diesen in Ruhe und allein heilen zu lassen. In einem der nächsten Kapitel werde ich das Thema Dammriss noch einmal im Detail besprechen.

Im Krankenhaus ist es üblich, dass der Arzt mit einer vaginalen Untersuchung überprüft, ob die Gebärmutter sich wie erwartet verkleinert. Sie müssen diese Untersuchung nicht über sich ergehen lassen, wenn Sie das nicht wollen. Sie kann sehr unangenehm sein. Außerdem ist sie nicht unbedingt notwendig.

Nach der Geburt sind zwar die Geburtswehen vorbei, aber nun kommen die sogenannten Nachwehen. Diese fühlen sich so ähnlich wie Geburtswehen oder auch wie Menstruationsbeschwerden an. Mit Hilfe der Nachwehen verkleinert sich die Gebärmutter und entledigt sich des Wochenflusses. Direkt nach der Geburt können Sie die Gebärmutter unter dem Bauchnabel fühlen. Sie sollte sich fest und kugelig anfühlen. Wenn nicht, können Sie versuchen, die Gebärmutter sanft zu massieren. Beim Stillen werden Sie nun höchstwahrscheinlich über mehrere Tage hinweg starke Nachwehen spüren. Das Saugen an der Brust regt nämlich die Ausschüttung von Oxytocin und damit das Zusammenziehen der Gebärmutter an.

Nachwehen können sehr schmerzhaft sein. Ein Wärmekissen kann die Schmerzen teilweise lindern. Wenn das nicht hilft, dann können Sie Ibuprofen oder Paracetamol rezeptfrei einnehmen. Es ist nicht ungewöhnlich, dass die Nachwehen nach der zweiten oder darauffolgenden Geburt schlimmer sind. Die Gebärmutter leistet ordentliche Arbeit, weil sie sich um einiges verkleinern muss. Ruhen Sie sich aus und kuscheln Sie mit Ihrem Baby, um sich von den Schmerzen abzulenken. Entleeren Sie auch weiterhin regelmäßig Ihre Blase, damit die Gebärmutter ihre Aufgabe effizienter verrichten kann.[12]

Um sicherzustellen, dass mit Ihnen und Ihrem Baby alles in Ordnung ist, können Sie in den nächsten Tagen einen Termin mit Ihrem Arzt oder mit Ihrer Hebamme ausmachen. Ein Allgemeinarzt oder ein Kinderarzt kann Herz und Lunge des Säuglings abhören und seine Gesundheit bestätigen. Wenn Sie Fragen zum Nabel, der weichen Stelle am Kopf (Fontanelle), möglichem Hautausschlag, Pickeln oder irgendetwas anderem haben, sollte ein guter Arzt oder eine Hebamme in der Lage sein, Sie zu beruhigen.

Mit der standardgemäßen, medizinischen Versorgung würden Sie normalerweise ungefähr sechs Wochen nach der Geburt zur Nachuntersuchung zu einem Arzt oder einer Hebamme gehen. Zu diesem Zeitpunkt sollten die Blutungen versiegt und jegliche Dammrisse geheilt sein. Dieser Termin beinhaltet in der Regel eine vaginale Untersuchung.

Untersuchung des Neugeborenen

In der Regel werden Neugeborene innerhalb von 24 Stunden nach der Geburt sorgfältig untersucht, wenn bei der Geburt ein Arzt oder eine Hebamme dabei ist. Ihr Neugeborenes zu untersuchen ist keine schlechte Idee. Eine gründliche Untersuchung sollte medizinische Probleme aufdecken, damit Sie entsprechend handeln können. Aber wie untersucht man ein Neugeborenes?

Messen und Wiegen

Zur Untersuchung des Neugeborenen gehört das Wiegen und Messen. Beim Wiegen wird das Baby nackt auf die Waage gelegt, um ein genaues Ergebnis zubekommen. Sie können sich im Voraus eine Babywaage zulegen, aber auch mit einer guten Küchenwaage ist es möglich, genaue Messergebnisse zu erzielen. Nach der Geburt wird Ihr Kind an Gewicht verlieren, aber „die meisten Säuglinge sollten dieses Gewicht zwischen dem 10. und 14. Lebenstag wieder zugenommen haben. Falls ein Baby erheblich an Gewicht verliert, krank ist oder ein Frühchen ist, kann es bis zu drei Wochen dauern, bis es das Geburtsgewicht wieder erreicht hat."[13] Wenn Sie eine Waage zu Hause haben, können Sie, zur eigenen Beruhigung, das Wachstum Ihres Babys über einen längeren Zeitraum verfolgen.

Messen können Sie das Baby mit einem flexiblen, weichen Maßband (wie es beim Nähen benutzt wird). Dabei messen Sie Ihr Baby von der Oberseite des Kopfes bis zur Ferse, um ein möglichst genaues Ergebnis zu erhalten. Die Messung wird jedes Mal ein bisschen variieren und das ist in Ordnung. Strecken Sie Ihr Baby so gut wie möglich gerade oder messen Sie seine Länge in Abschnitten. Um den Kopfumfang zu bestimmen, messen Sie den Umfang dort, wo der Kopf am größten ist.

Beim Messen und Wiegen ist keine Eile geboten. Schließlich wird sich Ihr Baby innerhalb der ersten ein bis zwei Tage nicht allzu drastisch verändern und es ist wichtiger, mit Ihrem Baby zu kuscheln, als es zu messen. Trotzdem werden Sie diese Informationen benötigen, um später das Wachstum zu verfolgen und vielleicht auch, um eine Geburtsurkunde zu beantragen.

Untersuchung Ihres Babys

Am besten untersuchen Sie Ihr Baby, wenn es nackt ist. Passen Sie auf, dass ihm bei der Untersuchung nicht kalt wird. Sie können dafür eine Decke benutzen, um ihn zuzudecken, sobald Sie mit einem Körperteil abgeschlossen haben. Sie können auch das Zimmer heizen oder einen

Wärmestrahler verwenden. Schauen Sie sich Folgendes an: Haut, Arme und Beine, Kopf und Gesicht und Genitalien. Ihr Arzt oder Ihre Hebamme tastet zusätzlich auch den Bauch des Babys ab, um sicherzustellen, dass keines der inneren Organe vergrößert ist.

Haut

Die Haut Ihres Kindes sollte etwas rötlich sein. Hände und Füße können innerhalb der ersten Stunden nach der Geburt eine bläuliche Färbung aufweisen. Das liegt daran, dass die Durchblutung anfangs noch nicht ganz optimal ist.[14] Wenn Sie die Haut Ihres Kindes untersuchen, werden Ihnen auch eventuelle Muttermale und Wunden auffallen.

Achten Sie innerhalb der nächsten Tage auf Zeichen der Gelbsucht. Ein Baby mit Gelbsucht hat ein gelbliches Gesicht, aber die Farbe kann auch zur Brust, zum Bauch und bis ganz nach unten zu den Fußsohlen wandern. Diese sogenannte Neugeborenengelbsucht ist eine normale Erscheinung und verschwindet in der Regel innerhalb von zwei Wochen von allein. Häufige Mahlzeiten (die mit Neugeborenen unvermeidbar sind) helfen dabei, dass Ihr Baby genug Flüssigkeiten zu sich nimmt, denn damit kommt die Ausscheidung in Gang. Über den Stuhl scheidet das Baby aus, was die Haut gelb werden lässt. Wenn sich die Fußsohlen Ihres Babys gelb verfärben, das Baby tief gelb ist, sehr viel schläft und kaum genug trinkt, kann das ein Hinweis auf eine zu starke Gelbsucht sein. Dann sollten Sie Ihr Neugeborenes zum Arzt bringen.[15]

Kopf

Der Kopf Ihres Babys ist vielleicht, von der Reise durch den Geburtskanal, leicht gequetscht oder verformt. Das verschwindet in der Regel innerhalb von 48 Stunden von allein. Tasten Sie vorsichtig nach der großen Fontanelle, der weichen Stelle oben auf dem Kopf Ihres Kindes. Die große Fontanelle ist am Leichtesten zu erkennen, aber es gibt insgesamt sechs dieser Stellen, an denen die Schädelknochen noch nicht miteinander verwachsen sind. Es ist normal, dass die Fontanelle manchmal puslwiert. Ist die große Fontanelle aber eingesunken, kann das bedeuten, dass das Baby zu wenig getrunken hat. Ist die Fontanelle geschwollen, dann kann das ein Anzeichen einer ernsten Erkrankung sein, z.B. Hirnhautentzündung.

Das Gesicht Ihres Babys haben Sie sicherlich schon betrachtet. Gibt es irgendwelche Auffälligkeiten oder Ungleichmäßigkeiten, die Ihnen auffallen? Schauen Sie sich seine Ohren an. Sind sie auf normaler Höhe oder sind sie niedriger (das könnte ein Zeichen von Down-Syndrom sein)?

Bei der Neugeborenenuntersuchung wird normalerweise auch ein Hörtest durchgeführt, um eventuelle Hörstörungen frühzeitig zu erkennen. Das dauert nur wenige Sekunden und wird automatisch ausgewertet. Wenn eine Hörstörung vorliegt, ist es wichtig ein Hörgerät einzusetzen, denn in den meisten Fällen ist das Baby nicht komplett taub. Sie können diese Untersuchung beim nächsten Arztbesuch nachholen.

Untersuchen Sie auch den Mund Ihres Babys. Sie wissen sicherlich schon, ob der Saugreflex funktioniert, da Ihr Baby bereits an der Brust gestillt wurde. Sie können aber ganz vorsichtig einen Finger in den Mund Ihres Babys einführen, um den Gaumen zu untersuchen. Das macht auch der Kinderarzt, um zu überprüfen, dass der Gaumen geschlossen und nicht offen ist.

Arme und Beine

Schauen Sie sich die Arme, Hände, Beine und Füße Ihres Babys im Hinblick auf Unregelmäßigkeiten an. Wenn Sie sich die Hand Ihres Kindes anschauen, achten Sie auf die Furchen, die horizontal unter den Fingern verlaufen. Eine einzelne Furche kann ganz normal sein, aber es kann auch ein Anzeichen für Down-Syndrom sein.[16] Untersuchen Sie auch den Nacken, die Schultern und die Schlüsselbeine Ihres Babys nach potentiellen Verletzungen durch die Geburt.

Herz und Lunge

Wenn Sie ein Stethoskop besitzen, können Sie damit Herz und Lunge Ihres Neugeborenen abhören. Säuglinge haben eine deutlich höhere Herzfrequenz als Erwachsene. Die Spanne, in der die Herzfrequenz für Neugeborene als normal befunden wird, ist ziemlich groß und kann zwischen 90 und 180 Schlägen pro Minute liegen. Die Atemfrequenz liegt zwischen 40 und 60 Atemzügen pro Minute.[17] Neugeborene haben manchmal ein Herzmurmeln, weil der Kreislauf sich nach der Geburt drastisch verändert. „Es gibt zwei Arten von Herzgeräuschen: normales (physiologisches) und abnormales Herzmurmeln. Ein Mensch mit physiologischem Herzmurmeln hat ein normales Herz. Diese Herzgeräusche sind bei Säuglingen und Kindern häufig. [...] Sie können mit der Zeit verschwinden oder sie können lebenslänglich bestehen, ohne weitere Gesundheitsprobleme zu verursachen."[18]

Bauch und Rücken

Ein Arzt wird bei Ihrem Säugling den Bauch abtasten und nach den verschiedenen inneren Organen fühlen. Obwohl Sie das selbst wahrscheinlich nicht so gut können, sind Sie durchaus in der Lage, den Bauch und den Rücken Ihres Babys auf Auffälligkeiten zu untersuchen. Sie sind wieder auf der Suche nach Symmetrie, vor allen Dingen entlang der Wirbelsäule. Beobachten Sie auch in den nächsten Tagen die Nabelschnur, im Hinblick auf Anzeichen einer Infektion.

Schauen sie sich die Falten rechts und links unter den Pobacken an. Sind diese Falten deutlich asymmetrisch, kann das auf ein Problem mit den Hüften hindeuten. Ein Arzt würde die Hüften Ihres Babys mit dem Ortolani- oder Barlow-Manöver (oder beidem) kontrollieren.[19] Die Hüfte ist ein Kugelgelenk. Der Oberschenkelknochen kann aus der Hüfte herausgleiten, wenn die Gelenkpfanne zu flach ist, was bei manchen Babys der Fall ist. Kurz erklärt wird der Arzt den Oberschenkel Ihres Kindes bewegen, um festzustellen, ob die Hüfte ausgekugelt ist. Außerdem werden die Hüften bei Neugeborenen routinemäßig mit Ultraschall überprüft. Wenn Sie ein Hüftproblem vermuten, lassen Sie das beim Arzt kontrollieren, um späteren Problemen vorzubeugen.[20]

Genitalien

Die Genitalien eines Neugeborenen können geschwollen und dunkel gefärbt sein, weil das Baby vor der Geburt Ihren Hormonen ausgesetzt war. Aus dem gleichen Grund lassen sich häufig geschwollene Brüste und weiße oder leicht blutige Scheidenflüssigkeit bei neugeborenen Mädchen beobachten.[21] Das verschwindet alles innerhalb der ersten paar Wochen.

Achten Sie bei Ihrem Baby darauf, dass es urinieren kann. Irgendwann in den Stunden nach der Geburt wird es das erste Mal Wasser lassen. Schauen Sie bei einem Jungen darauf, ob sich die Harnröhrenöffnung auf der Oberseite des Penis befindet, aber versuchen Sie bitte niemals, die Vorhaut zurückzuziehen. Es ist normal, dass diese bei kleinen Jungs verengt ist. Bei einem Jungen sollte man auch überprüfen, ob sich die Hoden im Hodensack befinden.

Schauen Sie darauf, dass die Öffnung des Afters normal aussieht. Natürlich können Sie sich ziemlich sicher sein, dass alles in Ordnung ist, sobald Sie die ersten nassen und schmutzigen Windeln wechseln dürfen. Bei einem Mädchen ist es außerdem wichtig, dass Sie beim Windelwechseln immer von vorne nach hinten wischen. Ansonsten benötigen die Genitalien des Babys keine besondere Pflege.

Reflexe

Sie können auch die Reflexe Ihres Kindes testen. Beobachten Sie Ihr Baby dafür genau. Es ist ganz einfach festzustellen, ob Ihr Kind den Saugreflex, Suchreflex und Greifreflex besitzt. Ein weiterer wichtiger Reflex ist der Moro-Reflex (auch als Klammerreflex bekannt). Wenn Ihr Baby das Gefühl hat, zu fallen, wird es seine Arme und Beine ausstrecken und vielleicht sogar weinen.[22]

Die Geburt

Worauf Sie achten sollten

- eine ungewöhnlich große oder breite Fontanelle (die weichen Stellen am Kopf des Babys, an denen die Schädelknochen noch nicht miteinander verwachsen sind)
- eingesunkene oder geschwollene Fontanelle
- ungewöhnlich aussehende oder platzierte Ohren
- einzelne Furche in der Handfläche
- Auffälligkeiten des Gesichts, der Ohren oder der Kiefer

Bei bestimmten Auffälligkeiten können schwerwiegendere Ursachen zugrunde liegen. Daher sollten Sie Ihr Kind zu einer ärztlichen Untersuchung bringen, wenn Sie unsicher sind oder bestätigt haben möchten, dass alles in Ordnung ist. Und wenn Sie möchten, können Sie das Neugeborenen-Screening durchführen lassen.

Neugeborenen-Screening

Der Arzt wird Ihnen bei der Untersuchung Ihres Babys sicherlich das Neugeborenen-Screening anbieten. Dieser Test kann ab dem dritten Lebenstag durchgeführt werden. Bei diesem Screening wird eine Blutprobe des Kindes dazu benutzt, um nach Stoffwechselkrankheiten zu suchen, die bei der Geburt nicht äußerlich erkennbar sind. Das Blut wird vom Fuß Ihres Kindes entnommen. Ein rücksichtsvoller Kinderarzt wird vorher den Fuß Ihres Babys anwärmen. Durch die Erwärmung des Füßchens steigt die Durchblutung im Fuß und das Blut kann schneller und leichter abgenommen werden. Wenn Sie sich für das Neugeborenen-Screening entscheiden, könnten Sie Ihren Partner mit dem Kind mitschicken und es hinterher an der Brust beruhigen. Es ist nämlich überhaupt nicht einfach, jemandem dabei zuzusehen, wie er in den Fuß Ihres Babys sticht und es dabei zum Weinen bringt.

Die anderen Neugeborenen-Prozeduren werden normalerweise schon im Krankenhaus durchgeführt. Dazu gehört die Verabreichung der Vitamin-K-Tropfen und der Augensalbe. Ich habe bereits die

Nebenwirkungen dieser Prozeduren besprochen. Ich persönlich bin der Meinung, dass gesunde Babys ganz perfekt auf die Welt kommen und keine routinemäßige medizinische Behandlung nach der Geburt benötigen. Aber falls Ihr Kind aus irgendwelchen Gründen medizinische Hilfe braucht, zögern Sie bitte nicht, solche Hilfe in Anspruch zu nehmen.

Checkliste Geburt

Aufgabenliste für die frühe Eröffnungsphase

- Schere, Schnürsenkel etc. sterilisieren
- Handtücher anwärmen
- Uhr bereitlegen, um die Zeit der Geburt festzuhalten
- Stoppuhr bereitlegen, um den Puls vom Baby zu messen
- Geburtsort vorbereiten
- Spritzflasche ins Badezimmer stellen
- Oma, Babysitter o.ä. für die Betreuung größerer Kinder informieren
- Bett machen
- _____
- _____

Nach der Geburt

- Datum und Geburtszeit aufschreiben:
- Atmet oder weint Ihr Baby?
- Wird Babys Haut rosig?
- Wie ist der Puls beim Baby? (sollte zwischen 110 und 160 Schlägen pro Minute liegen)
- Nabelschnur zerschneiden/abklemmen
- Plazenta untersuchen

Messen und Wiegen

Länge:

Gewicht:

Kopfumfang:

Ängste bei der Geburt

Das Thema Ängste habe ich bereits in einem vorigen Kapitel angesprochen. Als Erstgebärende, und sogar als vielfache Mutter, kann man vor vielen Dingen Angst haben. Es gibt irrationale Ängste, die sich auch gern im Traum widerspiegeln, und es gibt rationale Ängste. Ich kann hier nicht auf alle Bedenken eingehen, aber Sie können weiter recherchieren und sicherlich dabei eine Antwort finden. Stellen Sie sich vor, dass das, wovor Sie Angst haben, Realität wird. Was würden Sie tun? Wie könnten Sie dem vorbeugen? Vielleicht können Sie die Wahrscheinlichkeit, dass so etwas passiert, verringern. Wenn Sie wissen, was im schlimmsten Fall passiert, können Sie herausfinden, wie wahrscheinlich so ein Ereignis ist. Ist es sehr weit hergeholt? Dann machen Sie sich keine Sorgen und schauen sich lieber niedliche Babysachen an.

Wenn das Baby nicht atmet

Am Ende meiner Schwangerschaft habe ich mir Sorgen gemacht, dass das Baby nach der Geburt nicht atmen könnte. Obwohl keines meiner zwei ersten Kinder Atemprobleme bei der Geburt hatte, habe ich mir darüber Gedanken gemacht, als ich meine erste Alleingeburt plante. Angefangen haben die Sorgen, als mir jemand von einem traurigen Geburtserlebnis erzählt hat – ein guter Grund, generell nur positiven Geburtsberichten zuzuhören.

Aber jetzt, wo ich davor Angst hatte, musste ich eine Lösung finden. Bei meinen ersten beiden Geburten hatte ich mich auf den Arzt und dann auf die Hebamme verlassen, etwaige Komplikationen zu beheben. Der Gedanke, dass etwas schiefgehen könnte, kam mir nie, obwohl der Geburtshelfer selbst überhaupt keinen Einfluss darauf hat, ob das Baby nach der Geburt von allein atmet oder nicht.

Glücklicherweise habe ich einen sehr hilfreichen Ehemann, der liebend gern nach Lösungen sucht. Hebammen und Krankenhäuser benutzen ein Sauerstoffgerät für das Baby, bis es von alleine atmen kann. Was macht man, wenn kein Sauerstoffgerät vorhanden ist? Die Lösung ist wirklich einfach: Sie nennt sich Mund-zu-Mund-Beatmung bzw. Wiederbelebung. Mein Mann hatte in der Vergangenheit bereits Erste-Hilfe-Kurse belegt. Wir entschieden uns, ihn zu einem Auffrischungskurs zu schicken, bei dem der Schwerpunkt auf Babys und Kleinkindern lag. Das erleichterte mich ungemein.

Sie müssen keinen Erste-Hilfe-Kurs belegen, um Erste Hilfe leisten zu können. Wenn Sie sich damit schon auskennen, reicht vielleicht ein Auffrischungskurs. Es kommt darauf an, womit Sie sich wohlfühlen. Aber beachten Sie, dass Erste Hilfe bei Säuglingen nicht das Gleiche ist wie bei Erwachsenen. Zum Beispiel dürfen Sie bei Wiederbelebungsmaßnahmen nicht so viel Druck auf die Brust ausüben, denn ein Neugeborenes ist viel kleiner als ein Erwachsener.

Manche Neugeborene brauchen ein wenig Hilfe, aber nicht gleich Mund-zu-Mund-Beatmung oder Wiederbelebungsmaßnahmen. Es gibt ein paar Tricks, die meistens funktionieren. Zum Beispiel kann man die Position des Kindes so verändern, dass sein Kopf etwas niedriger als sein Körper ist. Manchmal hilft es, die Fußsohlen zu massieren, wenn das Kind nicht sofort von allein atmet. Achten Sie darauf, dass die Atemwege des Babys frei sind, damit es atmen kann. Dazu können Sie sanft jeglichen Schleim aus seinem Mund wischen. Sie können ihm auch den Rücken rubbeln, um ihn zum Atmen zu animieren. Schließlich haben Sie auch einen kurzen Zeitraum, indem Ihr Baby noch Sauerstoff über die Nabelschnur bekommt. Dies betrifft die erste Minute seines Lebens.

Laut American Academy of Pediatrics, eine Organisation von beruflichen Vertretern der Pädiatrie in den USA, benötigen ungefähr 10% aller Neugeborenen etwas Hilfe mit der Atmung nach der Geburt, aber weniger als 1% benötigen umfangreiche Wiederbelebungsmaßnahmen.[23] Innerhalb der ersten Lebensminute sollten Sie Ihr Baby wärmen, seine Atemwege freimachen (wenn notwendig), Ihr Baby abtrocknen und stimulieren, indem Sie seinen Rücken rubbeln. Wenn es nicht innerhalb von 60 Sekunden anfängt, zu atmen, müssen Sie ihm Sauerstoff zuführen. „Retter müssen sicherstellen, dass die Atmungsunterstützung optimal sichergestellt ist, bevor Herzmassage durchgeführt wird."[24]

Belegen Sie ruhig zur Vorbereitung einen Erste-Hilfe-Kurs für Säuglinge, für den Fall der Fälle. Wenn Sie wirklich Wiederbelebungsversuche starten müssen, dann muss Ihr Partner den Notarzt rufen. Wenn eine Hebamme bei der Geburt dabei ist, dann wird sie womöglich ein Sauerstoffgerät mitbringen und es benutzen, bis der Krankenwagen da ist. Insgesamt sollte man sich nicht unnötig sorgen. Ein gesundes, reifgeborenes Baby wird auf jeden Fall zu atmen anfangen, auch wenn es unter Umständen etwas Starthilfe benötigt.

Wenn das Baby in Beckenendlage liegt

Normalerweise kommen Babys mit dem Kopf zuerst auf die Welt, aber sie können auch mit dem Po zuerst geboren werden. Statistiken zufolge befinden sich 3 bis 4% aller Babys in der 40. Schwangerschaftswoche in Beckenendlage.[25] Heutzutage wird bei den meisten Babys in Beckenendlage ein Kaiserschnitt gemacht – einfach nur, weil das Baby „verkehrt herum" liegt. Das liegt teilweise daran, dass Ärzte nicht mehr lernen, wie man eine Frau bei einer vaginalen Geburt aus Beckenendlage unterstützt. Aus Angst davor, verklagt zu werden, ist die Entscheidung zum Kaiserschnitt schnell getroffen. Allerdings ist auch ein Kaiserschnitt mit großen Risiken für Mutter und Kind verbunden.

Wenn Sie sich nicht sicher sind, wie das Baby im Bauch liegt, können Sie jederzeit einen Termin mit einem Arzt oder einer Hebamme ausmachen, um die Lage des Kindes zu überprüfen. Sie können auch selbst versuchen, die Lage Ihres Babys zu bestimmen: Legen Sie sich dazu auf den Rücken und suchen Sie nach dem Rücken des Babys. Das ist am einfachsten, denn die Wirbelsäule ist ziemlich groß, lang und hart. Bei einem Baby, das mit dem Kopf nach unten liegt, können Sie den Kopf direkt über dem Schambein ertasten – jedenfalls solange es sich noch nicht ins Becken gesenkt hat. Es kann sein, dass es Ihrem

Die Geburt

Partner leichter fällt, nach dem Baby zu tasten, also lassen Sie es ihn ruhig auch einmal versuchen.

Wenn Sie immer noch nicht sicher sind, wo der Kopf Ihres Babys liegt, können Sie auch versuchen, Ihr Baby vaginal zu ertasten. Der beste Ort dafür ist die Toilette. Nachdem Sie Ihre Hände gewaschen haben, können Sie vorsichtig den Zeigefinger oder Mittelfinger (welcher am weitesten reicht) in die Scheide einführen. Sie werden ziemlich weit nach oben tasten müssen. Dann sollten Sie etwas Rundes und Hartes spüren. Wenn Ihr Baby mit dem Kopf nach unten liegt, können Sie vielleicht sogar die Furchen auf seinem Kopf spüren. Eine der Furchen führt von vorne bis nach hinten den Kopf entlang. Selbst wenn Sie sich nicht sicher sind, ob Sie den Kopf oder den Po spüren, bedeutet die Tatsache, dass Sie etwas Hartes spüren, dass Ihr Baby sich nicht in der Querlage befindet. Ein Baby, das quer liegt, (der Rücken des Babys ist im rechten Winkel zum mütterlichen Rücken) liegt in der einzigen Position, in der es nicht auf normalem Weg geboren werden kann.

Es gibt verschiedene Positionen und Methoden, die dabei helfen können, ein Baby zu wenden, welches sich nicht in der Schädellage (Kopf nach unten) befindet. Die Webseite www.spinningbabies.com (auf Englisch) ist zurzeit die beste Quelle, die ich dazu im Internet finden konnte. Die sogenannte „Äußere Wende" hat das Ziel, das Baby im Mutterleib zu wenden. Verschiedene Quellen empfehlen jeweils einen anderen Zeitpunkt dafür. Manche empfehlen die Wendung vor der 37. Woche, denn dann ist es einfacher, das Baby zu wenden. Andere sind der Meinung, dass das Baby sich sofort wieder zurückdreht, wenn man es vor 37 Wochen dreht. Es gibt auch Experten, die empfehlen, das Baby erst nach 37 Wochen zu drehen, da es zu diesem Zeitpunkt voll entwickelt ist und theoretisch bereit für die Geburt wäre. Üblicherweise wird die Äußere Wende um die vollendete 37. Schwangerschaftswoche herum durchgeführt.

Einige Babys drehen sich noch kurz vor oder während der Geburt von allein. Viele Babys kommen auch ohne Probleme aus Beckenendlage vaginal auf die Welt. Wenn Sie im Krankenhaus im Liegen gebären sollen, werden Sie größere Schwierigkeiten haben, ein Baby aus Beckenendlage vaginal zu gebären. Leider erlauben die meisten Ärzte keine vaginale Geburt bei Beckenendlage und überreden die Mutter zu einem Kaiserschnitt. Es sei denn, Sie erscheinen wirklich erst im Krankenhaus, wenn Sie bereits Pressdrang haben, so dass keine Zeit für einen Kaiserschnitt bleibt. Aber auch dann kann so eine Geburt unangenehme Überraschungen bereithalten, wenn das Krankenhauspersonal in seiner Überforderung und Panik Maßnahmen ergreift, die dem Kind schaden können.

Das Wichtigste, was Sie bei der Geburt eines Kindes aus Beckenendlage wissen müssen:

- Wählen Sie eine aufrechte Position, z.B. Stehen, Hocken oder auf allen Vieren.
- Außer Ihnen selbst sollte möglichst niemand das Baby während der Geburt anfassen. Das Baby kann dabei erschrecken und die Arme hochreißen, was den reibungslosen Ablauf der Geburt schnell kompliziert werden lassen kann.[26]
- Haben Sie Vertrauen! Ihr Baby weiß, was es tut.

Wenn Sie ein Baby in Beckenendlage gebären, sollten Sie niemals jemanden um sich haben, der Sie nicht in Ihrer Entscheidung unterstützt. Wenn man in dieser Situation eine Zange benutzt oder versucht, das Baby herauszuziehen, kann das seine Wirbelsäule oder seinen Kopf verletzen, da der Kopf als Letztes geboren wird.

Nach Meinung von Henci Goer[27] (in der Geburtsaufklärung tätig) ist die vaginale Geburt für ein Baby in Beckenendlage eine sinnvolle Wahl, da die schlechten Ausgänge für Babys in Beckenendlage nichts mit der Art der Geburt zu tun haben. Im Gegenteil werden die Risiken der Beckenendlage nicht durch einen Kaiserschnitt beseitigt und das Risiko der Mutter wird dadurch unnötig erhöht. Um eine erfolgreiche Geburt in Beckenendlage zu erleben, empfiehlt Henci Goer der Frau einen erfahrenen, zurückhaltenden Geburtsbegleiter zu wählen, die Herztöne des Kindes regelmäßig zu kontrollieren und mit dem Pressen zu warten, bis der Muttermund vollständig geöffnet ist. Der letzte Schritt stellt sicher, dass das Baby durch den Geburtskanal passt ohne zwischendurch steckenzubleiben.

Wenn Sie eine Sache über die Geburt aus Beckenendlage wissen sollten, dann diese: „Der beste Rat für eine normale Geburt aus Beckenendlage ist immer noch der alte Merksatz: Hände weg vom Kind!"[28]

Nabelschnurvorfall

Ein Nabelschnurvorfall ist ein seltenes, aber potentiell tödliches Ereignis, bei dem die Nabelschnur vor dem Kind erscheint. Das Problem ist, dass das Baby nicht genug Sauerstoff bekommt, weil die Schnur bei jeder Wehe zusammengepresst wird. Wenn die Nabelschnur vor dem Baby herauskommt, ist meist ein sofortiger Kaiserschnitt notwendig.

Um einem Nabelschnurvorfall vorzubeugen, empfiehlt man Schwangeren in Deutschland vielerorts, sich bei Blasensprung hinzulegen und mit dem Rettungswagen in die Klinik fahren zu lassen – wenn unklar ist, ob sich das Baby ins Becken gesenkt hat. Diese Empfehlung findet sich in anderen Ländern nicht und konnte auch in Studien nicht als vorteilhaft, bei der Prävention eines Nabelschnurvorfalls, befunden werden. Nach einem Blasensprung sinkt der kindliche Körper schneller ins Becken als die recht träge Nabelschnur. Wenn der Kopf dann das Becken abdichtet, hat die Nabelschnur eigentlich keine Chance, in die Klemme zu kommen. Sie können also nach dem Blasensprung ganz normal weitermachen, mit dem, was Sie bisher getan haben. Wenn Sie sich Sorgen machen, können Sie vaginal tasten, ob sie etwas wie die Nabelschnur in der Scheide fühlen.

Sollte es tatsächlich passieren, dass die Nabelschnur in der Scheide liegt oder aus der Scheide hängt, sollten Sie folgendermaßen reagieren:

Verspüren Sie bereits den Drang zum Pressen, sollten Sie so stark und so schnell wie möglich pressen. In dem Fall ist es das Beste, Sie gebären Ihr Baby ohne Verzögerung. Verspüren Sie keinen Drang zum Pressen, gehen Sie auf die Knie und legen den Brustkorb auf den Fußboden, um den Druck von der Nabelschnur zu nehmen. Die Nabelschnur kann lose in einem warmen, feuchten Handtuch eingewickelt werden. In dieser Position müssen Sie für einen Notkaiserschnitt ins Krankenhaus transportiert werden.[29]

Eine der möglichen Ursachen für den Nabelschnurvorfall ist die künstliche Eröffnung der Fruchtblase, wenn sich das Baby noch nicht ins Becken gesenkt hat. Weitere Risikofaktoren sind eine Beckenend- oder Querlage, eine Mehrlingsgeburt, zu viel Fruchtwasser oder eine ungewöhnlich lange Nabelschnur. Nabelschnurvorfälle treten gehäuft bei Frühgeburten und sehr kleinen Babys auf.

Dammriss

Bei der Vorbereitung auf meine erste Alleingeburt habe ich mir unheimlich viele Sorgen um einen Dammriss gemacht. Ich hatte mit beiden Kindern einen Dammriss, obwohl mein erstes Kind nur 1.814g wog. Der Grund, warum mir ein Dammriss Angst machte, war, dass ich medizinische Eingriffe unbedingt vermeiden wollte. Bei beiden vorherigen Geburten wurde mein Dammriss genäht, aber ich wollte dieses Baby zu Hause allein gebären. Ich wollte auch nicht sofort nach der Geburt ins Krankenhaus fahren, um einen Dammriss nähen zu lassen.

Daher habe ich mich gründlich über dieses Thema informiert. Es gibt eine Reihe von Tricks, die Frauen geholfen haben, einem Dammriss vorzubeugen:

- Massage des Damms
- tief durchatmen statt pressen
- auf Händen und Knien gebären

- den Damm bei der Geburt unterstützen (mit Waschlappen, Kompresse etc.)
- auf die Signale des Körpers achten

Einige Experten empfehlen, ab sechs Wochen vor dem Geburtstermin, täglich den Damm zu massieren. Das soll dabei helfen, das Gewebe dehnbar zu machen. Mit der Massage dehnt man Scheide und Damm. Dabei verwendet man zum Beispiel Olivenöl, Mandelöl, Gleitmittel, Vitaminöl oder Weizenkeimöl. Das soll die Wahrscheinlichkeit verringern, dass der Damm bei der Geburt reißt.[30] Mit der Zeit merken Sie, dass Ihr Damm etwas dehnbarer wird.

Die Masseuse Tiffany Alblinger, die Anleitungen zur Dammmassage gibt, bemerkt folgendes: „Bitte beachten Sie, dass ich nicht gesagt habe ‚üben Sie Druck aus, bis Sie ein brennendes Gefühl haben – nur um sicherzugehen, dass Sie sich genug gedehnt haben'. So etwas verursacht wahrscheinlich winzige Risse und schädigt somit das Gewebe."[31] Allerdings enthalten die meisten Anleitungen für die Dammmassage genau diese Empfehlung: den Damm zu massieren, bis es brennt. Das ist aber anscheinend genau der Punkt, an dem Sie Ihr Gewebe beschädigen.

Studien zeigen, dass die Dammmassage nicht die Vorteile verschafft, die man davon erwartet hat. Ob man nun an eine Wirkung glaubt oder nicht: die meisten Frauen mögen es überhaupt nicht, ihren Damm zu massieren. Es fühlt sich einfach unnatürlich und unangenehm an. Glücklicherweise gibt es noch ein paar andere Möglichkeiten, Risse bei der Geburt zu vermeiden.

Vielen Frauen hilft es, während der Geburt eine warme Kompresse zu benutzen und damit bei der Austreibungsphase etwas Gegendruck leisten. Sie können einen warmen Waschlappen benutzen und ihn während der Austreibungsphase sanft gegen Ihren Damm drücken.[32] Auf jeden Fall versuchen Sie nicht, Ihr Baby wieder reinzudrücken. Stattdessen helfen Sie Ihrem Damm dabei, intakt zu bleiben, indem Sie eine langsame Ausdehnung unterstützen.

Durch eine günstige Gebärhaltung können Sie einem Dammriss ebenfalls vorbeugen. Auf dem Rücken liegen ist keine gute Position für die Geburt und nicht schonend für den Damm. Gebären Sie lieber aufrecht, zum Beispiel im Vierfüßlerstand. Laut Rachel Reed, einer praktizierenden Hebamme, gilt: „wer sich in Seitenlage oder im Vierfüßlerstand befindet, reduziert die Wahrscheinlichkeit eines Dammrisses. Wer [...] in der typischen Steinschnittlage [Rückenlage und Beine angewinkelt, wie das im Krankenhaus üblich ist] gebärt, erleidet mit größerer Wahrscheinlichkeit einen Dammriss."[33] Viele Frauen begeben sich, wenn sie allein gelassen werden, instinktiv in den Vierfüßlerstand, sobald der Kopf erscheint.

Bei meiner zweiten und dritten Alleingeburt landete ich auch in dieser Position. Ich wollte bei der Geburt des Kopfes nicht zu stark pressen und in dieser Position ging das gut umzusetzen. Ich habe mich hinterher zwar nicht untersuchen lassen, aber so wenig Schmerzen im Dammbereich hatte ich nach einer Geburt noch nie. Daher nehme ich an, dass mein Damm entweder nur ganz minimal oder überhaupt nicht gerissen ist.

Machen Sie sich bewusst, wie ihr Baby geboren wird. Wenn Sie pressen, weil Ihnen jemand sagt, dass Sie das tun sollen, und weder Ihre Scheide sehen noch anfassen, haben Sie auch keine Ahnung, wie flexibel das Gewebe sein kann. Tatsächlich beauftragen einige Hebammen die Schwangere lange vor der Geburt, herauszufinden in welcher Position ihr Damm am dehnbarsten ist, indem sie sie damit experimentieren lassen. Das hilft bei der Entscheidung, was eine gute Geburtsposition sein könnte. Erinnern Sie sich daran, dass Sie Ihren Damm jederzeit während der Geburt berühren dürfen. Es ist schließlich Ihr Körper. Wenn Sie mit eigenen Händen den Damm ertasten, können Sie selbst erleben, wie weit sich das Gewebe dehnen kann. Sie können auch leichten Gegendruck ausüben, wenn es notwendig ist und auch den Kopf Ihres Babys zum ersten Mal berühren. Es ist wirklich ein außerordentliches Gefühl, das sich schwer beschreiben lässt.

Atmen Sie zwischendurch auch einfach mal tief durch. Sicherlich ist es einfacher, noch einmal ganz stark zu pressen, damit es endlich vorbei ist und dabei die Konsequenzen für den Damm außer Acht zu lassen. Aber wenn Sie es langsam angehen, während der Wehen tief durchatmen und Ihrer Gebärmutter die Arbeit überlassen, statt zu pressen, behalten Sie mit größerer Wahrscheinlichkeit einen intakten Damm.

Und wenn doch ein Dammriss passiert? Ein Dammriss kann zwischen dem ersten und vierten Schweregrad variieren. Ein Riss ersten Grades ist klein und geringfügig, aber ein Riss vierten Grades geht bis hinunter zum After. Wenn Sie natürlich gebären, ist es sehr unwahrscheinlich, einen Dammriss vierten Grades zu bekommen. Für so einen Riss, der bis zum After reicht, müssten Sie ins Krankenhaus fahren und genäht werden. Wenn ein Riss dritten oder vierten Grades nicht behandelt wird, können Sie später große Probleme mit dem Stuhlgang haben. Übrigens entstehen die schlimmsten Dammrisse, wenn ein Dammschnitt gemacht wird oder wenn die Zange benutzt wurde.

Sie brauchen einen kleinen Spiegel, um einen eventuellen Schaden zu begutachten. Bei einem Dammriss ersten Grades muss nichts getan werden. Selbst ein Dammriss zweiten Grades muss nicht unbedingt genäht werden. Tatsächlich heilen diese Hautverletzungen in der Regel von allein. Die Naht ist nur dazu da, um die Haut zusammenzuhalten, da es den meisten Frauen nicht möglich ist, sich zwei Wochen lang auszuruhen, ohne herumzurennen. Wenn Sie einen kleinen Dammriss haben, dann ist es besonders wichtig, sich zu schonen und den Körper heilen zu lassen. Sie können auch ein Sprühpflaster (flüssiges Pflaster) für so einen Riss benutzen, aber am Einfachsten ist es, die Haut in Ruhe zu lassen.

Natürlich können Sie die Stelle zeitnah nähen lassen, wenn Sie möchten. Ist eine Hebamme bei der Geburt dabei, die nähen kann, wird Sie Ihren Damm nähen, nachdem die Plazenta geboren ist. Wenn niemand bei der Geburt dabei ist, können Sie hinterher zur

Untersuchung ins Krankenhaus fahren und Ihren Damm nähen lassen. Falls es mehr als 24 Stunden her ist, dass das Kind geboren ist, wird der Arzt den Riss nicht mehr nähen, weil dann die Wundheilung schon zu weit fortgeschritten ist. Um einen Dammriss zu nähen, wird der Arzt oder die Hebamme das Gewebe vorher so gut wie möglich betäuben. Allerdings kann der gesamte Damm nicht immer effektiv betäubt werden und daher empfinden Sie diese Prozedur womöglich als sehr schmerzhaft. Auch sind nicht alle Hebammen im Nähen eines Dammrisses geschult. Auf diesem Gebiet hat ein Arzt normalerweise mehr Erfahrung als eine Hebamme. Trotzdem ist es für Sie sicherlich besser, den Dammriss von vornherein zu vermeiden und kleine Risse in Ruhe zu lassen. Und dafür ist eine Hebamme zu Hause wiederum besser geeignet als die Geburtssituation im Krankenhaus. Wenn es darum geht, einen Riss zweiten Grades allein heilen zu lassen, besteht ein geringes Risiko, dass Sie hinterher wiederherstellende Chirurgie benötigen.[34]

Bei meiner ersten Alleingeburt erlitt ich einen Dammriss zweiten Grades, der ohne Probleme von allein geheilt ist. Während der Austreibungsphase befand ich mich aufrecht auf meinen Knien, die Hände ruhten auf dem Bett. Meine zweite und dritte Alleingeburt fand im Vierfüßlerstand statt. Ich empfehle diese Position wärmstens, wenn Sie einen Dammriss vermeiden wollen.

Postpartale Hämorrhagie

Wenn die Frau nach einer Geburt mehr als 500ml Blut verliert, dann gilt das als großer Blutverlust.[35] Diesen Blutverlust nach der Geburt nennt man fachsprachlich postpartale Hämorrhagie. Postpartale Hämorrhagien sind wahrscheinlicher:

- nach einem Kaiserschnitt
- bei Frauen, die einen Wehentropf hatten
- bei Frauen, die ein großes Kind gebären oder eine Mehrlingsgeburt haben
- nach einer Narkose oder nachdem eine PDA gesetzt wurde

- wenn die Frau bereits viele Kinder hatte (mehr als fünf vollendete Schwangerschaften)
- wenn an der Nabelschnur oder Plazenta gezogen wird

Ich habe verschiedene Quellen gefunden, welche die Verwendung von Oxytocin als vorbeugende Maßnahme gegen postpartale Hämorrhagien empfehlen. Aber künstliches Oxytocin kann „ernsthafte Nebenwirkungen haben, wie zum Beispiel Krampfanfälle und Herzrhythmusstörungen."[36] Selbst wenn diese Nebenwirkungen nur selten auftreten, hört sich das nicht an, als ob es eine gute *vorbeugende* Maßnahme für alle gebärenden Frauen ist. Dennoch verwenden Krankenhäuser standardmäßig künstliches Oxytocin für diesen Zweck.

Einer postpartalen Hämorrhagie können Sie am besten vorbeugen, wenn Sie sehr gesund sind. Weitere vorbeugende Maßnahmen sind:

- nicht pressen, bis der Muttermund vollständig geöffnet ist (hören Sie auf Ihren Körper)
- bleiben Sie aufrecht und in Bewegung, um die Geburt zu verkürzen
- entleeren Sie während der Wehen und nach der Geburt regelmäßig Ihre Blase
- nehmen Sie in der Schwangerschaft genug Eisen zu sich, um einer Anämie vorzubeugen
- vermeiden Sie die Einleitung oder Verstärkung der Wehen mittels Wehentropf und vermeiden Sie einen Dammschnitt[37]

Ziehen Sie niemals mit Gewalt an der Nabelschnur! Dadurch könnte die Plazenta zerreißen, was für Sie sehr gefährlich werden kann.

Obwohl Sie immer die Möglichkeit haben, im Fall einer postpartalen Hämorrhagie den Notarzt zu rufen, gibt es auch pflanzliche Heilmittel, die schon seit Langem zur Behandlung von Hämorrhagien benutzt werden, wie zum Beispiel Hirtentäschelkraut. Auch ein Stück Plazenta kauen kann zum gewünschten Ergebnis führen.

Es gibt außerdem eine ganze Reihe von homöopathischen Behandlungsmethoden, um Blutungen nach der Geburt zu stoppen. Am besten recherchieren Sie dieses Thema selbst, um herauszufinden, was für Sie passt. Manche Frauen bestellen im Vorfeld pflanzliche Heilmittel, damit sie diese im Notfall zur Hand haben. Sie sollten sich vorher genau informieren, in welcher Dosierung Sie diese einnehmen müssen. Bei starkem Blutverlust brauchen Sie eine **schnelle** Wirkung. Schlagen Ihre Maßnahmen nicht an, müssen Sie den Notarzt rufen.

Kommt es in Anwesenheit von Geburtshelfern zu einer postpartalen Hämorrhagie, gehört es zur typischen Behandlung, die Gebärmutter zu massieren und Oxytocin zu verabreichen. Der Arzt wird versuchen, etwaige Reste der Plazenta manuell zu entfernen. Das geschieht im Krankenhaus in der Regel in Narkose im OP. Bei einer Hausgeburt kann die Hebamme diesen Eingriff im Notfall auch ohne Betäubung durchführen. Nach Auskunft einer Bekannten tut das deutlich mehr weh, als ein Kind zu gebären. Das überrascht nicht, wenn man bedenkt, dass der Muttermund sich nach der Geburt des Kindes verschließt und die Gebärmutter sich bereits verkleinert. Wenn die Blutung absolut nicht zum Stillstand kommt, wird eine Notoperation notwendig. Selten ist in diesem Fall eine Hysterektomie (Entfernung der Gebärmutter) nötig, was bedeutet, dass Sie keine Kinder mehr bekommen können.

Das mag erschreckend klingen, muss aber immer im Verhältnis gesehen werden. Postpartale Hämorrhagien kommen nicht sehr häufig vor, lediglich 2,9% aller Frauen sind davon betroffen.[38] Wenn Sie bereits ein Kind ohne Probleme geboren haben, gibt es keinen Grund, warum Sie das nicht noch einmal tun können. Falls Sie auf den Notfall vorbereitet sein möchten, können Sie Hirtentäschelkraut, Gänseblümchen oder Arnika[39] bereithalten. Wenn eine Hebamme bei der Geburt dabei ist, können Sie diese danach fragen, ob und wie sie in der Vergangenheit postpartale Hämorrhagien mit Erfolg behandelt hat. Es kann aber sein, dass Sie trotzdem im Fall einer Hämorrhagie im Krankenhaus landen.

Es ist wichtig, dass der Partner die Anzeichen einer starken Blutung erkennt, damit er den Notarzt rufen kann. Zusätzlich zur unkontrollierten Blutung kann die Frau einen niedrigen Blutdruck und eine erhöhte Herzfrequenz haben. Der Kreislauf kann zusammenbrechen, dabei wird einem schwarz vor Augen oder man wird sogar ohnmächtig.

Nach dem Buch „Emergency Childbirth Manual" von Gregory J. White kann man die Blutung verlangsamen, indem man Druck auf die Gebärmutter ausübt, nachdem die Plazenta geboren ist. Wenn Ihr Kreislauf versagt und Sie aufgrund des Blutverlustes einen Schock erleiden (typische Anzeichen sind Blässe, Schwitzen, Schwäche, Atemnot, großer Durst), sollte Ihr Partner Sie kühl halten, Ihnen zu trinken geben und Ihre Füße hochlegen, bis der Rettungswagen da ist.[40]

Die gute Nachricht ist, dass Sie ihr Risiko für eine schwere nachgeburtliche Blutung zum großen Teil beeinflussen können. Einige der Risikofaktoren sind Anämie, Fettleibigkeit und die Einleitung der Wehen.[41] Behalten Sie immer im Hinterkopf: Damit Sie und Ihr Baby eine unkomplizierte Schwangerschaft und Geburt erleben können, ist es essentiell, dass Sie auf Ihre Gesundheit und Ernährung achten.

Vorzeitige Wehen (drohende Frühgeburt)

Eine weitere Komplikation in der Schwangerschaft, um die Sie sich möglicherweise Gedanken machen, sind vorzeitige Wehen. Das sind regelmäßige, muttermundwirksame Wehen, die vor der 37. aber nach der 20. Schwangerschaftswoche auftreten. Diese sind nicht zu verwechseln mit den unregelmäßigen, harmlosen Vorwehen. Wenn Sie starke Krämpfe lange vor dem Geburtstermin haben, die nicht aufhören, dann sollten Sie medizinische Hilfe suchen. Folgendes sind die Risikofaktoren[42] für vorzeitige Wehen:

- Rauchen
- hohes Übergewicht oder Untergewicht vor der Schwangerschaft

- Alkohol- oder Drogenkonsum
- gesundheitliche Probleme, wie zum Beispiel hoher Blutdruck, Diabetes etc.
- eine Schwangerschaft, bei der das Baby bestimmte Fehlbildungen aufweist
- Schwangerschaft nach künstlicher Befruchtung
- Zwillinge oder Mehrlinge
- vorzeitige Wehen bei einer vorigen Geburt oder bei engen Verwandten
- eine Schwangerschaft in kurzem Abstand zum vorherigen Kind

Das Risiko für eine Frühgeburt steigt dramatisch, wenn Sie nicht gesund sind. Sie können sich zwar um Ihre eigene Gesundheit kümmern, aber mehr können Sie nicht wirklich machen, um dem ganzen vorzubeugen.

Wenn Sie vor der 36. oder 37. Woche Wehen verspüren, sollten Sie kontrollieren lassen, ob die Wehen muttermundswirksam sind. Wenn ja, droht möglicherweise eine Frühgeburt. Obwohl Sie selbst allein zu Hause gebären können, kann es sein, dass Ihr Baby ohne lebenserhaltende Maßnahmen zu einem sehr frühen Zeitpunkt noch nicht überleben kann. Das bedeutet, dass Ihr Baby die besten Chancen hat, wenn es im Krankenhaus zur Welt kommt. Wenn es sich wirklich um eine drohende Frühgeburt handelt, kann es sein, dass Ihnen Medikamente verabreicht werden, die die Wehen anhalten sollen. Vermutlich wird Ihnen Bettruhe verordnet. Wenn die Geburt nicht aufgehalten werden kann, wird das Krankenhauspersonal sein Bestes tun, um Ihrem Baby nach der Geburt zu helfen.

Wann Sie medizinische Hilfe brauchen

Während der Schwangerschaft

Grundsätzlich verlaufen Schwangerschaft und Geburt reibungslos, solange Sie gesund sind. Sie können jederzeit medizinischen Rat einholen, wenn Sie unsicher sind. Hier sind ein paar Gründe, warum

Sie während der Schwangerschaft eventuell einen Arzt oder eine Hebamme aufsuchen würden:

- wenn Sie rezeptpflichtige Medikamente einnehmen
- wenn Sie eine Krankheit haben
- um pränatale Untersuchungen durchzuführen
- um herauszufinden, ob Sie eine gute Kandidatin für eine Hausgeburt sind
- um Schwangerschaftsvorsorge zu erhalten
- um die Kindslage herauszufinden
- falls Sie vermuten, dass es Ihrem Baby nicht gut geht

Vergessen Sie vor allem nicht, dass Sie bei Ihrer medizinischen Versorgung das Sagen haben. Wenn Sie nur einmal zur Schwangerschaftsvorsorge gehen möchten, dann ist das in Ordnung. Wenn Sie alle Termine einhalten möchten oder gar nicht hingehen wollen, ist das auch in Ordnung. Tun Sie das, womit Sie sich wohlfühlen.

Möchten Sie eine Hebamme bei der Geburt dabeihaben, besteht diese möglicherweise darauf, dass Sie regelmäßig zu den Vorsorgeterminen erscheinen. Ansonsten kann es sein, dass die Hebamme Sie nicht bei der Hausgeburt begleitet. Wenn Sie eine Hausgeburt mit Hebammenbegleitung wünschen, machen Sie am Besten frühzeitig einen Termin. Eine Hausgeburtshebamme wird nach einer Untersuchung und Erfassung der Krankengeschichte entscheiden, ob sie die Schwangere für eine Hausgeburt geeignet hält. Ungeachtet dessen gibt es viele Frauen, die zu Hause gebären wollen, obwohl die Hebamme das für zu gefährlich hält. Letztendlich kennen Sie Ihren Körper selbst besser als irgendjemand anderes. Es gibt viele Frauen, die nach einem Kaiserschnitt erfolgreich vaginal gebären konnten, sogar direkt entgegengesetzt zum medizinischen Rat. Das heißt nicht, dass Sie jeglichen medizinischen Rat ignorieren sollen. Aber ich empfehle Ihnen, Ihre eigenen Entscheidungen zu treffen, nachdem Sie die Ratschläge und die Erfahrungen anderer gründlich abgewogen haben.

Während der Wehen und der Geburt

Auch wenn Sie keine Vorsorgetermine in der Schwangerschaft wahrgenommen haben, kann es gute Gründe geben, während der Wehen oder sogar nach der Geburt medizinische Hilfe zu holen. Dazu gehören zum Beispiel:

- starke Schmerzen, die keine Wehen sind
- hoher Blutverlust der Mutter
- Nabelschnurvorfall
- Fieber
- postpartale Hämorrhagie
- zurückgebliebene Plazentareste in der Gebärmutter
- Fehlbildungen beim Neugeborenen

Holen Sie Hilfe, auch wenn Sie sich nicht sicher sind, ob Sie Hilfe brauchen. Es ist besser, medizinisches Personal dabeizuhaben, als das Leben von Mutter oder Kind zu riskieren. Aber 112 auf Ihrem Telefon abzuspeichern, ist natürlich nicht die einzige notwendige Vorbereitung. Wenn Sie sich nicht über die Geburt informieren möchten, dann ist eine Alleingeburt keine gute Wahl für Sie und Ihr Kind.

Um erfolgreich zu Hause zu gebären, müssen Sie sich im Voraus informieren und vorbereiten. Obwohl es ganz normal ist, gelegentlich in Panik zu verfallen und die eigene Vernunft zu hinterfragen, sollten Sie sich mit der Idee, zu Hause zu gebären, wohlfühlen. Niemand zwingt Sie dazu, allein zu gebären, wenn Sie das nicht möchten. Sie können mit einer Hebamme zu Hause gebären oder für die Geburt ins Krankenhaus gehen.

---

[1] GMA Network (2013). "Some women orgasm during childbirth, study shows." Retrieved from http://www.gmanetwork.com/news/story/312649/scitech/science/some-women-orgasm-during-childbirth-study-shows

[2] Brennan, Matthew, MD (2012). "Water Birth: Benefits & Risks." Retrieved from http://www.webmd.com/baby/guide/water-birth?page=1.

[3] BabyCenter L.L.C. (2011). "The stages of labor" Retrieved from http://www.babycenter.com/stages-of-labor?showAll=true

[4] BabyCenter L.L.C. (2011). "The stages of labor" Retrieved from http://www.babycenter.com/stages-of-labor?showAll=true

[5] BabyCenter L.L.C. (2011). "The stages of labor" Retrieved from http://www.babycenter.com/stages-of-labor?showAll=true

[6] National Institute for Health and Care Excellence (2014). Intrapartum care: Care of healthy women and their babies during childbirth. Retrieved from https://www.nice.org.uk/guidance/cg55/chapter/1-guidance#meconium-stained-liquor

[7] 2005 American Heart Association (AHA) guidelines for cardiopulmonary resuscitation (CPR) and emergency cardiovascular care (ECC) of pediatric and neonatal patients: pediatric basic life support. American Heart Association. Pediatrics 2006;117:e989–1004. http://www.acog.org/Resources-And-Publications/Committee-Opinions/Committee-on-Obstetric-Practice/Management-of-Delivery-of-a-Newborn-With-Meconium-Stained-Amniotic-Fluid

[8] The Society of Obstetricians and Gynecologists of Canada (2009). "Management of Meconium at Birth". Retrieved from http://sogc.org/guidelines/management-of-meconium-at-birth-technical-update/

[9] Reed, Rachel (2010). The Curse of Meconium Stained Liquor. Retrieved from http://midwifethinking.com/2010/10/09/the-curse-of-meconium-stained-liquor/

[10] Oral Aversion in the Breastfed Neonate. Linda Killion Healow, BSN, IBCLC and Rebecca Sliter Hugh, IBCLC from Breastfeeding

Abstracts, August 2000, Volume 20, Number 1, pp. 3-4. Retrieved from http://www.llli.org/ba/aug00.html

[11] Buckley, Sarah, J., M.D. (2005). "Leaving Well Alone: A Natural Approach to the Third Stage of labour." Retrieved from http://sarahbuckley.com/leaving-well-alone-a-natural-approach-to-the-third-stage-of-labour

[12] BabyCenter (2014). "Postpartum: Cramps (afterpains)." Retrieved from http://www.babycenter.com/0_postpartum-cramps-afterpains_11723.bc

[13] American Pregnancy Association (2016). "Monitoring Your Newborns' Weight Gain". Retrieved from http://americanpregnancy.org/first-year-of-life/newborn-weight-gain/

[14] Lawrence, Ruth, MD. Merck Manuals (2006). Physical Examination of the Newborn. Retrieved from http://www.merckmanuals.com/home/childrens_health_issues/care_of_newborns_and_infants/physical_examination_of_the_newborn.html

[15] U.S. National Library of Medicine (2013). Newborn Jaundice. Retrieved from http://www.nlm.nih.gov/medlineplus/ency/article/001559.htm

[16] Fuloria M and Keiter S; The Newborn Examination: Part I. Emergencies and Common Abnormalities Involving the Skin, Head, Neck, Chest, and Respiratory and Cardiovascular Systems.; Am Fam Phys 2002;65:61-8.

[17] Merlin C. Lowe, Jr, MD, FAAP, Dale P. Woolridge, MD, PhD, FAAEM, FAAP, FACEP (2007). The Normal Newborn Exam, or Is It? Emerg Med Clin N Am, 25 (2007) 921–946. Retrieved from http://www.ais.up.ac.za/health/blocks/block9/normal.pdf

[18] Mayo Foundation for Medical Education and Research (2014). Heart Murmurs. Retrieved from http://www.mayoclinic.org/diseases-conditions/heart-murmurs/basics/causes/con-20028706

[19] Sewell MD, Rosendahl K, Eastwood DM; Developmental dysplasia of the hip. BMJ. 2009 Nov 24;339:b4454. doi: 10.1136/bmj.b4454. Retrieved from http://www.ncbi.nlm.nih.gov/pubmed/19934187?dopt=Abstract

[20] U.S. National Library of Medicine (2014). Developmental dysplasia of the hip. Retrieved from http://www.nlm.nih.gov/medlineplus/ency/article/000971.htm

[21] David H. Barad, MD, MS, Merck Manuals (2014). Vaginal Bleeding. Retrieved from http://www.merckmanuals.com/home/womens_health_issues/symptoms_of_gynecologic_disorders/vaginal_bleeding.html

[22] U.S. National Library of Medicine (2013). Infant reflexes. Retrieved from http://www.nlm.nih.gov/medlineplus/ency/article/003292.htm

[23] American Academy of Pediatrics (2013). "Neonatal Resuscitation: 2010 American Heart Association Guidelines for Cardiopulmonary Resuscitation and Emergency Cardiovascular Care." Retrieved from http://pediatrics.aappublications.org/content/126/5/e1400.full

[24] American Academy of Pediatrics (2013). "Neonatal Resuscitation: 2010 American Heart Association Guidelines for Cardiopulmonary Resuscitation and Emergency Cardiovascular Care." Retrieved from http://pediatrics.aappublications.org/content/126/5/e1400.fulle

[25] American College of Obstetricians and Gynecologists (2000, reaffirmed 2012). External cephalic version. ACOG Practice Bulletin No. 13. Obstetrics and Gynecology, 95(2): 1–7.

[26] Spinning Babies (2013). "Breech: bottoms up – Vaginal breech birth." Retrieved from http://spinningbabies.com/baby-positions/breech-bottoms-up/339-vaginal-breech-birth?showall=1

[27] "The Thinking Woman's Guide to a Better Birth" by Henci Goer

[28] Mary Cronk, MBE. "Keep Your Hands Off the Breech". AIMS Journal Autumn 1998, Vol 10 No 3

[29] White, Gregory: "Emergency Childbirth: A Manual"

[30] American College of Nurse-Midwives (2005). "Perineal Massage in Pregnancy." Retrieved from http://www.midwife.org/ACNM/files/ccLibraryFiles/Filename/000000000656/Perineal%20Massage%20in%20Pregnancy.pdf

[31] Alblinger, Tiffany (2103). "Perineal Massage." Retrieved from http://www.naturalbabypros.com/article/552/perineal-massage/

[32] Aasheim V, Nilsen ABVika, Lukasse M, Reinar LM. Perineal techniques during the second stage of labour for reducing perineal trauma. Cochrane Database of Systematic Reviews 2011, Issue 12. Art. No.: CD006672. DOI: 10.1002/14651858.CD006672.pub2.

[33] Albers, LL, Anderson, D, Cragin, L & al, e 1996, 'Factors related to perineal trauma in childbirth', Journal of Nurse Midwifery, vol. 41, pp. 269-76.

[34] NHS Foundation Trust (n.d.) "Repair of Perineal Trauma - 1st and 2nd Degree Tears/Episiotomies." Retrieved from http://www.icid.salisbury.nhs.uk/ClinicalManagement/MaternityNeonatal/Pages/RepairofPerinealTrauma-1stand2ndDegreeTearsEpisiotomies.aspx

[35] Weiss, Robin Elise, LCCE (2014). "Postpartum Hemorrhage." Retrieved from http://pregnancy.about.com/cs/postpartumrecover/a/pph.htm

[36] Bastyr Center for Natural Health (2013). "Homeopathy Prevents Postpartum Hemorrhage" retrieved from http://www.bastyrcenter.org/content/view/997/

[37] PATH (2011). "Postpartum hemorrhage prevention and treatment" Retrieved from http://www.pphprevention.org/pph.php

[38] U.S. National Library of Medicine. (2010) "Trends in postpartum hemorrhage: United States, 1994-2006". https://www.ncbi.nlm.nih.gov/pubmed/20350642

[39] Bastyr Center for Natural Health (2013). "Homeopathy Prevents Postpartum Hemorrhage". Retrieved from http://www.bastyrcenter.org/content/view/997/

[40] White, Gregory J., M.D. (1998). "Emergency Childbirth – A Manual."

[41] Children's Hospital of Wisconsin (2006). Postpartum hemorrhage. http://www.chw.org/medical-care/fetal-concerns-center/conditions/pregnancy-complications/postpartum-hemorrhage/

[42] Pagano, Trina, M.D. (2012). Premature Labor. Retrieved from http://www.webmd.com/baby/premature-labor?page=1.

Kapitel 5
Nach der Geburt

Wochenbettpflege

Vor und nach der Geburt macht Ihr Körper eine Menge Veränderungen durch. Während der Schwangerschaft finden die Veränderungen ganz allmählich statt. Der Körper hat neun Monate oder länger Zeit, um sich anzupassen und Platz für das Baby zu schaffen. Der Bauchumfang ist nicht das Einzige, was sich in der Schwangerschaft verändert, auch Hormonspiegel und einige der inneren Organe verändern sich. Lunge, Magen und Blase müssen für die wachsende Gebärmutter Platz machen, was zu Kurzatmigkeit, Sodbrennen und häufigen Toilettenbesuchen führen kann. Wenn das Baby geboren ist, können folgende Dinge Sorgen bereiten:

- Blutungen und Nachwehen
- geschwollene Brüste
- Schmerzen im Dammbereich
- Ihr Gewicht und Körperbild
- Schwitzen
- Haarausfall
- Inkontinenz und Verstopfung
- Hämorriden
- Stimmungstief/Depression

Blutungen und Nachwehen

Nach der Geburt ist es normal, dass Sie mehrere Wochen lang bluten, wobei die Blutung einer normalen Periode sehr ähnlich ist. Diese Blutungen nennt man Lochien oder Wochenfluss. Durch die Ablösung der Plazenta von der Gebärmutter ist eine Wunde entstanden. Der Wochenfluss ist ein Zeichen, dass diese Wunde noch heilt.

Nach einigen Tagen werden Sie auch Blutgerinnsel bemerken. Der Wochenfluss kann von zwei oder drei bis hin zu sechs Wochen lang dauern. Verwenden Sie in dieser Zeit Binden, auf keinen Fall Tampons. Mit der Zeit werden die Blutungen nachlassen. Falls Sie sich körperlich besonders anstrengen, verstärkt sich der Wochenfluss vorübergehend. Das ist ein Zeichen, dass Sie es langsamer angehen sollten. Ihr Körper braucht die Ruhe.

Falls Sie in der Wochenbettzeit starke Blutungen bekommen und sich mehr als eine Binde innerhalb von einer Stunde vollsaugt oder Sie Blutgerinnsel finden, die größer als ein Golfball sind, dann sollten Sie medizinische Hilfe suchen.[1] Obwohl es sehr selten vorkommt, kann das ein Zeichen einer verspäteten postpartalen Hämorrhagie sein. Ansonsten unterscheidet sich der Wochenfluss von der normalen Periode nur in der Dauer. Sehen Sie es als Ausgleich, da Sie während der Schwangerschaft neun Monate lang wahrscheinlich keine Blutungen hatten. Sie können vorher Binden auf Vorrat kaufen, wenn Sie vorbereitet sein wollen. Vermeiden Sie auf jeden Fall anstrengende Aktivitäten für die ersten sechs Wochen nach der Geburt und gönnen Sie Ihrem Körper genug Schlaf und Ruhe. Es wird auch empfohlen, in dieser Zeit auf Sex zu verzichten.

Zusätzlich zu den Blutungen werden Sie sicherlich mit Nachwehen zu tun haben. Diese können in den ersten Tagen nach der Geburt ziemlich schmerzhaft sein. Mithilfe dieser Gebärmutterkontraktionen schrumpft die Gebärmutter wieder auf ihre Originalgröße, von 1.000g auf 50-100g[2]. Das kann besonders während des Stillens wehtun, weil beim Stillen Hormone ausgeschüttet werden, die Gebärmutterkontraktionen fördern. Oft sind die Nachwehen nach der zweiten und darauffolgenden Geburt schmerzhafter. Wenn es wirklich sehr weh tut, können Sie ein Wärmekissen benutzen und/oder Ibuprofen oder Paracetamol einnehmen.

Selbst wenn Sie normalerweise Ibuprofen vermeiden, kann es sein, dass Sie die Nachwehen nicht ohne Schmerzmedikamente ertragen können. Überschreiten Sie niemals die vorgegebene Dosierung auf der Verpackung und holen Sie ärztlichen Rat ein, wenn es nicht besser wird. Normalerweise lassen die Nachwehen innerhalb von ein paar Tagen deutlich nach und hören dann komplett auf.

Große Brüste

Sie oder Ihr Partner werden es eventuell zu schätzen wissen, dass Ihre Brüste nach der Geburt größer werden. Durch den Milcheinschuss am zweiten oder dritten Tag nach der Geburt nehmen die Brüste deutlich an Größe zu. Das kann zwischendurch auch etwas unangenehm bis schmerzhaft sein. Um die Beschwerden zu lindern, können Sie eine Eispackung auflegen. Die Milchproduktion pegelt sich mit der Zeit von ganz allein ein. Bis dahin werden Sie Ihre Sachen öfter waschen müssen (weil die Muttermilch durchsickert) und eine größere Anzahl von Stilleinlagen benutzen.

Um das Durchsickern der Milch durch die Kleider zu verhindern, können Sie Folgendes versuchen: Erneuern Sie vor dem Stillen die Stilleinlage auf der Seite, an der Ihr Baby nicht gestillt wird. Denn während Ihr Baby auf der einen Seite saugt, läuft auch auf der anderen Seite etwas Milch aus. Aber wenn Sie kurz vor dem Stillen eine neue Stilleinlage einlegen, dann kann diese die Milch gut aufsaugen. Um das Mitlaufen der zweiten Brust beim Stillen zu vermindern, kann man diese Seite auch mit der Hand abdrücken. Sie werden schnell herausfinden, welcher Handgriff dabei effektiv ist. Rechnen Sie trotzdem damit, dass es des Öfteren nasse Flecken auf Ihren Oberteilen geben wird. Das Gute an der Muttermilch ist, dass sie leicht auswaschbar ist und nicht färbt. Die nassen Stellen können trotzdem etwas peinlich sein, vor allen Dingen in der Öffentlichkeit.

Mit steigender Muttermilchproduktion steigen auch der Durst und Appetit. Jetzt haben Sie endlich wieder Platz im Magen für eine große Mahlzeit. Vielleicht haben Sie nun Tag und Nacht Hunger. Das ist ganz normal, denn schließlich wird Ihr Neugeborenes auch rund um die Uhr gestillt. So lange Sie reichlich trinken und Ihren Hunger mit gesunden Mahlzeiten und Zwischenmahlzeiten stillen, können Sie ruhig jederzeit essen, wenn Sie Hunger haben. Sie können sich auch einen Mitternachtsimbiss bereithalten. Während der ersten paar Wochen ist es normal, nachts mehrmals zum Stillen aufzuwachen und daher kann es schwierig sein, die ganze Nacht ohne Essen auszukommen.

Schmerzen im Dammbereich

Auch wenn Sie keinen Dammriss oder nur minimale Verletzungen davongetragen haben, fühlt sich der Damm nach der Geburt vermutlich etwas wund an. Das kann sogar dazu führen, dass Sie den Gang zur Toilette meiden, da es beim Urinieren brennt. Machen Sie hier ruhig von der Spritzflasche Gebrauch und spritzen Sie beim Urinieren warmes Wasser auf Ihren Damm. Das brennende Gefühl geht nach ein paar Tagen von allein weg. Bis dahin gehen Sie auf jeden Fall zur Toilette, wenn Sie den Drang danach haben und versuchen Sie nicht, den Urin zurückzuhalten.

Ein weiteres großes Ereignis nach der Geburt ist der erste Stuhlgang. Der passiert nicht unbedingt am Tag der Geburt, sondern meistens ein oder zwei Tage später. Um Verstopfung zu vermeiden, trinken Sie ausreichend und essen am besten ballaststoffreich. Beim ersten – und eigentlich bei jedem – Stuhlgang sollten Sie nicht zu stark und am besten gar nicht pressen. Das hilft, Schmerzen zu vermeiden und ist förderlich für die Rückbildung eventueller Hämorriden.

Gewicht und neues Körperbild

Sie werden nicht sofort nach der Geburt Ihr Normalgewicht erreichen. Allerdings können Sie am Tag der Geburt durchaus 4,5kg bis 7kg verlieren. Zu diesem Gewichtsverlust gehört das Gewicht des Kindes, der Plazenta und des Fruchtwassers. In den Tagen danach werden Sie in der Schwangerschaft eingelagerte Flüssigkeit ausscheiden und ausschwitzen. Um zusätzliche Schwangerschaftspfunde loszuwerden, dauert es meist länger als sechs Wochen, aber lassen Sie sich dadurch nicht entmutigen. Schließlich hat es neun Monate gedauert, diese extra Kilos zuzunehmen und es dauert vielleicht genauso lange oder länger, sie wieder loszuwerden.

Der Gewichtsverlust nach der Geburt ist bei jeder Frau anders. Das Stillen kann helfen, weil Sie damit eine Menge extra Kalorien verbrennen. Aber dafür haben Sie auch öfter Hunger. Solange Sie sich gesund ernähren, sollten Sie sich nicht allzu viele Sorgen um Ihr Gewicht machen – vor allen Dingen nicht in den ersten Wochen nach der Geburt. Nach der Schwangerschaft und Geburt wird Ihr Körper etwas anders aussehen, als Sie ihn von vor der Geburt kennen. Viele Frauen sehen selbst nach der Geburt noch schwanger aus. Es dauert einfach eine Zeit, bis die Gebärmutter sich wieder verkleinert hat und alle Organe an ihren Platz zurückgefunden haben. Dadurch wirkt der Bauch etwas gebläht.

Nach den ersten sechs Wochen können Sie wieder Sport machen und sich, wenn nötig, vernünftige Ziele für Ihre Gewichtsabnahme setzen. Leider verschwinden manche Dinge nicht, selbst mit Sport und Ernährung. Vielleicht ist es wegen der Schwangerschaftsstreifen und des zusätzlichen Bauchfetts für immer aus mit der makellosen Bikini-Figur.

Lassen Sie sich nicht von diesen Veränderungen entmutigen. Lernen Sie, Ihren neuen Körper zu lieben. Bedenken Sie, welche Leistung er vollbracht hat: Immerhin hat er ein Kind erschaffen. Das ist keine Aufforderung, sich jetzt gehen zu lassen. Natürlich können Sie die Schwangerenkleider auch einfach noch eine Weile anziehen. Aber wenn die alten Kleider zu klein geworden sind, tut es irgendwann auch gut, sich ein paar neue, schöne Oberteile und passende Hosen zu kaufen. Mit einem neuen Outfit werden Sie sich bestimmt attraktiver und schöner fühlen. Will man langfristig sein Idealgewicht erreichen, lohnt es sich, auf eine gesunde Ernährung zu achten und nicht nur Kalorien zu zählen. Werden Sie aktiv, sobald es geht. Mit Baby hat man immer einen Grund, im Park spazieren zu gehen, egal wie das Wetter ist. Wenn Sie mit Ihrem Baby draußen unterwegs sind, wird es auch viel besser schlafen – entweder im Kinderwagen oder im Tragetuch. Außerdem hilft die frische Luft Ihnen beiden, auch nachts besser zu schlafen.

Schwitzen

In den Wochen nach der Geburt wachen Sie nachts vielleicht schwitzend auf. Das ist ganz normal und kein Grund zur Sorge. Es ist nur eine weitere Maßnahme des Körpers, die während der Schwangerschaft zusätzlich benötigte Flüssigkeit wieder loszuwerden.[3] Hier können Sie nur Ihre Kleidung entsprechend anpassen und weiterhin ausreichend trinken.

Haarausfall

Wenige Monate nach der Geburt werden Ihnen wahrscheinlich sehr viele Haare auf einmal ausfallen. Das ist nicht angenehm, aber auch kein Grund zur Sorge. Eine Glatze werden Sie deshalb nicht bekommen. Normalerweise fallen Haare regelmäßig aus, aber während der Schwangerschaft wird dieser Prozess, bedingt durch die Hormone, angehalten. Nach der Geburt ist es einfach an der Zeit, dass die Haare ausfallen, die Sie schon verloren hätten, wären Sie nicht schwanger gewesen.

Harninkontinenz und Verstopfung

Manchen Frauen fällt es nach der Geburt schwer, den Urin zu halten. Bei der Geburt wird der Beckenboden unter Umständen arg strapaziert. Die Beckenbodenmuskulatur ist ebenfalls notwendig, um den Urinfluss zu kontrollieren. Inkontinenz ist häufiger ein Problem bei Frauen, die rauchen, übergewichtig sind, ein großes Baby geboren haben oder bei denen bei der Geburt eingegriffen wurde (zum Beispiel mit der Zange). Um Inkontinenz unter Kontrolle zu bekommen, werden Kegelübungen empfohlen.[4] Dabei werden die Muskeln trainiert, die beim Harnlassen den Urinstrahl unterbrechen, indem man sie anspannt und loslässt. In einigen Fällen können Kegelübungen

Beckenbodenprobleme verstärken, wenn eine starke Kern- und Gesäßmuskulatur fehlt. Wird Inkontinenz mit der Zeit nicht besser, macht es Sinn einen Spezialisten aufzusuchen.

Auch Verstopfung kann nach der Geburt ein Problem sein. Wie bereits erwähnt, ist der erste Stuhlgang nach der Geburt ein großes, mitunter gefürchtetes Ereignis. Trinken Sie viel und lassen Sie die Finger von Nahrungsmitteln, die Verstopfung fördern. Nehmen Sie stattdessen ballaststoffreiche Nahrung zu sich (frisches Obst ist hier empfehlenswert). Wenn Sie den ersten Stuhlgang hinter sich haben, werden Sie sich wundern, was daran so schlimm war.

Hämorriden

Wenn Sie während der Schwangerschaft Hämorriden hatten, können Ihnen diese auch danach noch Probleme bereiten. Hämorriden tauchen gern im letzten Drittel der Schwangerschaft auf, aber sie bleiben oft noch für mehrere Wochen nach der Geburt bestehen. Es kann sein, dass die Hämorriden durch die Geburt sogar schlimmer geworden sind, weil während der Austreibungsphase großer Druck auf diese Gegend ausgeübt wurde. Aber da Sie sich bereits gesund ernähren und ausreichend trinken, werden die Hämorriden nach einiger Zeit auch von allein verschwinden. Zwischenzeitlich können Sie ein warmes Bad nehmen, um etwaige Schmerzen zu lindern.

Stimmungstief / Depression

Viele frischgebackene Mütter erleben einige Tage nach der Geburt ein Stimmungstief, auch Baby-Blues genannt. Dafür gibt es verschiedene Gründe: die Veränderung Ihres Körpers, das Auf und Ab der Hormone, die Anpassung an ein Leben mit Kind usw. Manchmal sind frischgebackene Mütter traurig, weil sie von der Geburtserfahrung enttäuscht sind, zum Beispiel, wenn sie einen Kaiserschnitt hatten.

Frauen können sich auch deprimiert fühlen, wegen all der Veränderungen, die sie nicht erwartet haben. Ihr Körper sieht so anders aus als vor Ihrer Schwangerschaft. Zusätzlich zu den neuen

Speckröllchen haben Sie vielleicht deutlich sichtbare Schwangerschaftsstreifen, Brüste, die dauernd tropfen und dazu sogar noch einen schmerzenden Dammriss. Manche dieser Veränderungen verschwinden nicht mehr. Schwangerschaftsstreifen zum Beispiel verblassen nur. Aber man lernt damit umzugehen. Die meisten Veränderungen sind zum Glück vorübergehend. Ein weiterer Grund, warum Frauen nach der Geburt in ein Stimmungstief abrutschen, ist die überwältigende Verantwortung, die mit einem Neugeborenen einhergeht. Gerade eine Mutter mit ihrem ersten Kind wird sich zumindest manchmal überfordert fühlen.

Um aus diesem Stimmungstief herauszukommen, gönnen Sie sich auch tagsüber Schlaf. Ignorieren Sie die Unordnung in Ihrem Zuhause, soweit es geht, auch wenn es schwierig ist. Sie wird später auch noch für Sie da sein. Nehmen Sie Hilfe an. Nicht nur Ihr Partner muss lernen, wie man den Geschirrspüler einräumt. Wenn Ihre Mutter das nächste Mal vorbeikommt und Hilfe anbietet, erlauben Sie ihr, sich nützlich zu machen. Sie kann Wäsche waschen, das Bad saubermachen oder auf das Baby aufpassen, während Sie für ein oder zwei Stunden Mittagsschlaf machen. Sie können sich natürlich allein um alles kümmern, aber Ihr Leben wird um vieles einfacher, wenn Sie andere Leute ab und zu mithelfen lassen.

Auch vorbeikommende Besucher können Sie zur Mithilfe anhalten. Bitten Sie sie, etwas vom Einkaufsladen mitzubringen, eine Ladung Wäsche zu starten oder den Geschirrspüler auszuräumen. Und wenn die Möglichkeit für einen Mittagsschlaf besteht, vertrösten Sie Besucher einfach auf später.

Sie dürfen getrost davon ausgehen, dass Sie in den ersten Monaten nach der Geburt keine Zeit für sich selbst haben werden. Falls sich doch ein paar Minuten ergeben, betrachten Sie es als Bonus. Erwarten Sie nicht, dass Sie in diesen ersten Monaten einen Frühjahrsputz stemmen oder irgendwelche anderen großen Projekte bewerkstelligen werden. Ansonsten sind Sie enttäuscht, weil Sie nichts schaffen. Es ist ganz normal, dass Sie nichts anderes tun, als sich um Ihr neues Baby zu kümmern. Dies ist auch das Wichtigste. Alles andere ist erst einmal nebensächlich.

Auch unerfüllte Erwartungen können zum Stimmungstief führen. Sie haben sicherlich eine bestimmte Vorstellung vom Leben mit Kind gehabt. Nur kam darin nicht vor, dass Ihr Baby ununterbrochen schreit, egal was Sie tun. Sie haben bestimmt auch nicht vorhergesehen, dass Windeln manchmal undicht sind und dass Ihr Baby sich über Sie und das ganze Bett erbricht. Diese Dinge sind Teil des Lebens mit einem Baby – und das öfter, als den meisten Müttern lieb ist. Da hilft nur, sich auf die guten Seiten zu konzentrieren und diese zu genießen. Babys werden so schnell groß und dann ist diese Phase nur noch eine blasse Erinnerung.

Normalerweise verschwindet dieses Stimmungstief von allein. Aber wenn Sie ständig deprimiert sind und dieses Gefühl nicht innerhalb von zwei bis drei Wochen nach der Geburt verschwindet, sollten Sie professionelle Hilfe suchen. Manche Frauen versinken nach der Geburt in eine schwere Depression und benötigen Medikamente, um wieder gesund zu werden. Obwohl eine postpartale Depression deutlich seltener bei Frauen vorkommt, die zu Hause gebären[5], ist man nicht automatisch davor gefeit. Es ist keine Schande, eine Depression zu haben und es ist auf jeden Fall zu empfehlen, sich Hilfe zu suchen. Falls Sie jemals den Drang spüren, sich selbst oder Ihrem Kind Schaden zuzufügen, suchen Sie sich so schnell wie möglich Unterstützung.

Das Leben mit einem Neugeborenen

Als frischgebackene Mutter mit dem ersten Kind ist man schnell verwirrt, angesichts der überwältigenden Menge an Tipps und guten Ratschlägen, die von allen Seiten kommen. Beim ersten Kind hört man auch noch eher auf den Rat der Experten als auf die eigene Intuition. Die Erkenntnis, dass man selbst der Experte für das eigene Kind ist, setzt oft erst allmählich ein.

Tatsache ist: **Niemand kennt Ihr Kind besser als Sie.** Ihr Baby vertraut darauf, dass Sie sich um es kümmern und Sie werden die Kraft und Fähigkeiten dazu finden, denn das ist es, was Muttersein bedeutet.

Es ist eine aufregende Reise, ein Baby zu bekommen und es großzuziehen. Schwangerschaft und Geburt sind große Ereignisse, aber sie verblassen vor den vielen Jahren, in denen Sie sich um Ihre Kinder kümmern und sie großziehen. Für einen glatten Start ins Leben mit Ihrem Neugeborenen möchte ich ein paar Themen besprechen, die besonders in den ersten Tagen und Wochen wichtig sind.

Muttermilch

Ihr Baby wird nichts anderes benötigen als die Nahrung, die Ihr Körper für es bereitstellt. Muttermilch hat alle Nährstoffe, die Ihr Baby benötigt und die Zusammensetzung verändert sich sogar mit dem Wachstum des Kindes. Die Muttermilch bleibt nicht einmal während einer Mahlzeit konstant. Die Hintermilch (welche Ihr Baby am Ende der Stillmahlzeit bekommt) ist im Gegensatz zur dünnen, durstlöschenden Vordermilch, fetthaltiger und sättigend.

Um erfolgreich zu stillen, beginnen Sie in der ersten Stunde nach der Geburt. Sie können immer noch stillen, wenn Ihr Baby nicht gleich an der Brust saugen kann, aber die Chancen sind deutlich besser, wenn es während der ersten Stunde nach der Geburt gestillt wird. Falls das Stillen für Sie neu ist, können Sie das Thema gern weiter recherchieren. Das Wichtigste ist, dass Sie auf die Haltung Ihres Kindes beim Stillen achten: Der Oberkörper, der Bauch und die Knie des Babys sollten Ihren Bauch berühren. Das Gesicht des Babys ist dabei der Brust zugewandt und gleichzeitig formen sein Ohr, seine Schulter und seine Hüfte eine gerade Linie. So stellen Sie sicher, dass Ihr Baby optimal saugen kann.

Anfangs wird es sich so anfühlen, als ob Sie nicht viel Milch haben, aber Ihr Baby bekommt viele Nährstoffe durch die Vormilch, das sogenannte Kolostrum. Die Vormilch wird bereits während der

Schwangerschaft produziert. Möglicherweise ist diese bei Ihnen sogar schon während der Schwangerschaft aus den Brustwarzen getropft.

Ein oder zwei Tage nach der Geburt beginnt Ihr Körper Muttermilch zu produzieren. Kommt die Milch über Nacht, wachen Sie morgens vielleicht ganz durchnässt auf. Wenn es Ihr erstes Kind ist, produzieren Ihre Brüste möglicherweise so viel Milch, dass es schmerzhaft ist. Volle Brüste können sich steinhart anfühlen.

Oft wird empfohlen, etwas Milch abzupumpen, um den Druck und die Schmerzen zu lindern. Das kann allerdings einen unangenehmen Teufelskreis auslösen. Jedes Mal, wenn Ihr Baby gestillt wird, ist das ein Signal an Ihren Körper, mehr Milch zu produzieren. Eine Pumpe sendet das gleiche Signal. Nach ein paar Tagen wird Ihr Körper den Bedarf von allein regulieren und weniger produzieren. Aber wenn Sie Milch abpumpen, dann „denkt" Ihr Körper, dass mehr Milch gebraucht wird, obwohl eigentlich genau das Gegenteil der Fall ist.

Legen Sie stattdessen zum Beispiel eine Eispackung auf Ihre geschwollenen Brüste, um die Schmerzen zu lindern. Obwohl Sie nicht mehr schwanger sind, können Sie wahrscheinlich immer noch nicht auf dem Bauch schlafen, weil Ihre Brüste voll sind und schmerzen.

Ihr Baby sollte bei jedem Anlegen eine Brust entleeren, bevor Sie ihm die andere anbieten. Sie werden den Unterschied zwischen einer vollen und leeren Brust schnell bemerken. Und obwohl das dazu führen kann, dass gelegentlich eine Brust voller ist als die andere, wird dies außer Ihnen niemandem auffallen. Der Grund, warum Ihr Baby die Brust entleeren sollte, ist die reichhaltige Hintermilch. Bei der nächsten Mahlzeit bieten Sie dem Baby die andere Seite zuerst an. Sobald Ihr Baby größer wird und Ihre Brüste sich der Stillmenge angepasst haben, wird es wahrscheinlich bei einer Mahlzeit auch beide Seiten leer trinken. Trotzdem empfiehlt es sich, jeweils mit der anderen Seite zu beginnen, damit der Milchvorrat in beiden Brüsten relativ gleichbleibt.

Falls Sie sich nicht daran erinnern können, welche Seite als Nächstes dran ist, können Sie ein Armband tragen und dieses nach dem Stillen zur anderen Hand wechseln. Sie können auch eine Büroklammer in Ihren BH tun oder sich etwas anderes Geniales einfallen lassen. Selbst wenn Sie eine Lieblingsseite haben, sollte Sie das nicht davon abhalten, bei jeder Mahlzeit die Seite zu wechseln. Natürlich können Sie dabei auch Ausnahmen machen. Es gibt zum Beispiel keinen Grund nachts die Seiten zu wechseln, wenn Ihr Baby zufrieden bei Ihnen schläft und nuckelt.

Wer stillt, sollte weiterhin auf seine Ernährung achten, denn alles, was Sie essen, bekommt auch Ihr Baby. Koffein ist daher nicht ideal und Alkohol sowieso nicht. Es gibt möglicherweise weitere Lebensmittel, die Ihr Baby nicht verträgt. Ihr Kind bekommt davon vielleicht Blähungen oder einen wunden Po. Falls dies der Fall ist, können Sie probehalber die verdächtigten Nahrungsmittel weglassen, um zu schauen, ob es besser wird. Babys haben generell kein Problem mit scharfgewürzten Speisen, wenn sie das schon vor der Geburt gewöhnt waren. Aber manchmal reagieren sie auf Milchprodukte, die die Mutter zu sich nimmt. Manche Säuglinge vertragen bestimmte Obst- und Gemüsesorten nicht. Experimentieren Sie ein bisschen und finden Sie heraus, was für Sie und Ihr Kind am besten ist.

Babys wachsen und gedeihen am besten mit der Muttermilch. Selbst an warmen Tagen brauchen sie kein Wasser. Für ein Neugeborenes kann es sogar lebensgefährlich sein, Wasser zu trinken. Neugeborene können dadurch eine Wasservergiftung[6] bekommen, weil zu viel Wasser den Natriumhaushalt durcheinanderbringt. Wenn es sehr heiß ist, müssen Sie Ihr Baby häufiger stillen, damit es genug Flüssigkeit bekommt. Es ist nicht nötig, dem Baby Brei oder andere Nahrung anzubieten, solange es jünger als sechs Monate ist. Sie können mit der Beikost auch länger warten. Zum Beispiel zeigten meine Jungs kein Interesse am Essen, bis sie 11 Monate alt waren.

Windeln

Wenn das Mekonium der ersten Tage verschwunden ist, wird der Stuhlgang Ihres Babys eine hellbraune, senf-ähnliche Farbe annehmen. Babys, die Muttermilch bekommen, leiden selten an Verstopfung, aber es kann für sie normal sein, nicht jeden Tag Stuhlgang zu haben. Wenn Ihr Baby regelmäßig trinkt und uriniert und nicht ergebnislos drückt, ist wahrscheinlich alles in Ordnung. Tatsächlich können Säuglinge, die gestillt werden, gelegentlich sogar zwei Wochen lang keinen Stuhlgang haben.

Wenn Sie auf der Suche nach den richtigen Windeln sind, fühlen Sie sich vielleicht ein bisschen überfordert. Bei den Wegwerfwindeln haben Sie die Wahl zwischen verschiedenen Marken, bio oder nicht bio, teuer oder günstiger. Sie werden Ihre Lieblingswindeln mit der Zeit finden.

Wenn Sie Stoffwindeln benutzen möchten, informieren Sie sich am besten vor der Geburt. Es gibt die zweiteiligen Windeln, die schon seit Generationen genutzt werden. Sie sehen aus wie ein Rechteck und müssen auf spezielle Art und Weise gefaltet werden und mit einer Klemme (oder früher mit einer Sicherheitsnadel) zugemacht werden. Die Falttechnik ist übrigens nicht schwierig, wenn man es einmal gelernt hat. Zum Schluss zieht man als Schutz für die Kleidung noch ein wasserfestes Überhöschen drüber.

Statt zweiteiliger Windeln, die Sie falten müssen, können Sie auch All-in-one Stoffwindeln kaufen. Die sind zwar teurer als die zweiteiligen Windeln, aber sie sehen fast wie eine Wegwerfwindel aus. Sie haben also bereits die richtige Form und werden mit Klettverschluss oder Knöpfen zugemacht. Viele haben sogar Knöpfe, mit denen man die Größe der Windel anpassen kann. Diese All-in-one Stoffwindeln haben außen eine wasserabweisende Schicht und innen eine Stoffeinlage, um Nässe aufzunehmen. Sie können Mullwindeln auch als Einlage für manche der All-in-one Stoffwindeln benutzen.

Obwohl All-in-one Stoffwindeln anfangs eine große Investition darstellen, werden Sie damit im Laufe der Zeit viel Geld sparen, im Vergleich zu den Wegwerfwindeln. Stoffwindeln sind auch besser für die Umwelt. Sie sind fast immer auch besser für den Babypo. Wenn Sie die Kosten für Stoffwindeln scheuen, können Sie auch versuchen, diese gebraucht zu kaufen. Da Stoffwindeln meistens für mehrere Babys benutzt werden können, ist der Kauf von gebrauchten Stoffwindeln eine gute Option.

Wenn Sie der Windelfrei-Bewegung folgen möchten, brauchen Sie sicherlich nicht viele Windeln. Sie können ein paar Stoffwindeln benutzen, um so manches aufzufangen, aber Sie brauchen wahrscheinlich keine Gummihöschen, es sei denn, Sie sind unterwegs und können nicht auf die Signale Ihres Babys achten.

Neugeborene bewegen sich noch nicht so viel wie ältere Babys. Wenn Sie vorher wenig oder keine Erfahrung mit dem Wickeln gemacht haben, ist jetzt der beste Zeitpunkt, es zu üben. Ältere Babys lassen sich oft ungern hinlegen und wickeln, besonders wenn sie schon mobil sind. Bis Ihr Baby so weit ist, sind Sie im Wickeln aber schon ein Profi.

Legen Sie Ihr Baby zum Wickeln auf eine wasserfeste Unterlage. Damit schützen Sie Ihren Teppich, Ihr Bett und Ihre Möbel. Bei einem Jungen können Sie eine Windel über den Penis legen, denn ein Urinstrahl kann wirklich überall landen. Und natürlich dürfen Sie Ihr Baby nie unbeaufsichtigt auf dem Wickeltisch lassen, weil Sie schließlich nicht möchten, dass es herunterfällt.

Beim Wickeln sollten Sie die Genitalien und den Babypo immer von vorn nach hinten säubern, besonders bei Mädchen. Auch Jungs müssen beim Wickeln immer gesäubert werden, denn schließlich sitzen sie, wenn auch nur für kurze Zeit, in der nassen Windel.

Zusätzlich zu den Windeln brauchen Sie auch etwas, um den Popo zu reinigen. Hier haben Sie wieder die Auswahl zwischen Wegwerftüchern und wiederverwendbaren Lappen. Wegwerftücher enthalten oft eine ganze Reihe Chemikalien (selbst die „hautfreundlichen" Sorten) und es ist besser für den Babypo, wenn Sie Stofftücher oder Waschlappen verwenden. Das bedeutet mehr Wäsche für Sie, aber auf Dauer auch weniger Kosten. Statt Feuchttüchern können Sie auch angefeuchtete Papierhandtücher benutzen. Die brauchen Sie einfach nur anzufeuchten und können loslegen.

Letztlich müssen Sie noch entscheiden, was Sie bei einem gelegentlich wunden Popo tun möchten. Im Laden gibt es zwar eine ganze Reihe von Windelcremes, vielleicht ist es aber nicht die beste Idee, Cremes mit einem Haufen unaussprechlicher Inhaltsstoffe auf wunde Babyhaut zu schmieren. Ich persönlich finde Kokosnussöl sehr effektiv. Sie können Ihr Baby tagsüber auch einfach nackt lassen, damit sich die Haut erholen kann. Das ist mindestens so effektiv wie spezielle Produkte gegen Windelausschlag.

Baden

Babys müssen nicht jeden Tag gebadet werden. Sobald Kinder älter werden und draußen im Matsch spielen, ist es sicherlich zweckmäßig, sie öfter in die Badewanne zu stecken. Aber ein Neugeborenes kann noch nicht rausgehen und im Dreck spielen. Es schadet nicht, mit dem Baden bis ein paar Tage nach der Geburt zu warten. Ihr Baby wurde nämlich mit einer schützenden Schicht auf der Haut geboren und diese sollten Sie nicht zu schnell abwaschen. Natürlich können Sie es an den Stellen säubern, wo es nach der Geburt etwas blutig oder anderweitig schmutzig ist. Es ist auch am Sichersten, mit dem Baden abzuwarten, bis der Nabelschnurrest abfällt. Bis dahin können Sie Ihr Baby mit dem Waschlappen säubern.

Wenn Sie Ihr Kind zum ersten Mal baden, achten Sie auf die richtige Wassertemperatur und stützen Sie den Kopf Ihres Babys. Anfangs ist es hilfreich, noch jemanden dabeizuhaben, denn nasse Babys sind sehr glitschig. Verpassen Sie dabei nicht, ein paar Erinnerungsfotos schießen zu lassen. Ihrem Neugeborenen wird das Baden anfangs vielleicht nicht gefallen. Aber wenn Ihr Kind älter wird, hat es sicherlich Spaß im Wasser.

Wenn Sie Ihr Baby waschen, achten Sie besonders auf die Falten im Nacken, unter den Armen und hinter den Ohren. Vergessen Sie auch nicht den Popo. Eine Reinigung mit Waschlappen außerhalb der Badewanne kann gründlicher und einfacher sein, weil es recht schwierig ist, ein Neugeborenes in der Badewanne festzuhalten und gleichzeitig zu waschen. Nach dem Baden wickeln Sie Ihr Baby in ein Handtuch und halten es damit warm. Ein Großteil der Wärme entweicht über den noch nassen Babykopf. Daher können Sie ihm zu diesem Zeitpunkt auch eine Mütze aufsetzen, bis ihm wieder warm geworden ist.

Nabelpflege

Früher wurde der Nabel mit Alkohol gesäubert. Das ist aber nicht notwendig und kann sogar den Abnabelungsprozess verzögern[7]. Ein sauberer, nasser Waschlappen tut's auch und wenn sich der Nabelschnurrest teilweise gelöst hat, können Sie darunter mit einem Wattestäbchen sauber machen.[8] Es ist wichtig, dass Sie den Nabel trocken und sauber halten bis die Nabelschnur vollständig abfällt. Das passiert normalerweise innerhalb von ein oder zwei Wochen nach der Geburt.

Die Nabelschnur stört Ihr Neugeborenes nicht und Sie können es trotzdem wickeln und anziehen. Versuchen Sie aber die Windel so zu falten, dass Sie unter dem Bauchnabel liegt. So wird der Nabel trocken gehalten und nicht beschmutzt. Wegwerfwindeln für Neugeborene haben oft bereits einen Ausschnitt für den Bauchnabel. Wenn die Nabelschnur abfällt, entdecken Sie an der Stelle vielleicht etwas frisches oder getrocknetes Blut. Ein bisschen Blut kann ganz normal sein und ist nicht unbedingt Grund zur Sorge.

Wie man eine Geburtsurkunde bekommt

Wenn Sie eine Hebamme bei der Geburt begleitet, brauchen Sie sich um die Geburtsurkunde keine Sorgen zu machen. Ansonsten sind Sie dafür verantwortlich, die Geburt zu melden.

In Deutschland ist der §33 „Nachweise bei Anzeige der Geburt" in der Verordnung zur Ausführung des Personenstandsgesetzes (Personenstandsverordnung – PStV) für Sie zuständig:

„Wird die Geburt eines Kindes angezeigt, soll das Standesamt verlangen, dass ihm folgende Unterlagen vorgelegt werden:

1. bei miteinander verheirateten Eltern ihre Geburtsurkunden und die Eheurkunde oder ein beglaubigter Ausdruck aus dem Eheregister,

2. bei nicht miteinander verheirateten Eltern die Geburtsurkunde der Mutter und, falls die Vaterschaft bereits anerkannt wurde, die Erklärungen hierüber und die Geburtsurkunde des Vaters sowie gegebenenfalls die Sorgeerklärungen (Sorgerechtserklärungen),

3. ein Personalausweis, Reisepass oder ein anderes anerkanntes Passersatzpapier der Eltern und

4. bei mündlicher Anzeige eine von einer Ärztin oder einem Arzt oder einer Hebamme oder einem Entbindungspfleger ausgestellte Bescheinigung über die Geburt, soweit sie bei der Geburt zugegen waren.

Die nach Nummer 1 erforderliche Eheurkunde ist auch vorzulegen, wenn die Ehe aufgelöst ist. Das Standesamt kann die Vorlage weiterer Urkunden verlangen, wenn dies zum Nachweis von Angaben erforderlich ist."[9]

Hierbei ist besonders der vierte Punkt interessant, denn dort steht „soweit sie bei der Geburt zugegen waren". Bei einer Alleingeburt ist dann natürlich keiner weiter zugegen. Damit wird der zuständige Beamte aber nicht rechnen. Daher müssen Sie hier etwas Verständnis zeigen und mit dem Beamten zusammenarbeiten. Wenn dieser seine Amtshandlung ablehnt, dann steht Ihnen der Gerichtsweg offen. Aber soweit muss es ja nicht kommen. Da es durchaus möglich ist, dass das zuständige Personal noch keine Erfahrung mit einer Alleingeburt gemacht hat, macht es Sinn, sich zuerst telefonisch zu melden. Dann kann Ihnen mitgeteilt werden, welche Belege sie mitbringen sollten.

Es ist möglich, dass der zuständige Beamte nach einem Mutterpass fragt. Sie können sich ja vorher überlegen ob es Sinn macht, wenigstens eine offizielle Untersuchung bei einer Hebamme oder einem Arzt zu planen, damit Sie einen Nachweis über die Schwangerschaft haben. Übrigens muss man in Deutschland innerhalb von einer Woche nach der Geburt beim Standesamt die Geburtsurkunde beantragen und danach geht es auch gleich weiter, um das Kind beim Einwohnermeldeamt anzumelden.

---

[1] Mayo Foundation for Education and Research (2014). "Postpartum care: What to expect after a vaginal delivery." Retrieved from http://www.mayoclinic.org/healthy-living/labor-and-delivery/in-depth/postpartum-care/art-20047233?pg=1

[2] Spiliopoulos, Michail, MD (2013). "Normal and Abnormal Puerperium." Retrieved from http://emedicine.medscape.com/article/260187-overview

[3] BabyCenter Medical Advisory Board (2014). "Postpartum sweating." Retrieved from http://www.babycenter.com/0_postpartum-sweating_11720.bc

[4] BabyCenter Medical Advisory Board (2013). "Postpartum urinary incontinence." Retrieved from http://www.babycenter.com/0_postpartum-urinary-incontinence_1152241.bc?page=1

[5] Bland (2009) Missouri Western State University. "The Effect of Birth Experience on Postpartum Depression". Retrieved from http://clearinghouse.missouriwestern.edu/manuscripts/59.php

[6] Berufsverband der Kinder- und Jugendärzte e.V. (2008). "Zu viel Wasser kann bei Säuglingen zu Krampfanfällen führen". https://www.kinderaerzte-im-netz.de/news-archiv/meldung/article/zu-viel-wasser-kann-bei-saeuglingen-zu-krampfanfaellen-fuehren/.

[7] U.S. National Library of Medicine (1998). "Alcohol versus natural drying for newborn care". Retrieved from https://www.ncbi.nlm.nih.gov/pubmed/9836156.

[8] American Pregnancy Association (2011). "Umbilical Cord Care." Retrieved from http://americanpregnancy.org/firstyearoflife/umbilicalcord.htm

[9] Bundesministerium der Justiz und für Verbraucherschutz. „Verordnung zur Ausführung des Personenstandsgesetzes (Personenstandsverordnung - PStV)
§ 33 Nachweise bei Anzeige der Geburt" Verfügbar unter https://www.gesetze-im-internet.de/pstv/__33.html

Kapitel 6

Handbuch für Väter[1]

Checkliste

<u>Wehen:</u> Ermutigen Sie häufige Toilettenbesuche. Bieten Sie regelmäßig etwas zu trinken an. Wenn die Mutter den Drang zum Stuhlgang verspürt, steht die Geburt kurz bevor.

<u>Geburt:</u> Helfen Sie der Mutter, eine gute Geburtsposition einzunehmen (aufrecht, im Stehen oder auf Händen und Knien). Animieren Sie sie nur zum Pressen, wenn sie den Drang dazu verspürt.

<u>Fruchtblase:</u> Wenn die Fruchtblase geplatzt ist, werden die Wehen wahrscheinlich innerhalb von 72 Stunden beginnen. Falls die Mutter bereits Wehen hat, kann das Platzen der Fruchtblase den Beginn der Geburt signalisieren, aber diese kann auch erst während der Geburt platzen.

<u>Nabelschnur:</u> Lassen Sie die Nabelschnur in Ruhe. Ziehen Sie niemals an der Nabelschnur. Warten Sie mit dem Durchtrennen der Nabelschnur, bis diese aufhört zu pulsieren.

<u>Während der Geburt:</u> Ziehen Sie niemals am Baby, egal in welcher Position es sich befindet. Falls die Schultern steckenbleiben (sehr selten), können Sie versuchen, das Baby zu drehen. Warten Sie zwei Kontraktionen nachdem der Kopf geboren ist, bevor Sie eingreifen. In den meisten Fällen löst sich das Problem von allein.

<u>Hand zuerst:</u> Das ist in Ordnung, wenn die Hand sich in der Nähe des Kopfes oder auf dem Kopf befindet. Es kann den Geburtsprozess verlängern, aber eine natürliche Geburt ist durchaus möglich.

Bestärken Sie die Mutter, eine für sie angenehme Position einzunehmen und weiterzumachen.

Wenn kein Kopf mit der Hand sichtbar wird, muss die Frau für einen Kaiserschnitt ins Krankenhaus transportiert werden. In dieser Situation ist es unmöglich, vaginal zu gebären.

Nabelschnur zuerst: Falls die Nabelschnur erscheint, bevor das Kind geboren ist und die Mutter den Drang zum Pressen hat, ermutigen Sie sie, so stark wie möglich zu pressen und ihr Kind schnellstmöglich zu gebären. Besteht kein Pressdrang, soll die Mutter auf die Knie gehen, mit dem Brustkorb auf den Boden, um den Druck von der Nabelschnur zu nehmen. In dieser Position muss sie sofort ins Krankenhaus transportiert werden. Die Nabelschnur kann vorsichtig in ein warmes, feuchtes Handtuch gewickelt werden.

Po oder Beine zuerst: Helfen Sie der Mutter in eine aufrechte Position und stützen Sie sie, wenn nötig. Fassen Sie das Kind NICHT an.

Baby atmet nicht: Falls das Baby weiß oder blau und bewegungslos ist und innerhalb einer Minute nicht von allein atmet, wischen Sie sein Gesicht sauber und beginnen Sie mit der Mund-zu-Mund-Beatmung.

Schock: Die Frau ist blass, schwach, schwitzt und hat Durst. Halten Sie sie kühl, auf ihrem Rücken und legen Sie ihre Beine hoch. Geben Sie ihr Wasser mit einem Teelöffel Salz zu trinken. Wenn sie viel Blut verloren hat, bringen Sie sie zügig ins Krankenhaus.

Übermäßige Blutung: Massieren Sie sanft die Gebärmutter, um den Austritt der Plazenta zu beschleunigen. Ist die Plazenta geboren, können Sie die Gebärmutter über die Bauchdecke mit beiden Händen komprimieren, bis die Blutung stoppt. Falls die Frau zusätzlich einen Schock erleidet, bringen Sie sie schnellstmöglich ins Krankenhaus.

Die Zeichen der Geburt erkennen

Obwohl es eine ganze Reihe von frühen Anzeichen für den Geburtsbeginn gibt, kann es für die Mutter und den Geburtsbegleiter eine Weile dauern, bis sie sicher sind, dass es sich um echte Wehen handelt. Anzeichen für eine bevorstehende Geburt sind:

- Wehen
- Rückenschmerzen
- leichte Blutungen/Verlust des Schleimpfropfens
- Durchfall
- Platzen der Fruchtblase

Unregelmäßige Wehen können als sogenannte Übungswehen schon einige Wochen vor der Geburt beginnen. Auch Rückenschmerzen und Durchfall können bereits mehrere Tage oder Wochen vor der Geburt auftreten. Es ist auch möglich, dass die Fruchtblase mehrere Stunden oder Tage vor der Geburt platzt.

Allerdings lassen sich regelmäßige, kräftige Wehen nicht allzu lang missverstehen. Um festzustellen, ob es sich um echte Wehen handelt, hilft es, herauszufinden, ob die Wehen regelmäßiger auftreten und intensiver werden. Manche Frauen fühlen bei den Wehen überhaupt keine Schmerzen, aber sie werden trotzdem merken, dass die Intensität und Regelmäßigkeit der Wehen zunimmt.

Obwohl die meisten Frauen erst zwischen 37 und 42 Schwangerschaftswochen gebären, kann eine Frau selten auch vorher Wehen bekommen. Zum Beispiel kann die Geburt schon wesentlich früher stattfinden, wenn die Frau Zwillinge bekommt. Je früher das Kind oder die Kinder geboren werden, desto wahrscheinlicher ist es, dass es oder sie nach der Geburt medizinische Hilfe benötigen.

Durch gute Beobachtung kann der Geburtsbegleiter herausfinden, wie weit die Geburt bereits fortgeschritten ist. Denn je näher das Ende der Geburt, desto anstrengender werden die Wehen für die Frau. Als

Geburtsbegleiter ist es Ihre Aufgabe, der Frau dabei zu helfen, ruhig zu bleiben und zu atmen. Die meisten Frauen sind problemlos in der Lage, ein Kind zu gebären und obwohl das Ganze sehr schmerzhaft sein kann, sind die Schmerzen ertragbar. Wenn sie meint, die Schmerzen nicht mehr auszuhalten, ist es sehr wahrscheinlich, dass die Geburt des Kindes kurz bevorsteht. Es hilft daher, sie daran zu erinnern, wie wunderbar sie die Geburt meistert und dass jede Wehe sie näher zu ihrem Baby bringt.

Geburtsvorbereitung

Wenn die Alleingeburt nicht geplant war, haben Sie vielleicht keine praktischen Vorbereitungen getroffen. Allerdings ist das kein großes Problem. Für eine Geburt braucht man nicht viel. Wenn Sie ein paar saubere Handtücher und ein Messer oder eine Schere zur Hand haben, dann haben Sie schon fast alles, was Sie brauchen.

Wenn es möglich ist, können Sie ein paar Handtücher anwärmen. Diese helfen dabei, das Baby nach der Geburt warmzuhalten. Je nach Temperatur und Jahreszeit können Sie auch für die Mutter eine Decke bereithalten, um sie nach der Geburt zu wärmen.

Falls Sie alte Decken finden, die Sie zum Schutz des Fußbodens ausbreiten können, wird das hinterher Anerkennung finden. Ansonsten kann man frische Blutflecken auch ganz gut mit kaltem Wasser auswaschen.

Während die Frau die Wehen meistert, können Sie herausfinden, wie Sie das Messer oder die Schere sterilisieren. Das brauchen Sie später, um die Nabelschnur zu durchtrennen. Übrigens ist dabei überhaupt keine Eile geboten. Im Gegenteil, je länger Sie mit dem Durchtrennen der Nabelschnur warten, desto besser.

Wenn sich die gebärende Frau draußen oder in einem Fahrzeug befindet, haben Sie sicherlich nichts bereit. Statt eines Handtuchs können Sie eine Decke oder ein Kleidungsstück verwenden. Wenn sonst nichts anderes vorhanden ist, müssen Sie eben Ihr eigenes

Oberteil hergeben, um das Baby warm zu halten. Natürlich ist es am besten, wenn das Baby gleichzeitig Haut an Haut im Arm der Mutter bleibt. Das hilft ihm, seine Körpertemperatur zu regulieren.

Falls das Baby unterwegs geboren wird (zum Beispiel auf dem Weg ins Krankenhaus), muss wahrscheinlich weiter nichts getan werden, bis Sie dort angekommen sind. Dann wird sich das Krankenhauspersonal um alles Weitere kümmern. Sorgen Sie nur dafür, dass Mutter und Baby es behaglich und warm haben.

Hilfe bei der Geburt

Generell braucht eine gebärende Frau wenig praktische Hilfe. Sie kann ganz allein gebären und tut es auch, egal ob Sie dabei sind oder nicht. Wenn es sich um eine Erstgebärende handelt, braucht sie eventuell vermehrt Bestätigung und emotionale Unterstützung.

Natürlich ist es gut, die werdende Mutter im Auge zu behalten. Wenn Sie allein gelassen werden möchte, können Sie diesem Wunsch ruhig nachkommen. Bleiben Sie einfach in der Nähe, damit Sie helfen können, wenn es notwendig ist.

Als Geburtsbegleiter können Sie die werdende Mutter daran erinnern, regelmäßig zu trinken und auf die Toilette zu gehen. Solange die Wehen noch nicht sehr intensiv sind, hat sie vielleicht auch Hunger. Gehen Sie auf ihre Wünsche umgehend ein. Es schadet auch nicht, regelmäßig etwas zu trinken anzubieten, ohne dass sie darum bitten muss.

Die werdende Mutter sollte regelmäßig auf die Toilette gehen, mindestens einmal pro Stunde, denn eine volle Blase kann die Geburt aufhalten. Außerdem hat der Toilettengang den Vorteil, dass dabei die Muskeln, die auch für die Geburt entspannen müssen, ganz zwanglos gelockert werden. In der Übergangsphase kann es für die Frau allerdings unangenehm sein, während der Wehen auf der Toilette zu sitzen.

Was passiert als Nächstes?

Es ist durchaus möglich, dass der Geburtsbegleiter wenig oder keine Erfahrung mit dem Geburtsvorgang hat. Daher hier ein kurzer Überblick über die drei verschiedenen Phasen der Geburt:

Erste Phase der Geburt

Die erste Phase der Geburt dauert am Längsten von allen drei Phasen. Daher wird sie oft nochmal in drei Abschnitte unterteilt: frühe Eröffnungsphase, späte Eröffnungsphase und die Übergangsphase. Während der ersten Phase erweitern die Kontraktionen der Gebärmutter den Muttermund auf zehn Zentimeter, zu welchem Zeitpunkt das Baby geboren werden kann. Als nicht-medizinischer Geburtsbegleiter brauchen Sie den Muttermund der Frau nicht zu untersuchen. Den Übergang von der einer Phase zur anderen werden Sie aber daran abschätzen können, wie heftig die Frau die Wehen erlebt.

Während der frühen Eröffnungsphase kann die Frau noch reden, herumlaufen und fast ohne Einschränkungen ihren täglichen Aktivitäten nachgehen. Wenn die Geburt in der Nacht beginnt, kann sie gern weiterschlafen. Ist Schlaf nicht mehr möglich, ist es besser, zu ruhen, als die Kräfte für nicht wirklich nötige Dinge zu vergeuden, wie Wäsche waschen oder das Haus saubermachen.

Wenn die Wehen tagsüber beginnen, kann die Frau tun, was immer ihr gut tut, zum Beispiel ein Buch lesen oder spazieren gehen. Anfangs sind die Wehen recht weit voneinander entfernt und nicht allzu schmerzhaft.

Die Abstände und Dauer der Wehen zu messen, kann einen Anhaltspunkt bieten. Wenn die späte Eröffnungsphase beginnt, verändert sich aber auch das Verhalten der Frau. Das ist in der Regel ein besseres Anzeichen für den Fortschritt der Geburt als die Messergebnisse der Stoppuhr.

Während der späten Eröffnungsphase nimmt die Intensität und Häufigkeit der Wehen zu. Die Frau wird sich bei jeder Wehe immer stärker auf ihre Atmung konzentrieren. Wenn Sie bemerken, dass sie sehr hektisch atmet, atmen Sie mit ihr langsam tief durch. Am Wichtigsten ist, dass Sie immer die Ruhe bewahren, auch wenn die Frau selbst nicht dazu in der Lage ist.

Während der Übergangsphase kann es sein, dass die Wehen sehr heftig und auch sehr schmerzhaft sind. Glücklicherweise dauert die Übergangsphase nicht so lange wie die frühe oder späte Eröffnungsphase. Falls die Frau jetzt weint oder aufgeben möchte, ist es Ihre Aufgabe als Geburtsbegleiter, ihr ruhig Mut zuzusprechen. Gerade wenn es am Schlimmsten scheint, ist es fast geschafft und der Drang zum Pressen und somit die Geburt des Kindes stehen bevor.

Bieten Sie ihr regelmäßig etwas zu trinken an. Reden Sie mit ihr, wenn sie das möchte. Manche Frauen sind gern allein, andere bevorzugen die Ablenkung durch Anwesende. Achten Sie genau darauf, was sie jetzt möchte. Nehmen Sie es nicht persönlich, wenn sie nicht nett zu Ihnen ist. Eine Geburt ist anstrengend und unter Umständen auch sehr schmerzhaft. Da bleibt nicht immer Kraft für Höflichkeit.

Zweite Phase der Geburt

Während der zweiten Phase der Geburt wird das Baby geboren. Das dauert normalerweise nicht sehr lange, vor allen Dingen, wenn man es mit der Dauer der ersten Phase vergleicht. Am Ende der Übergangsphase wird die Frau einen unwiderstehlichen Drang zu Pressen verspüren. Allerdings haben nicht alle Frauen diesen Pressdrang. Nichtsdestotrotz arbeitet die Gebärmutter daran, das Kind auf die Welt zu bringen.

Ist kein ausgebildeter Geburtshelfer anwesend, sollten Sie der Frau das Ruder überlassen. Sie können sie dazu ermutigen, sich eine gute Position zu suchen, zum Beispiel stehend, hockend oder auf Händen und Knien. Die werdende Mutter sollte keinesfalls auf dem Rücken liegen, denn dann muss sie gegen die Schwerkraft gebären.

Falls die Frau Pressdrang verspürt, soll sie ihm folgen. Normalerweise braucht es mehrere Presswehen, bis das Baby geboren ist. Diese Phase dauert beim ersten Baby länger als bei einer zweiten oder einer späteren Geburt.

Wenn das Baby geboren ist, können Sie es in die Arme seiner Mutter legen und beide mit einem warmen Handtuch oder einer Decke zudecken. Notieren sie die Geburtszeit, wenn möglich. Das wird hinterher sicherlich von Interesse sein. Das Wichtigste aber ist, sicherzustellen, dass es Mutter und Baby gut geht.

Dritte Phase der Geburt

Während der dritten Phase der Geburt wird die Plazenta geboren. Das ist für die Frau weder schmerzhaft noch schwierig. Sobald das Kind da ist, sind sämtliche Schmerzen wie weggeblasen. Mit der Geburt der Plazenta tritt eine Blutung auf, die aber nicht anhaltend stark sein sollte. Achten Sie auf jeden Fall weiterhin auf die Mutter. Wenn sie sich schwindlig oder benommen fühlt, dann kann das ein Zeichen von zu hohem Blutverlust sein.

Obwohl es wichtig ist, dass die Plazenta in einem Stück geboren wird, ist jetzt keine Eile geboten. Ziehen Sie niemals an der Nabelschnur. Wenn seit der Geburt des Kindes schon mehr als ein oder zwei Stunden verstrichen sind, können ein paar einfache Tricks die Plazentageburt erleichtern. Oft ruht die gelöste Plazenta bereits in der Vagina. In so einem Fall braucht sich die Frau nur zu bewegen oder ein bisschen anzudrücken und schon ist die Plazenta da. Die Mutter kann auch ihr Baby stillen, denn das Saugen an der Brust regt die Nachwehen an, was der Geburt der Plazenta auf die Sprünge hilft.

Zusammenfassung

Bei den Wehen unterstützen

1. Erinnern Sie die Fraum regelmäßig auf die Toilette zu gehen.
2. Bieten Sie der Frau immer wieder etwas zu trinken an. Wenn Sie einen Strohhalm haben, dann können Sie das Getränk für sie halten.
3. Wenn die Frau aufgeben will, reden Sie ihr gut zu.
4. Wenn die Frau wirklich leidet, ermöglichen Sie ihr, in die Badewanne oder Dusche zu steigen. Stellen Sie sicher, dass sie nicht ausrutschen kann und helfen Sie ihr, wenn nötig, sich hinzusetzen.
5. Sie können mit der Frau unter den Wehen reden, aber akzeptieren Sie, wenn sie in Ruhe gelassen werden will.
6. Wenn es passend erscheint, bieten Sie der Frau eine Massage oder anderen körperlichen Kontakt an. Manche Frauen brauchen das, andere wollen lieber nicht angefasst werden.

Bei der Geburt unterstützen

1. Ermutigen Sie die Frau, eine für die Geburt günstige Position einzunehmen. Lassen Sie sie nicht auf dem Rücken liegen.
2. Ziehen Sie niemals an der Nabelschnur.
3. Lassen Sie sie ruhig schreien, wenn sie das möchte (manche Frauen schreien bei der Geburt, andere nicht). Machen Sie sich um die Nachbarn keine Gedanken.
4. Bereiten Sie die warmen Handtücher vor, wenn die Frau schon aktiv beim Pressen ist.
5. Achten Sie darauf, dass das Baby entweder aufgefangen wird oder sanft und sicher landet.
6. Helfen Sie der Mutter wenn nötig dabei, ihr Baby hochzunehmen und halten Sie beide mit Handtüchern und Decken warm.

Das Baby untersuchen

1. Das Baby muss, innerhalb der ersten Minute nach der Geburt, zu atmen beginnen. Sie können vorsichtig seinen Rücken rubbeln, um die Atmung zu unterstützen. Mund und Nase abzusaugen ist nicht notwendig. Wenn das Baby nicht gleich von allein atmet, verändern Sie seine Position, so dass sein Kopf etwas niedriger als sein Körper ist. Rubbeln Sie ihm den Rücken und massieren Sie seine Füße, um es zum Atmen zu animieren. Wenn das Baby Startschwierigkeiten hat, kann man es auf den Bauch legen, mit dem Kopf zur Seite, damit eventueller Schleim abläuft. Als letzte Möglichkeit muss Mund-zu-Mund-Beatmung durchgeführt werden.
2. Das Baby sollte innerhalb von ein paar Minuten rosig werden.
3. Anfangs braucht das Baby außer Wärme und Liebe erst einmal gar nichts.

Die Mutter untersuchen

1. Behalten Sie auch nach der Geburt die Mutter im Blick. Wenn Sie Schwindel, Schock, extremen Blutverlust oder andere ernste Probleme bei ihr bemerken, rufen Sie den Notarzt.
2. Wenn das Kind geboren ist, sind alle Schmerzen für die Mutter erst einmal verschwunden. Wahrscheinlich fühlt sie sich erleichtert, emotional und glücklich. Lassen Sie sie Ihr Baby halten und stören Sie diese erste Kennenlernphase nicht durch unnötigen Aktivismus. Aufräumen kann man später immer noch.

Die Nabelschnur und die Plazenta

1. Es besteht keine Eile, die Nabelschnur zu durchtrennen. Zerschneiden Sie diese erst, wenn sie nicht mehr pulsiert.
2. Es besteht auch keine Eile, die Plazenta zu gebären. Erlauben Sie Mutter und Kind, sich kennenzulernen, lassen Sie die Mutter ihr Kind stillen und die Plazenta wird nicht lange auf sich warten lassen.

3. Wenn die Plazenta nach einer Stunde noch nicht erschienen ist, dann können Sie die Frau dazu animieren, ihre Position zu wechseln. Sie kann versuchen zu pressen, aber niemand außer der Frau selbst sollte an der Nabelschnur ziehen. Stillen hilft ebenfalls, weil dadurch Oxytocin produziert wird, welches die Nachwehen anregt.
4. Wenn Sie die Plazenta nicht behalten wollen, dann entsorgen Sie diese einfach.
5. Wenn die Nabelschnur aufhört, zu pulsieren, kann sie zertrennt werden, aber dabei ist keine Eile geboten.
6. Die Plazenta sollte in einem Stück geboren werden und vollständig sein.

Die ersten Tage nach der Geburt

1. Es ist wichtig, dass das Baby regelmäßig gestillt wird. Selbst in den zwei Tagen bis zum Milcheinschuss bekommt das Baby reichlich Nährstoffe über die Vormilch. Wenn das Baby regelmäßig die Windeln nass macht, können Sie sicher sein, dass es auch genug zu essen bekommt.
2. Die Mutter wird nach der Geburt Nachwehen haben. Das ist ganz normal. Die Gebärmutter verkleinert sich wieder und das kann auch recht unangenehm sein, vor allem bei der zweiten oder nachfolgenden Geburt. Die Nachwehen treten verstärkt während des Stillens auf. Ein Wärmekissen, Massage, Positionswechsel und Ibuprofen können die Schmerzen lindern.
3. Falls Sie das noch nicht getan haben, erkundigen Sie sich, wie Sie für das Kind eine Geburtsurkunde erhalten können.

Was tun bei Komplikationen

Wann medizinische Hilfe notwendig ist:

- starke Bauchschmerzen, die keine Wehen sind
- hoher Blutverlust der Mutter

- Nabelschnurvorfall (die Nabelschnur erscheint zuerst, ohne dass das Baby in Sicht ist)
- Fieber
- zurückgebliebene Plazentareste in der Gebärmutter
- Fehlbildungen des Neugeborenen

Im Zweifelsfall: Abwarten und nichts tun

Der wichtigste Rat für den Geburtsbegleiter ist, einfach nichts zu tun. Mit höchster Wahrscheinlichkeit verläuft die Geburt ganz ohne Ihre Hilfe problemlos ab. Tatsächlich können Sie sogar Probleme verursachen, wenn Sie unnötig eingreifen. Natürlich kann der Geburtsbegleiter auch einen positiven Einfluss auf den Ausgang der Geburt haben.

Baby in Beckenendlage

Wenn Verdacht auf Beckenendlage besteht (das Baby also mit dem Po zuerst kommt), bleiben Sie entspannt. Es ist ziemlich wahrscheinlich, dass auch hier alles gut geht. Wichtig ist, dass die Frau sich in einer guten Position befindet, am Besten im Stehen oder auf allen Vieren. Die richtige Position hilft ihr, das Kind sicher auf die Welt zu bringen. Bei einem Baby in Beckenendlage wird der Kopf als Letztes geboren. Was immer Sie auch tun, ziehen Sie niemals an dem Baby! Sie können es verletzen und sogar seinen Tod verursachen.

Wenn der Körper des Babys geboren ist, warten Sie vielleicht ungeduldig darauf, dass der Kopf folgt. Ziehen Sie nicht an seinem Kopf und versuchen Sie auch nicht, ihn anderweitig herauszubekommen. Wenn das Baby auf diese Weise stecken bleibt, hilft oft ein Positionswechsel der Frau, das Problem zu lösen. Wenn das nicht funktioniert, müssen Sie Hilfe holen.

Wenn die Schultern bei der Geburt steckenbleiben

Die meisten Babys kommen mit dem Kopf voran zur Welt. Ist der Kopf des Babys draußen und der restliche Körper kommt in den nächsten zwei Wehen nicht hinterher, haben die Schultern wahrscheinlich ihre Drehung verpasst und stecken über dem Beckenknochen fest. Zu diesem Zeitpunkt sollten Sie der Mutter helfen, ihre Position zu verändern. Das allein reicht meist, damit das Baby geboren werden kann. Als letzte Möglichkeit können Sie versuchen das Baby zu drehen, indem Sie den hinteren Arm drehen, wobei sich der vordere mit dreht. Sie müssen mit diesem Manöver sehr vorsichtig sein, um weder dem Baby noch der Mutter wehzutun.

Nabelschnur um den Hals des Babys

Es passiert ziemlich oft, dass sich die Nabelschnur um den Hals des Babys wickelt, manchmal mehr als einmal und oft sogar ziemlich eng. Das ist normalerweise kein Grund zur Sorge. Sobald das Baby geboren ist, kann die Schnur ohne Bedenken abgewickelt werden, ohne dass es dem Baby deswegen Probleme bereitet.

Wenn die Hand zuerst kommt

Obwohl es nicht üblich ist, ist es durchaus möglich, dass sich die Hand des Babys auf oder in der Nähe des Kopfes befindet. Babys können in diesem Fall vaginal auf die Welt kommen und es gibt keinen Grund zur Panik. Obwohl einige Hebammen die Hand beim Kopf des Kindes durch den Bauch fühlen können, wird auf diese Variation eher nicht achtgegeben. Bei einer Ultraschalluntersuchung würde man das schnell entdecken.

Wenn die Hand des Kindes bei oder auf dem Kopf ist, kann es sein, dass der Geburtsprozess länger dauert als erwartet. Sprechen Sie der Mutter Mut zu und bieten Sie ihr ausreichend Essen und Trinken an.

Wenn Sie die Hand des Babys an der Scheide sehen, ohne dass der Kopf folgt, bedeutet das, dass das Kind in dieser Lage nicht vaginal geboren werden kann. In diesem Fall befindet sich das Baby in der seltenen Querlage. Diese geburtsunmögliche Lage kommt häufiger vor, wenn es sich um eine Schwangerschaft mit Mehrlingen handelt oder wenn die Plazenta unten in der Gebärmutter liegt.

Wenn sich das Baby in Querlage befindet, müssen Sie Hilfe rufen oder die Frau schnellstmöglich ins Krankenhaus bringen. Das Baby kann jetzt nur mit einem Kaiserschnitt geholt werden. Ist die Position des Babys vor dem Geburtsbeginn bekannt, kann man dem Baby mit bestimmten Übungen in die richtige Lage verhelfen. Es besteht auch die Möglichkeit, das Kind von einem erfahrenen Arzt oder einer erfahrenen Hebamme drehen zu lassen.

Wenn die Nabelschnur zuerst kommt

Wenn lediglich die Nabelschnur aus der Scheide fällt, sollte man sie lose in ein warmes, feuchtes Handtuch einwickeln. Dieser sogenannte Nabelschnurvorfall tritt sehr selten auf, ist aber ein Notfall. Falls die Frau gleichzeitig den Drang zum Pressen verspürt, sollte sie so schnell und stark wie möglich pressen. Wenn sie keinen Pressdrang hat, dann müssen Sie sie sofort ins Krankenhaus bringen.

Die Nabelschnur ist die einzige Sauerstoffquelle für das Baby. Man sollte nicht daran ziehen und sie nicht abdrücken. Um das Baby vor Sauerstoffmangel zu schützen, bitten Sie die Frau, auf die Knie zu gehen und ihren Oberkörper auf den Boden zu legen. Dadurch wird Druck von der Nabelschnur genommen. In dieser Position muss sie sofort ins Krankenhaus transportiert werden.

Wenn das Gesicht zuerst kommt

Die meisten Positionen, in denen der Kopf zuerst geboren wird, bieten keine allzu großen Schwierigkeiten bei der Geburt. Selten wird das Baby mit dem Gesicht zuerst geboren. In diesem Fall verspürt die Mutter vielleicht starke Wehen im Rücken. Allerdings kann das auch auf andere Schwierigkeiten bei der Kopfeinstellung hindeuten. Bis das Kind auf die Welt kommt, lässt sich schwer vorhersagen, wie genau der Kopf sich ins Becken eingestellt hat. Nach der Geburt kann es sein, dass das Gesicht des Kindes angeschwollen aussieht. Das sollte sich innerhalb weniger Stunden bessern.

Dem Baby beim Atmen helfen

In manchen Fällen braucht ein Baby nach der Geburt ein wenig Hilfe beim Atmen. Obwohl die meisten Neugeborenen von allein anfangen, zu atmen und zu weinen, tun es manche eben nicht sofort. Sie können anfangs sein Gesicht mit einem sauberen Tuch abwischen, um den Schleim zu entfernen und die Atemwege freizumachen.

Wenn das nicht reicht, legen Sie das Kind auf den Bauch, so dass es mit dem Kopf zur Seite schaut. Dadurch kann etwaiger Schleim gut abfließen. Seine Füße liegen in dieser Position etwas höher als sein Kopf. Rubbeln Sie ihm sanft den Rücken und massieren seine Füße, um es zum Atmen zu animieren.

Gehen Sie unbedingt sanft mit dem Neugeborenen um! Sie können notfalls auch Mund-zu-Mund-Beatmung beginnen, bis das Baby zu atmen beginnt. Selten kann es notwendig werden, eine Herz-Lungen-Reanimation durchführen. Dafür muss der Säugling auf einer flachen, festen Unterlage auf dem Rücken liegen. Sie brauchen zwei oder drei Finger, um den Brustkorb zu komprimieren (30 Kompressionen). Diese machen Sie im Wechsel mit zweimal Mund-zu-Mund-Beatmung, bei denen Ihr Mund sowohl Babys Nase als auch Mund bedeckt. Das muss so lange gemacht werden, bis das Baby von allein atmet oder das Rettungspersonal übernimmt.

Mit höchster Wahrscheinlichkeit wird keine Herz-Lungen-Reanimation notwendig sein. Die allermeisten Säuglinge atmen unmittelbar nach der Geburt von allein. Und ein gesundes, reifgeborenes Baby wird sehr bald zu atmen anfangen.

Das Frühchen

Wenn ein Baby zu früh geboren wird (vor 37 Wochen), kann es nicht nur mit der Atmung Schwierigkeiten haben, sondern es kann oft seine Körpertemperatur noch nicht selbstständig regulieren und halten. Um das Baby warm zu halten ist die Körperwärme der Mutter durch Hautkontakt am besten geeignet. Breiten Sie eine Decke über beide.

Wird das Baby deutlich zu früh geboren, können weitere gesundheitliche Probleme dazukommen. Es ist daher wichtig, das Neugeborene zu beobachten und wenn nötig, medizinische Hilfe zu holen.

Zwillinge

Zwillinge kommen genauso auf die Welt wie ein einzelnes Baby. Beide können mit dem Kopf zuerst geboren werden. Es kann eins in Schädellage und eins in Beckenendlage liegen. Oder beide Kinder kommen in Beckenendlage auf die Welt. Zwillinge werden in der Regel etwas früher geboren. Kommen sie sehr früh auf die Welt, braucht eines oder beide häufig medizinische Versorgung.

Nur selten weiß eine Frau zu Wehenbeginn nicht, dass sie mit Zwillingen schwanger ist. Der Ultraschall entdeckt Zwillingsschwangerschaften heutzutage schon sehr früh. Auch ohne Ultraschall fällt meist auf, dass der Bauch deutlich größer ist, als bei einer Schwangerschaft mit einem Kind. Zwillinge sind mit 37 Wochen voll entwickelt, die Geburt kann aber schon deutlich eher stattfinden. Wenn Zwillinge zwischen 32 und 34 Schwangerschaftswochen geboren werden, haben sie ausgezeichnete Überlebenschancen. Es ist aber möglich, dass sie Unterstützung beim Atmen brauchen, weil ihre Lungen noch nicht vollständig ausgereift sind.[2]

Blutverlust

Sehr selten kann bei der Mutter, noch vor der Geburt, eine außerordentlich starke Blutung auftreten. Die Ursache ist meist eine zu frühe Trennung der Plazenta von der Gebärmutterwand. Bei starken Blutungen vor der Geburt sollte man so schnell wie möglich ins Krankenhaus fahren. Hoher Blutverlust nach der Geburt kommt etwas öfter vor als Blutverlust vor der Geburt. Trotzdem ist ein hoher Blutverlust selten und eher ein Ausnahmefall.

Im Fall einer nachgeburtlichen starken Blutung ist es besonders wichtig, dass die Plazenta geboren wird (falls sie das noch nicht ist).

Manchmal kann es einige Zeit dauern, bis die Plazenta kommt. Wenn es aufgrund einer Blutung notwendig ist, können Sie diesen Prozess beschleunigen, indem Sie die Gebärmutter der Frau durch ihren Bauch von außen sanft massieren. Wenn die Gebärmutter sich verhärtet, können Sie sanften Druck nach unten ausüben, um die Geburt der Plazenta zu unterstützen. Der Druck darf sich nicht zu schmerzhaft für die Frau anfühlen. Ist die Plazenta geboren, können verschiedene Hilfsmittel das Zusammenziehen der Gebärmutter unterstützen. Dazu gehören zum Beispiel Hirtentäschel, ein Stück Plazenta unter die Zunge legen, Stillen oder Oxytocin als Nasenspray. Hilft alles nichts, komprimieren Sie die Gebärmutter mit beiden Händen über die Bauchdecke, bis die Blutung aufhört. Das kann manchmal eine Zeit dauern, ist aber sehr effektiv. Dafür sollte die Plazenta aber unbedingt geboren sein.

Mit Blutverlust umgehen

Es ist ganz natürlich, dass die Frau nach der Geburt Blut verliert. Und obwohl es so aussehen kann, als ob der Blutverlust sehr groß ist, hört diese starke Blutung ziemlich schnell auf. Normalerweise beträgt der Blutverlust bei einer natürlichen Geburt weniger als 500ml. Beachten Sie, dass der Blutverlust bei einer Wassergeburt deutlich größer erscheinen kann, als er in Wirklichkeit ist.

Wenn Sie nicht in der Lage sind, die Menge des Blutverlustes einzuschätzen, beobachten Sie die Mutter und erkundigen Sie sich, wie es ihr geht. Bei Anzeichen von Schock (mehr dazu gleich) kann eine Behandlung im Krankenhaus notwendig sein. Wichtig ist in dem Moment vor allem, dass die Blutung zum Stillstand kommt.

Behandlung bei Schock

Eine Frau, die viel Blut verliert, wird neben dem hohen Blutverlust auch andere Symptome aufweisen. Sie wird sich im sogenannten Schockzustand befinden. Ihre Haut ist kaltschweißig und blass. Sie atmet schwer oder ist unheimlich durstig und schwach. Beim Aufstehen wird ihr schwarz vor Augen und sie kann in Ohnmacht fallen. Sorgen Sie dafür, dass die Frau liegenbleibt. Am besten lagern Sie ihre Füße hoch. Eine nachgeburtliche starke Blutung, vor allem wenn sie nicht zum Stillstand kommt, muss als Notfall behandelt werden. Dann ist es sehr wichtig, die Frau so schnell wie möglich ins Krankenhaus zu bringen.

Fehlgeburt

Eine Fehlgeburt findet meistens am Anfang der Schwangerschaft statt. In diesem Fall gibt es nichts, was der Geburtsbegleiter tun kann. Die Frau wird in diesem Fall mehrere Tage lang bluten und Blutgerinnsel ausscheiden. Wenn die Blutung zu stark ist, muss sie im Krankenhaus behandelt werden. Aber in den meisten Fällen kann eine Fehlgeburt ohne medizinische Hilfe stattfinden.

---

[1] White, Gregory J., MD, "Emergency Childbirth: A Manual"

[2] What to Expect (n.d.). "Your Tentative Timetable" Retrieved from http://www.whattoexpect.com/pregnancy/twins-and-multiples/giving-birth/your-tentative-timetable.aspx

Letzte Worte

Ich hoffe, dieses Buch hat einige Ihrer Fragen zum Thema Alleingeburt beantwortet. Natürlich gibt es andere hilfreiche Lektüre zum Thema. Einige davon finden Sie in der Literaturliste am Ende dieses Buches.

Meine Alleingeburten waren sowohl einzigartig als auch lebensverändernd. Es hat mich innerlich stark gemacht, meine Schwangerschaften und Geburten in die eigenen Hände zu nehmen. Meine zweite und dritte Alleingeburt habe ich sogar noch mehr genossen, weil ich da bereits gelernt hatte, Vertrauen in mich selbst zu haben.

Schreiben Sie mir gern, wenn Sie Ihr Geburtserlebnis oder Ihre Pläne für eine Alleingeburt mit mir teilen möchten. Auch Fragen zum Buch können Sie mir gern an folgende E-Mail-Adresse schicken: email@anitaevensen.com

Schauen Sie auch auf meiner Webseite mit mehr Informationen zum Thema Schwangerschaft und Geburt vorbei:

www.diegeplanteAlleingeburt.de

Wie hat Ihnen dieses Buch gefallen?

Über eine Rezension/Bewertung
würde ich mich sehr freuen!

Ich wünsche Ihnen eine schöne Geburtsreise!

Meine persönlichen Erfahrungen mit Schwangerschaft und Geburt

Erstes Kind
(Geburt im Krankenhaus mit Arzt)

Meine erste Tochter kam ganz „normal" 2005 in einem Krankenhaus zur Welt. Während der Schwangerschaft ging ich regelmäßig zur Schwangerschaftsvorsorge. Die einzige Behandlung, die ich verweigerte, war die Grippeschutzimpfung. Ansonsten tat ich, was der Arzt anordnete. Ich nahm viel an Gewicht zu, aber anscheinend wuchs das Baby nicht genug. Nachdem wiederholte Ultraschalluntersuchungen zeigten, dass das Baby nicht wie erwartet wuchs, musste ich zweimal pro Woche zum Arzt. Bei jedem Besuch wurde ein CTG geschrieben.

Der Arzt wollte die Geburt in der 37. Schwangerschaftswoche einleiten – wenn bei den Untersuchungen weiterhin alles in Ordnung blieb. Er sagte mir, dass mein Baby einfach nicht genug wuchs und dass es außerhalb der Gebärmutter besser wachsen würde. Die ständigen Arzttermine machten mir Sorgen. Ansonsten empfahl der Arzt mir lediglich, Nahrungsergänzungsmittel einzunehmen. Aber diese Getränke halfen nur mir bei der Gewichtszunahme, nicht meinem Kind.

Ein weiterer Stressfaktor bei dieser Schwangerschaft war die Tatsache, dass mein Mann nicht zu Hause war. Zu der Zeit war er in der US-Navy auf einem U-Boot tätig. Er war auf See und wäre zu dem errechneten Geburtstermin wieder zu Hause gewesen. Allerdings konnte unser Baby nicht so lange warten. Er bekam sie erst zu sehen, als sie bereits eine Woche alt war, denn nach 36 Wochen und 2 Tagen platzte meine Fruchtblase.

Zu dem Zeitpunkt wusste ich nicht, dass die Fruchtblase geplatzt war. Ich bemerkte ein langsames, konstantes Tropfen und in meiner Unwissenheit hielt ich es für Urin. Zwei Tage später musste ich wieder zum Arzt, um erneut ans CTG angeschlossen zu werden. Während eines Ultraschalls stellte der Arzt fest, dass der Fruchtwasserstand zu niedrig war. Dann erzählte ich ihm, dass ich seit zwei Tagen Urinfluss bemerkt hatte, aber er wusste sofort, dass es sich dabei um Fruchtwasser handelte. Daher wurde ich nach 36 Wochen und 4 Tagen zur Geburtseinleitung ins Krankenhaus geschickt. Ich war sowohl im Wartezimmer als auch während der gesamten Geburt ziemlich unter Schock. Ein Teil von mir glaubte, dass mein Mann jederzeit auftauchen würde, denn ich war seelisch überhaupt nicht auf die Geburt unseres Kindes vorbereitet.

Mein Muttermund wurde nicht noch einmal untersucht, da meine Fruchtblase bereits geplatzt war. Ich kam an den Wehentropf und die Wehen fingen sofort an. Schließlich wurde mir ungefähr 30 Minuten vor der Geburt des Kindes eine PDA gesetzt. Ich war nicht allein bei der Geburt. Eine meiner Freundinnen und meine Schwiegermutter standen mir zur Seite, allerdings dachte keine der beiden, dass eine PDA etwas Schlimmes wäre.

Dafür, dass es mein erstes Kind war, war die Geburt ziemlich schnell vorbei. Nachdem ich ohne eine einzige Wehe im Krankenhaus eintraf, dauerte es nur drei oder vier Stunden, bis meine Tochter auf die Welt kam. Der Arzt hatte kaum Zeit, seine Handschuhe anzuziehen, um das Baby zu fangen. Baby Melanie wog 1.814g – was ziemlich wenig war, selbst wenn man bedenkt, dass sie etwas zu früh kam. Die Krankenschwestern nahmen sie sofort, um sie zu wiegen, während mein Dammriss genäht wurde. Wenn ich jetzt daran zurückdenke, kann ich es kaum glauben, dass bei so einem kleinen Kind ein

Dammriss entstand. Aber zu dem Zeitpunkt fiel mir nicht auf, dass das nicht normal war. Nachdem mein Baby untersucht, gepiekt, gesäubert, angezogen und in eine Decke gewickelt wurde, durfte ich sie halten.

Obwohl ich kaum wusste, was ich tat, hatten wir mit dem Stillen keine Probleme. Melanie bekam gegen meine Anweisungen sogar einen Nuckel von den Krankenschwestern. Mir wurde gesagt, dass sie mit der Flasche zugefüttert werden muss, weil sie so klein war. In den ersten Tagen ihres Lebens schaffte meine Tochter den Sprung von der Flasche zur Brust ohne Probleme. Zusätzlich hatte sie aber Gelbsucht und wurde mit Lichttherapie behandelt.

Es fehlt mir immer noch, dass ich bei ihr keine ungestörte Geburt hatte. Ich wünschte, es wäre anders abgelaufen. Glücklicherweise hatten wir eine wundervolle Stillzeit. Sie wurde das ganze erste Lebensjahr gestillt. Und obwohl es einige Wochen dauerte, bis ich mich mit ihr verbunden fühlte, liebe ich sie wie jede Mutter ihr Kind liebt.

Ich war von dieser Geburt enttäuscht. Ich hatte die PDA eigentlich nicht gewollt. Der Dammriss und die daraus resultierende Naht störten mich erst viel später. Wenn ich darauf zurückblicke, überrascht mich der Dammriss aber überhaupt nicht. Schließlich lag ich auf dem Rücken und meine untere Körperhälfte war durch die PDA halb betäubt. Daher wusste ich gar nicht, wie viel Druck ich beim Pressen auf meinen Damm ausübte.

Vielleicht musste ich aber so eine Geburt erleben, um es beim nächsten Mal anders zu machen.

Zweites Kind
(Geburtshaus mit Hebamme)

Während meiner zweiten Schwangerschaft war ich bei vier verschiedenen Geburtshelfern in Betreuung. Anfangs ging ich zu dem gleichen Arzt, bei dem ich mein erstes Kind bekommen hatte. Aber dann zogen wir um. Mein Mann war immer noch in der Navy. Seine neue Station hatte ein Militärkrankenhaus auf der Basis, zu welchem ich gehen musste. Die Horrorgeschichten, die von den Mitarbeitern meines Mannes und anderen weitergegeben wurden, eilten dem schlechten Ruf des Krankenhauses voraus. Und obwohl ich in dieses Krankenhaus zum Ultraschall ging, entschied ich mich bereits nach einem Termin, den Arzt noch einmal zu wechseln.

Danach ging ich auf Empfehlung einer Freundin zu einem zivilen Arzt. Er stufte mich sofort als Risiko-Schwangere ein, weil mein erstes Kind zu früh und zu klein auf die Welt gekommen war. Er empfahl von Anfang an ständige Ultraschalluntersuchungen. Ich fühlte mich bei ihm nicht wohl und traute mich nicht, Fragen zu stellen. Ich traute ihm auch nicht zu, dass er die Finger von Interventionen lassen würde. Als ich über seine medizinische Einstellung nachdachte, fing ich an, alles zum Thema natürliche Geburt zu lesen. Das war schließlich immer noch etwas, was ich unbedingt wollte. Anfangs war mein Mann sehr skeptisch bei dem Gedanken an eine Geburt außerhalb des Krankenhauses. Allerdings konnte ich ihn im Laufe der Zeit überzeugen, indem ich ihm erklärte, wie sehr die moderne Medizin den Prozess der natürlichen Geburt erschwert.

Schließlich fand ich ein Geburtshaus mit zwei wundervollen Hebammen. Ich war sehr beeindruckt, wie viel Zeit sie mit mir während der Vorsorgetermine verbrachten. Mir gefiel auch, dass sie mir die Möglichkeit gaben, verschiedene medizinische Eingriffe lange vor dem Geburtstermin abzulehnen, wie zum Beispiel die Augentropfen und die Vitamin-K-Prophylaxe. Diese werden nämlich in den USA im Krankenhaus standardgemäß durchgeführt, ohne Einwilligung der Eltern.

Als mein Geburtstermin überschritten war, fing ich an, nervös zu werden. Die Hebammen versuchten, mich zu beruhigen und versicherten mir, dass Frauen sehr selten länger als 42 Wochen schwanger sind. Allerdings würde ich nach 42 Wochen zur Geburt ins Krankenhaus gehen müssen. Ich wollte aber auf keinen Fall ins Krankenhaus. Daher entschied ich mich acht Tage nach dem

Geburtstermin für die Eipollösung. Zwei Tage später wachte ich mit Wehen auf. Ich lief den ganzen Morgen in der Wohnung auf und ab und rief schließlich die Hebammen an. Eine von ihnen traf mich im Geburtshaus zur Untersuchung. Mein Mann fuhr mich hin, nachdem wir unsere Tochter bei unserem Babysitter ablieferten.

Baby Rebecca wurde in der Badewanne im Geburtshaus geboren, zehn Tage nach ihrem Geburtstermin. Meine Hebamme fing sie auf und legte sie sofort auf meine Brust. Es war ein wundervolles Gefühl, das neugeborene Baby auf meiner Haut zu spüren. Nach einer Weile stieg ich aus der Wanne und kletterte ins Bett. Im Rückblick erinnere ich mich daran, dass meine Hebamme leicht an der Nabelschnur zog, um die Plazenta herauszuziehen. Jetzt weiß ich, dass sie das nicht hätte tun sollen, denn die Plazenta hätte dabei reißen können. Nachdem die Plazenta da war, nähte die Hebamme meinen Dammriss. Ich kann mich noch daran erinnern, dass die Nadel wehtat, denn es war nicht möglich, die gesamte Gegend zu betäuben.

Ungefähr zwei Stunden nach der Geburt fuhr mein Mann mich und unsere neugeborene Tochter nach Hause. Mir ging es viel besser als nach der ersten Geburt. Nach der Geburt im Krankenhaus fühlte ich mich tagelang schwach. Ich verließ das Krankenhaus erst nach fünf Tagen – im Rollstuhl. Daher war ich erstaunt, dass ich sofort nach der Geburt im Geburtshaus in der Lage war, herumzulaufen und normalen Aktivitäten nachzugehen. Unsere Tochter wog 3.742g und war damit mehr als doppelt so schwer wie unser erstes Kind.

Mit der hebammenbegleiteten Geburt im Geburtshaus eröffnete sich mir eine ganz neue Perspektive. Ich konnte die Wehen und auch die Schmerzen beim Pressen gut aushalten. Ich schwebte wochenlang nach der Geburt auf Wolke sieben. Ich hatte das Gefühl, die Kontrolle über meine Geburt zu haben, obwohl das nicht ganz stimmte. Meine Hebamme und eine Auszubildende sagten mir, wann ich pressen sollte. Und obwohl sie wussten, dass ich das Kind ohne medizinische Interventionen gebären konnte, glaubten sie nicht, dass ich das auch ohne ihre Hilfe tun könnte. Und zu diesem Zeitpunkt war ich dazu wahrscheinlich auch noch nicht bereit.

Dritte Schwangerschaft (Fehlgeburt)

Zu Beginn dieser Schwangerschaft arbeitete ich in einem stressigen Job, welcher aufgrund von Veränderungen in der Firma erst kürzlich so stressig geworden war. Ich fing an, Cola zu trinken, hörte damit aber auf, sobald ich von der Schwangerschaft erfuhr. Allerdings kämpfte ich für den Rest der Schwangerschaft mit Kopfschmerzen. Ich hatte für diese Schwangerschaft eine andere Hebamme, da wir in einen anderen Bundesstaat umgezogen waren. Bei dem Termin nach sechs Wochen war es noch zu früh, einen Herzschlag zu finden. Ich hatte die ganze Zeit leichte Blutungen und machte mir deswegen Sorgen. Die Hebamme sagte mir, dass man aber nicht viel mehr tun konnte, als abzuwarten. Den stressigen Job kündigte ich in der Zwischenzeit. Nach neun Wochen erwachte ich mit starken Krämpfen und dann schied ich die ganze Nacht lang Blutgerinnsel aus. Die Hebamme bestätigte mir am Telefon, was ich bereits wusste: Dieses Kind würde das Licht der Welt nicht erblicken. Mein Körper hatte keine Probleme, die Spuren verschwinden zu lassen. Krämpfe und Blutungen waren die einzigen Symptome. Ich habe mich während der Fehlgeburt und hinterher nicht untersuchen lassen. Ich sah keine Notwendigkeit und meine Hebamme stimmte mir (telefonisch) zu.

Der emotionale Prozess war schwierig. Ich weinte sehr viel und war lange unglücklich. Als ich meine Periode wiederbekam, kehrten die traurigen Gefühle zurück, denn es erinnerte mich an die Tatsache, dass ich nicht mehr schwanger war.

Manchmal glaube ich, dass das Koffein aus der Cola der Grund für die Fehlgeburt war, aber das werde ich nie mit Sicherheit wissen. Es gibt Frauen, die große Mengen Koffein zu sich nehmen und ihre Schwangerschaft trotzdem problemlos fortführen. Genauso gibt es auch Menschen, die jahrzehntelang rauchen und nicht an Krebs erkranken. Ich muss lernen, meine Schuldgefühle loszulassen, denn ich kann nichts tun, um die Vergangenheit zu ändern.

Drittes Kind
(Alleingeburt zu Hause)

Ungefähr drei Monate nach der Fehlgeburt wurde ich wieder schwanger. Wir hatten uns kurz zuvor entschlossen, der Natur ihren Lauf zu lassen. Glücklicherweise hatten „wir" noch nie Schwierigkeiten schwanger zu werden. Am Anfang dieser vierten Schwangerschaft hatte ich wieder leichte Blutungen und daher war ich mir ganz sicher, dass es wieder mit einer Fehlgeburt enden würde. Nach zehn Wochen ging ich zur Untersuchung zu der Hebamme, zu der ich bereits in der dritten Schwangerschaft gegangen war und zusammen hörten wir den Herzschlag des Babys. Ich ging dann lediglich zu zwei weiteren Vorsorgeterminen ins gleiche Geburtshaus.

Die Hebamme leitete zusammen mit drei anderen Hebammen das Geburtshaus. In der 20. Schwangerschaftswoche hatte ich erst zwei von ihnen kennengelernt und keine von beiden machte einen besonders freundlichen Eindruck. Sie nahmen mir bei einem Termin Blut ab und erwähnten die Untersuchung beim nächsten Termin überhaupt nicht. Als ich nachfragte, wurde mir gesagt, dass alles in Ordnung war – bis auf die Eisenwerte, die waren etwas zu niedrig. Es ärgerte mich, dass sie mir das nicht mitgeteilt hätten, wenn ich nicht nachgefragt hätte. Wozu macht man denn eine Untersuchung, wenn man das Resultat nicht auswertet?

Beim letzten Termin mit der Hebamme fand eine Ultraschalluntersuchung statt. Bei dieser erfuhren wir, dass wir einen Jungen bekommen würden. Vor dem Termin mit der Hebamme hatte ich eine Frau getroffen, die vor Kurzem ihre erste Alleingeburt erlebt hatte. Es war ihr viertes Kind. Das gab mir den Anstoß, den ich brauchte. Ich hatte schon eine ganze Weile mit dem Gedanken gespielt allein zu gebären, aber ich machte mir Sorgen, dass das meinem Mann nicht gefallen würde.

Es dauerte auch eine Weile, bis er sich an die Idee gewöhnt hatte. Aber jetzt weiß er auch, dass die Geburt etwas ist, was ich ganz allein tun muss. Die Hebamme kann helfend dabeistehen, aber die „Arbeit" muss ich allein verrichten. Es gefiel ihm auch, dass sich eine Person in unserer Umgebung bereits für eine Alleingeburt entschieden hatte. Aus irgendeinem Grund machte das unser Vorhaben realistischer für ihn.

Bei der Fehlgeburt war ich sehr erstaunt, dass mein Körper alles ohne Hilfe allein tat. Und dann stellte ich mir vor, dass es ja nicht so viel schwieriger sein könnte, ein Baby allein zu gebären. Dazu wäre der Ausgang natürlich viel schöner als der einer Fehlgeburt.

Meine vierte Schwangerschaft dauerte am Längsten, im Vergleich zu den anderen. Nach 20 Wochen ging ich nicht mehr zu den Vorsorgeterminen. Nach 42 Wochen und 2 Tagen hatte ich eine Panikattacke. Auf einmal machte ich mir Sorgen, dass das Baby nicht auf die Welt kam, weil er sich in der falschen Position befand. Genauer gesagt hatte ich Angst, dass er sich in Querlage befand. An diesem Tag ging ich ins Krankenhaus, denn ich konnte die Hebamme nicht telefonisch erreichen, um einen Vorsorgetermin zu bekommen. Glücklicherweise war die Krankenschwester im Krankenhaus sehr hilfreich. Sie versicherte mir, dass es dem Baby gut ging und dass sich sein Herzschlag ausgezeichnet anhörte. Sie untersuchte auch meinen Muttermund. Sie konnte den Kopf des Babys fühlen und sagte mir, dass der Muttermund zwei oder drei Zentimeter weit geöffnet und bereits zu 90% verstrichen war.

Ich hatte bereits seit mehreren Wochen ab und zu Wehen. So war ich nicht überrascht zu hören, dass der Muttermund schon bereit war. Der Arzt im Krankenhaus sagte, dass er nicht wüsste, ob es dem Baby gut ging, ohne weitere Untersuchungen durchzuführen. Aber zu diesem Zeitpunkt war ich bereits unheimlich erleichtert, dass mein Baby sich in der richtigen Position befand. Dies war der Grund, warum ich mir solche Sorgen gemacht hatte. Daher lehnte ich alle weiteren Untersuchungen ab und ging beruhigt nach Hause.

Aus verschiedenen Gründen (die ich heute nicht mehr nachvollziehen kann), fühlte ich mich unter Druck gesetzt, die Geburt einzuleiten. Hinterher ist man immer schlauer und heute würde ich das nicht mehr tun. Ich versuchte es mit Laufen, Rizinusöl und Sex. Obwohl fast alle Versuche vermehrte Braxton-Hicks-Wehen auslösten, führte keine Methode zur Geburt, selbst nach 42 Wochen Schwangerschaft.

Nach 43 Wochen redete sogar meine Schwiegermutter mir gut zu und empfahl uns, ins Krankenhaus zu gehen. Sie machte sich einfach Sorgen über die möglichen Probleme, die eine Übertragung mit sich bringen kann (dass die Plazenta das Baby nicht mehr ausreichend ernährt, dass die Fruchtwassermenge unzureichend ist etc.). Zu diesem Zeitpunkt wusste auch mein Mann nicht mehr, was er denken sollte. Meine Freundin, die Frau, die selbst allein gebar und als Doula tätig ist, riet mir, jeden Tag etwas zu tun, was mich aus dem Haus bringt. Am Donnerstag feierten wir den Geburtstag meiner ältesten Tochter. Danach ließen wir beide Mädchen bei der Oma für eine Übernachtung. In dieser Nacht fand endlich die Geburt statt – nach 43 Wochen und 2 Tagen! Sicherlich ging es jetzt erst los, weil unsere Töchter nicht zu Hause waren.

Um Mitternacht erwachte ich mit Wehen und begann in der Wohnung auf- und abzugehen. Ich wollte nicht, dass die Wehen sich wieder wie vorher in Luft auflösten. Um 1 Uhr morgens wurden sie ziemlich regelmäßig und kamen in Abständen von drei Minuten. Um 2.30 Uhr war ich mir sicher, dass die Wehen echt waren und weckte meinen Mann auf. Ich beauftragte ihn damit, das Zimmer vorzubereiten. Er breitete die Plane und die Decken aus und sterilisierte die Schere. Um 2.45 Uhr entdeckte ich eine leichte Blutung, was mich freute, denn das bedeutete, dass unser Baby bald auf die Welt kommen würde. Um 3 Uhr ging mein Mann ins Zimmer der Mädchen und baute ein Haus aus LEGO für sie. Damit war er bis 4.45 Uhr beschäftigt. Während der ganzen Zeit lief ich im Flur auf und ab. Bei jeder Wehe kniete ich mich hin und atmete tief durch. Ich konnte die steigende Intensität fühlen. Mein Mann erzählte mir die ganze Zeit über irgendetwas und das lenkte mich ab. Als er fertig war mit den LEGOs, war ich auch müde vom Laufen. Ich konnte nicht mehr, aber ich hatte auch keine Angst mehr, dass die Wehen wieder verschwinden würden.

Schließlich wurden die Schmerzen intensiver und ich konnte mich während der Wehen nicht mehr unterhalten. Mein Mann war der Meinung, dass sie öfter kamen, aber wir haben nicht auf die Uhr geguckt. Nach einer Weile bekam ich den Drang zu pressen und gleichzeitig wollte ich unbedingt auf die Toilette gehen. Die ganze Nacht über war ich alle zehn Minuten auf der Toilette, um zu urinieren. Zu diesem Zeitpunkt empfand ich es als sehr schmerzhaft, bei einer Wehe auf der Toilette zu sitzen.

Als der Drang zum Pressen unwiderstehlich wurde, fing ich an, während der Wehen zu pressen. Diese schienen auf einmal ewig zu dauern. Ich schrie beim Pressen (genau wie bei meinem zweiten Kind) und ich glaube, mein Mann hat sich wegen der Nachbarn Sorgen gemacht. Das Pressen dauerte nicht länger als zehn Minuten und um 6.16 Uhr kam unser Sohn auf die Welt. In der Wehe, bevor er auf die Welt kam, platzte meine Fruchtblase. Es war interessant, den kleinen Wasserfall zu beobachten. Ich konnte auch hören und fühlen wie die Fruchtblase platzte. Für mich hörte es sich an wie das Platzen eines Luftballons.

Bei der nächsten Wehe fühlte ich, wie sein Kopf hervorkam. Dann wurden der Kopf und sofort auch der Rest des Körpers in einem Schwung geboren. Mein Mann sah seine Hand, nachdem sein Kopf herauskam. Ich versuchte ihn zu halten, aber er war so glitschig, dass es mir nicht gelang. Er landete auf einer Decke unter mir und da ich mich auf den Knien befand mit den Händen auf unserem Bett, fiel er nicht sehr weit.

Später sagte mein Mann, dass die Veränderung in meinem Verhalten verblüffend war. Von einer Sekunde zur anderen ging es vom Schreien vor lauter Schmerzen zur glücklichen, neuen Mutter, die von ihrem Baby mehr als begeistert war. Mein Mann hielt schon ein warmes

Handtuch bereit, womit wir ihn abtrockneten und einwickelten. Baby Michael weinte sofort. Die Nabelschnur war sehr kurz. Nachdem ich unser Baby ein paar Minuten lang bei meinen Beinen hielt, ohne mich richtig hinsetzen zu können, beschlossen wir, die Nabelschnur durchzuschneiden.

Dann ging ich auf alle Viere um zu sehen, ob die Plazenta kommen wollte. Aber sie war noch nicht so weit. Ich entschied mich das Baby zu stillen, um der Plazenta nachzuhelfen. Es war komisch, dass die Nabelschnur noch an mir hing, nur mit einem Schnürsenkel abgebunden. Ich konnte mich deswegen nicht richtig aufrecht hinsetzen. Unser Baby saugte auch sofort und nachdem er fertig war, gab ich ihn an meinen Mann weiter. Nun erschien die Plazenta sofort und schmerzlos. Ich sah sie mir an, um sicherzustellen, dass sie komplett war. Es schien alles in Ordnung zu sein und ich entschied mich, sie nicht zu behalten. Unser ursprünglicher Plan war es, die Plazenta für ein oder zwei Tage im Kühlschrank aufzubewahren, falls irgendjemand sie untersuchen musste.

Ich wollte jetzt mit meinem Baby kuscheln, aber ich war ziemlich schmutzig. Daher ging ich erst einmal ins Bad duschen. Danach setzte ich mich auf unser Bett und kuschelte mit unserem Neugeborenen. Derweil räumte mein Mann das Zimmer auf, was nicht lange dauerte. Danach kürzten wir die Nabelschnur etwas weiter und benutzten dafür die Nabelschnurklemme.

Dieses Geburtserlebnis war wirklich wunderschön. Es war toll, allein zu entscheiden, was ich wann tun wollte. Mein Mann war eine wundervolle Unterstützung. Ich glaube, es wäre etwas schwieriger, ein Kind ganz alleine zu gebären – ohne die Anwesenheit eines Helfers. Zum Beispiel musste ich mir keine Sorgen um die Vorbereitung des Zimmers machen, noch musste ich nach der Geburt auf die Uhr schauen. Er hat sich um all das gekümmert. Und es war auch schön, dieses Wunder der Geburt mit ihm zu teilen und mit ihm später darüber reden zu können.

Unser Sohn wog 3.458g, was in Hinsicht auf die Dauer der Schwangerschaft ziemlich klein zu sein schien. Aber der Geburtstermin, den ich errechnet hatte, war korrekt und wurde auch beim Ultraschall in der 20. Woche bestätigt. Ich war froh, dass ich gewartet hatte und nicht zur Geburtseinleitung ins Krankenhaus gegangen war. Offensichtlich war Baby Michael einfach noch nicht bereit gewesen, auf die Welt zu kommen.

Im Nachhinein würde ich auch selbst nicht versuchen die Geburt einzuleiten, aus zwei Gründen: Erstens hat es sowieso nicht funktioniert. Und zweitens kommen Babys, wenn sie soweit sind.

Viertes Kind
(Alleingeburt ohne Schwangerschaftsvorsorge)

Mein viertes Kind wurde auch zu Hause geboren. Dieses Mal verzichtete ich auf die Schwangerschaftsvorsorge. Daher kannten wir auch das Geschlecht des Kindes nicht. Nach 43 Wochen und 6 Tagen brachte ich einen gesunden Jungen zur Welt. Er wog 3.486g.

Endloses Warten

Ich hatte bereits seit mehreren Wochen Übungswehen. Sie kamen und gingen seit dem Geburtstermin. Manchmal hatte ich ganz komische Schmerzen auf der linken Seite, bei denen mein Oberschenkel weh tat. Allerdings ließen die Wehen immer wieder nach, obwohl sie manchmal ziemlich regelmäßig waren. Mein errechneter Termin, basierend auf der letzten Periode, war der 21. Juni. Nach dem Empfängnisdatum berechnet, wäre der Geburtstermin der 3. Juli gewesen. Aber das war unserem Sohn ganz egal, denn er kam erst viel später.

Meine vorherige Schwangerschaft endete erst nach 43 Wochen und 2 Tagen und dieses Baby wollte anscheinend meinen persönlichen Rekord brechen. In der letzten Woche vor der Geburt hatte ich täglich regelmäßige Wehen. Diese hörten auf, sobald ich nicht mehr auf- und ablief und mich hinsetzte oder hinlegte.

Leichte Blutung

An einem Donnerstagabend gingen wir zu Bett, während es draußen anfing zu stürmen. Ich kann mich noch erinnern, dass ich quengelig war und mich beschwerte, dass das Baby noch nicht kommen wollte. Mein Mann sagte mir, ich sollte dem Universum mitteilen, dass es heute passieren soll. Da lachte ich drüber, aber ich hatte wirklich keine Lust mehr, schwanger zu sein, denn die Schwangerschaft schien diesmal ewig zu dauern.

Ich legte mich hin und ein paar Minuten später fühlte ich, wie etwas aus mir herauslief. Ich ging ins Bad und war erstaunt, dass ich leicht blutete. Es sah aus, als ob es viel Blut war. Allerdings macht Blut im Wasser (in diesem Fall in der Toilettenschüssel) immer den Eindruck, dass es sich um eine größere Menge handelt als es in Wirklichkeit ist. Ich hatte zu diesem Zeitpunkt keine Wehen, wodurch ich noch mehr verwirrt war. Bei den vorigen Geburten erlebte ich erst Blutungen, als die Geburt schon weiter vorangeschritten war.

Ich bat meinen Mann das Zimmer vorzubereiten. Es war ungefähr 23.30 Uhr. Er schlug vor, dass ich auf- und abgehen sollte, um die Geburt in Gang zu bringen, aber ich war unheimlich müde und wollte mich einfach nur hinlegen und schlafen. Ich entschloss mich, diesmal meinen Instinkten zu folgen und schickte auch meinen Mann wieder ins Bett.

Die Geburt schreitet voran

Ich erwachte früh um 1 Uhr mit Wehen. Ich hatte Hunger und aß ein Stück Toastbrot. Die Wehen waren nicht wirklich unangenehm, aber ich war jetzt munter. Zwischen 1 und 3 Uhr lief ich im Flur auf und ab, sterilisierte die Schere und beruhigte meinen Sohn, der vom Donner und Blitz wach geworden war und Angst bekommen hatte. Ich schaute nicht auf die Uhr, um herauszufinden wie lange die Wehen dauerten oder wie oft sie kamen. Irgendwann legte ich mich wieder hin. Die Blutung hatte nachgelassen und ich machte mir darum keine Sorgen.

Ich war mir sicher, dass unser Baby kommen würde, sobald es soweit war.

Als ich mich aber hinlegte, spürte ich eine sehr starke Wehe. Nach ein paar weiteren ebenso heftigen Wehen setzte ich mich auf die Toilette, weil ich mich dabei besser fühlte. Dann weckte ich meinen Mann. Da war es ungefähr um 3 Uhr. Er unterhielt mich mit sinnlosem Geschwätz und lenkte mich von den Schmerzen ab.

Die ganze Zeit über hatte ich auch Durchfall. Irgendwann wurden die Wehen noch intensiver und dann wusste ich, dass es nicht mehr lange dauern würde. Ich wollte auf der Toilette sitzenbleiben, weil ich mich in dieser Position wohler fühlte. Aber ich wollte das Kind eigentlich nicht an dieser Stelle gebären. Gleichzeitig wünschte ich mir, alles wäre bereits vorbei.

Timmy wird geboren

Ich befand mich jetzt auf Händen und Knien in unserem Schlafzimmer. Aber nach ein paar weiteren heftigen Wehen ging ich zurück auf die Toilette. Ich hatte den Drang zu Pressen und wusste, dass es jetzt gleich soweit war. Ich hätte logischerweise auf dem Fußboden bleiben sollen, aber irgendetwas zog mich auf die Toilette zurück. Ich fühlte auch schon, wie sich sein Köpfchen nach draußen drängte und dann half mir mein Mann von der Toilette herunter. Er schob die Decken vom Schlafzimmer ins Badezimmer, um den Fußboden zu polstern. Jetzt war ich auch schon aktiv beim Pressen und konnte seinen Kopf mit meiner Hand fühlen. Das war ein unbeschreiblich tolles Gefühl, aber gleichzeitig hat es auch unheimlich wehgetan. Ich weiß, dass ich wegen der Schmerzen gejammert habe. Aber mein Mann unterstützte mich und wies mich daraufhin, dass es doch fast vorbei war. Und war es nicht aufregend, den Kopf zu spüren?

Ich fühlte, wie sich meine Haut um den Kopf dehnte. Dann war der Kopf auch schon draußen. Die nächste Wehe brachte den Rest des

Kindes. Interessanterweise fiel auch die Plazenta gleich mit hinterher. Sie sah aus wie ein saftiges Stück Steak. Baby Timothy fing nach kurzer Zeit an zu weinen. Nach einer Weile saugte er auch zufrieden an meiner Brust.

Irgendwann stand ich auf und ging duschen, während mein Mann unser Kind im Arm hielt. Wir durchschnitten die Nabelschnur kurz danach und dann machte mein Mann das Bad sauber. Es war zwar nicht der Geburtsort, den ich mir ausgesucht hatte, aber er war einfach zu säubern.

Timmy lernt seine Geschwister kennen

Die Kinder verschliefen das große Ereignis. Meine Tochter Becky wachte zuerst auf. Wir zeigten ihr ihren neuen Bruder und ihre Augen wurden auf einmal ganz groß. Sie lächelte und sagte, dass er ganz niedlich war. Michael erwachte als Nächstes. Er war total aufgeregt und wollte sich neben seinen Bruder legen und ihn küssen und umarmen. Er war wirklich sehr vorsichtig und sanft, so sanft wie ein fast zweijähriges Kind es nur sein kann. Melanie lernte ihren jüngsten Bruder als Letzte kennen. Michael erzählte ihr bereits im Flur ganz aufgeregt von dem Baby und sie starrte Timmy nur ganz glücklich an. Sie war auch der Meinung, dass er unheimlich niedlich war.

Fünftes Kind
(Dritte Alleingeburt)

Im Dezember 2016 wurde ich unerwartet wieder schwanger. Ich war gleichzeitig begeistert und schockiert, hatte es aber auch schon innerhalb von ein paar Tagen nach der Empfängnis geahnt. Diese Schwangerschaft warf so einige Pläne über den Haufen. Zum Beispiel hatten wir bereits einen Deutschlandbesuch geplant, der aber nun vorverlegt werden musste, um nicht in der letzten Schwangerschaftswoche zu fliegen.

Am Anfang der Schwangerschaft hatte ich persönlich Zwillinge im Verdacht, weil mein Bauch ziemlich schnell wuchs. Als wir im Frühjahr in Deutschland waren, träumte ich sogar davon, dass ich mit Vierlingen schwanger war – alles Jungs. Dazu herrschte auch noch einige Ungewissheit mit anderen persönlichen Dingen und ich hatte das starke Bedürfnis, mir wenigstens über das Kind Klarheit zu verschaffen. Daher machte ich einen Termin zum Ultraschall. Die Ärztin bestätigte mir, dass es nur ein Baby war und aller Wahrscheinlichkeit nach ein Mädchen. Ich glaube, dass sowohl die Ärztin als auch ich froh waren, dass sie meine Schwangerschaft nicht begleiten würde.

Hinterher bereute ich den Ultraschall. Ich hatte sogar vorher versucht, eine Hebamme zu finden, die vielleicht mit Tasten oder Abhören herausfinden könnte, ob es sich um Zwillinge handelte. Dabei hatte ich aber kein Glück. Ich fand es auch nicht schön, dass wir das Geschlecht im Voraus schon kannten.

Jede Schwangerschaft und jede Geburt verläuft etwas anders und so gab es auch mit diesem Baby wieder etwas Neues zu lernen. Zum Beispiel hatte ich bei dieser Schwangerschaft zum ersten Mal eine sichtbare Krampfader im Unterschenkel. Das hat mich emotional gestresst, vor allen Dingen, weil meine Mutter bereits eine Thrombose hatte. Krampfadern sind in der Schwangerschaft aber nicht ungewöhnlich und mein Bein tat auch nicht weh.

Mit diesem Baby hatte ich schon ab der 34. Woche Vorwehen. Vorwehen vor der Geburt waren für mich nichts Neues, aber so früh hatte es noch nie angefangen. Da regte sich bei mir die Hoffnung, dass das Baby vielleicht näher am Termin geboren werden würde. Schließlich war dieses auch meine erste Alleingeburt mit einem Mädchen und diese sollen ja angeblich nicht so lange brauchen wie Jungs.

Ende August, ungefähr eine Woche vor dem Termin, hatte ich eines Nachts sehr starke Wehen. Sie waren so stark, dass ich sogar meinen Mann aufweckte und ihn bat, das Zimmer vorzubereiten, indem er den Boden abdeckte. Aber nach einer Weile hörten die Wehen plötzlich wieder auf. Ich war sehr verwirrt, aber ich wusste, dass ich daran nichts ändern konnte. So gingen wir zu Bett. Am nächsten Tag war ich sogar richtig niedergeschlagen, weil noch kein Baby da war. Die Vorwehen waren auch in den nächsten Tagen so stark, dass ich mich mehrfach auf meine Atmung konzentrieren musste, aber das Baby ließ weiterhin auf sich warten.

Ich hatte weiterhin täglich Wehen, aber nicht mehr so stark, dass sie den Tagesablauf dominierten. Auch diesmal war ich nach 42 Wochen immer noch schwanger. Anscheinend ist eine Übertragung wirklich meine Norm.

Dann stand ich eines gewöhnlichen Tages wie immer morgens mit den Kindern um 7 Uhr auf. Kurz danach fingen die Wehen wieder an. Ich beachtete sie aber nicht weiter, denn das war ja für mich alltäglich. Wir schrieben eine Einkaufsliste, weil man Mann einkaufen gehen wollte. Als ich immer wieder innehielt, um tief durchzuatmen, frage mich mein Mann, ob er nicht lieber zu Hause bleiben sollte. Ich war mir sicher, dass das Baby sowieso nicht kommen würde, vor allen nicht, wenn er bliebe. Er ging dann aber doch nicht und das war auch gut so.

Die Wehen nahmen ganz schnell an Intensität zu. Um 8 Uhr befand ich mich im Badezimmer, mein gewählter Geburtsort. Dort ist bei uns viel Platz und die Toilette ist nicht weit. Ich ging auch noch duschen, weil ich das vorher noch nicht geschafft hatte. Allerdings musste mein Mann mir beim Abtrocknen helfen, denn ich konnte mich mit den Wehen nicht mehr bücken. Ich zog mich auch gar nicht an, denn ich wusste ja, dass die Geburt bald bevorstand.

Hier weicht die Geburt auch von den anderen ab. Meine Kinder waren diesmal alle wach und durften ausnahmsweise frühmorgens Fernsehen gucken, damit sie uns nicht stören. Mein Mann beschloss irgendwann, die Schere zu sterilisieren, weil er dachte, dass er noch Zeit hätte. Aber da war ich wohl schon in der Übergangsphase, denn ich schrie nach ihm. Er kam dann auch irgendwann – in meinen Augen nicht schnell genug – wieder zurück und blieb. Bei den anderen Alleingeburten war mein Mann immer im gleichen Zimmer, aber ich wollte nicht angefasst werden. Diesmal brauchte ich den körperlichen Kontakt und hielt mich an ihm fest. Ich wollte ihn sogar beißen, weil es so wehtat, aber ich konnte mich damit zurückhalten.

Dann lief das Fruchtwasser aus, aber es war grünlich. Ich war kurz erschrocken, wusste aber auch, dass es nicht unbedingt etwas Schlimmes zu bedeuten hatte. Außerdem stand die Geburt jetzt wirklich kurz bevor. Wegen des verfärbten Fruchtwassers machte ich mir wieder mehr Sorgen als sonst, aber unser Baby fing gleich an zu schreien, genau wie die anderen. Ich hatte das Gefühl, dass sie mehr schrie, aber mein Mann glaubt sich zu erinnern, dass es bei den anderen ähnlich ablief.

Wie beim Ultraschall vorhergesagt handelte es sich diesmal um ein Mädchen. Sie wurde 19 Tage nach Termin geboren, bzw. nach 42 Wochen und 5 Tagen und wog 3.714g. Die Geburt verlief diesmal noch schneller. Nach 7 Uhr fingen die ersten Wehen an und um 8.58 Uhr war das Baby schon geboren. Ich kuschelte eine ganze Weile mit ihr im Badezimmer bevor ich dann duschen ging. Erst nachdem ich mit dem Baby gemütlich im Bett lag, sprachen wir über die Namensgebung. Die stand nämlich noch nicht fest, aber wir entschieden uns für Katelyn, kurz Katie.

Unter der Geburt erwartete und hoffte ich auch ein bisschen, dass die Kinder gucken kommen würden. Denn ich konnte mich nicht so richtig entscheiden, ob ich sie dabeihaben wollte oder nicht. Hinterher erzählte meine Große, dass Michael einen Schreck bekam, als er mich schreien hörte. Aber sie sagte ihm, dass Mama wahrscheinlich ein Baby bekommt. Er kam sich das Baby auch anschauen, aber was er sah, hat ihm wohl nicht gefallen – zumindest blieb er nicht lange. Das sieht vielleicht auch nicht sehr appetitlich aus. Es dauerte auch hinterher eine ganze Weile bevor die Kinder ihre Schwester kennenlernen wollten. Ich war selbst mit der Geburt und dem Kind so überglücklich, dass ich die Ruhe genoss und nicht hinterfragte, was die anderen taten. Wahrscheinlich war das Fernsehprogramm einfach interessanter. Die

Kinder haben ihre kleinste Schwester aber unheimlich lieb. Wenn es zum Beispiel Zeit zum gute-Nacht-sagen ist, bekommt Katie immer als Erste und manchmal als Einzige einen Gute-Nacht-Kuss, vor allen Dingen von ihrem Bruder Timmy.

Literaturvorschläge

Es gibt eine ganze Menge Literatur zum Thema Schwangerschaft und Geburt. Die Mehrheit der Bücher befasst sich ausschließlich mit der traditionellen medizinischen Vorsorge, wie sie in der westlichen Welt üblich ist. Es gibt nur ein paar Bücher über Hausgeburten und noch weniger Bücher zum Thema Alleingeburt. Wenn Sie sich zum ersten Mal mit diesem Thema befassen, dann möchten Sie vielleicht etwas mehr über die natürliche Geburt lesen. Aber Sie können sich auch auf Ihre Instinkte verlassen, denn Ihr Körper weiß, was er zu tun hat.

Bücher

„Alleingeburt" von Sarah Schmid

In diesem Buch berichtet eine Ärztin von ihren eigenen Erfahrungen mit drei Alleingeburten. Sie betont mehrmals, dass man keine Ärztin sein muss, um die eigene Schwangerschaftsvorsorge und Geburt selbstständig zu leiten. Dieses Werk ist sehr hilfreich untergliedert und behandelt alle wesentlichen Themen zur Schwangerschaft und Geburt. Es enthält zusätzlich Antworten auf wichtige Fragen, hilfreiche Illustrationen und wunderschöne Fotos. Die zweite Hälfte des Buches enthält Erfahrungsberichte.

„Meisterin der Geburt" von Jobina Schenk

Dieses Buch regt zum Nachdenken an und dient vor allem der emotionalen Vorbereitung, denn Körper, Geist und Seele gehören unwiderruflich zusammen. Die Autorin fordert die Leserin auf, zu erforschen, wie sie die Geburt erleben möchte. Als LifeCoach hilft die Autorin der Leserin, ihre persönlichen Erfahrungen zu verarbeiten. Zum Beispiel spricht sie hier vom „Respekt vor dem Unbekannten" statt von der „Angst". Wer nach Inspiration sucht, der findet hier sicher einige hilfreiche Tipps.

„Die selbstbestimmte Geburt" von Ina May Gaskin

In diesem Buch handelt es sich um die Erfahrungen einer Hebamme mit natürlichen Geburten, die auf der Farm (eine Gemeinschaft in den USA, die sich bewusst zusammengetan hatte) stattfanden. Die Mitglieder dieser Gemeinschaft gebaren zu Hause mithilfe einer Hebamme. Gaskin betont in ihrem Buch sowohl die Verbindung von Körper und Geist als auch die Notwendigkeit, einen gesunden Lebensstil zu führen, um natürlich zu gebären. Bei fast der Hälfte des Buches handelt es sich um inspirierende Erfahrungsberichte. Sie erwähnt Alleingeburten nicht, aber Gaskin betont wiederholt die Tatsache, dass man nicht bei der Geburt eingreifen sollte, wie das in Krankenhäusern üblich ist.

„Emergency Childbirth: A Manual" von Gregory White

Dieses Werk ist nur auf Englisch erhältlich. Es betont die Geburt als hauptsächlich positives Ereignis. White listet auch verschiedene geburtshilfliche Szenarien auf und was man in diesen Fällen unternehmen sollte. Aber er betont immer wieder, wie selten es bei einer natürlichen Geburt zu Komplikationen kommt. Er erwähnt allerdings unter anderem, dass die gebärende Frau nichts essen sollte, wobei ich (nicht als einzige) anderer Meinung bin.

„The Essential Homebirth Guide: For Families Planning or Considering Birth at Home" von Jane E. Drichta, Jodilyn Owen und Dr. Christina Northrup

Dieses Buch ist zurzeit nur auf Englisch erhältlich. Es ist für Frauen geschrieben, die sich für eine Hausgeburt interessieren. Es beantwortet Fragen, die man gewöhnlich in der Schwangerschaft haben kann. Die Grundidee des Buches ist, dass man eine gute Hebamme finden muss. Daher versuchen die Autoren gar nicht erst, der Leserin beizubringen,

wie sie allein gebären kann. Aber das Buch beinhaltet dennoch einige nützliche Informationen zum Thema Schwangerschaft und Geburt.

„The Thinking Woman's Guide to a Better Birth" von Henci Goer

Dieses Buch ist nur auf Englisch erhältlich. Henci Goer beschreibt in diesem Buch, dass man für eine unkomplizierte Geburt Interventionen vermeiden muss. Sie betont, wie wichtig es ist, sich den richtigen Geburtshelfer auszusuchen, um die Chancen auf eine unkomplizierte Geburt zu erhöhen. Sie erwähnt auch, dass es nie eine Garantie gibt, egal welche Möglichkeit man wählt. Nichtsdestotrotz haben Sie laut Goer in fast allen Fällen die besten Chancen, wenn Sie auf den Großteil der Interventionen verzichten.

„Unassisted Childbirth" von Laura Kaplan Shanley

Dieses Buch ist nur auf Englisch erhältlich. Die Autorin brachte alle ihre Kinder allein zu Hause zur Welt. Ihr Buch bietet viele Erklärungen und Beispiele von Problemen und Komplikationen, die durch medizinische Eingriffe in den Geburtsprozess entstehen können. In ihrem Buch findet man auch einen interessanten psychologischen Teil über die Kraft des eigenen Geistes und wie man diese nutzen kann, um sein eigenes Leben zu meistern. Zusätzlich findet man hier auch noch eine Reihe von Geburtserfahrungen, darunter auch die der Autorin.

„Unassisted Homebirth: An Act of Love" von Lynn M. Griesemer

Dieses Buch handelt von der Alleingeburt, geschrieben von einer Frau, die es selbst erfahren hat. Sie bekam vier ihrer Kinder im Krankenhaus und entschied sich beim fünften für eine Alleingeburt mit ihrem Mann. In diesem Buch findet man Erfahrungsberichte sowie Fragen und Antworten von Partnern, die selbst bereits eine Alleingeburt erlebt haben. Griesemer mag es nicht, wie Hebammen sich bei der Geburt einmischen und betont die Tatsache, dass jede Frau in der Lage ist, allein zu gebären.

www.ingramcontent.com/pod-product-compliance
Lightning Source LLC
Chambersburg PA
CBHW071954070526
44583CB00015B/1196